四川大学研究生培养教育创新改革项目资

动物实验 技术与方法

主　编　王　晔

副主编　黄毅娜　夏水秀　程薇波　金　波

编　者　王　晔（四川大学华西公共卫生学院/华西第四医院）

黄毅娜（四川大学华西公共卫生学院/华西第四医院）

姚于勤（四川大学华西公共卫生学院/华西第四医院）

夏水秀（苏州大学苏州医学院）

程薇波（四川大学华西公共卫生学院/华西第四医院）

金　波（川北医学院）

田莲田（四川大学华西公共卫生学院/华西第四医院）

许云屹（四川大学华西公共卫生学院/华西第四医院）

孙东雷（四川大学华西公共卫生学院/华西第四医院）

关巧稚（四川大学华西医院）

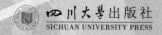

四川大学出版社
SICHUAN UNIVERSITY PRESS

图书在版编目（CIP）数据

动物实验技术与方法 / 王晔主编. -- 成都：四川
大学出版社，2024. 11. -- ISBN 978-7-5690-7392-8

Ⅰ. R-332

中国国家版本馆 CIP 数据核字第 2024LP6332 号

书　　名：动物实验技术与方法
　　　　　Dongwu Shiyan Jishu yu Fangfa
主　　编：王　晔
丛 书 名：高等教育医学类"十四五"系列规划教材

丛书策划：侯宏虹　周　艳　许　奕
选题策划：许　奕
责任编辑：许　奕
责任校对：倪德君
装帧设计：胜翔设计
责任印制：李金兰

出版发行：四川大学出版社有限责任公司
　　　　　地址：成都市一环路南一段 24 号（610065）
　　　　　电话：（028）85408311（发行部）、85400276（总编室）
　　　　　电子邮箱：scupress@vip.163.com
　　　　　网址：https://press.scu.edu.cn
印前制作：四川胜翔数码印务设计有限公司
印刷装订：成都金阳印务有限责任公司

成品尺寸：185 mm×260 mm
印　　张：14
字　　数：352 千字

版　　次：2025 年 1 月 第 1 版
印　　次：2025 年 1 月 第 1 次印刷
定　　价：65.00 元

扫码获取数字资源

四川大学出版社
微信公众号

前言

医学是研究人类疾病诊断和治疗的科学。要使诊断和治疗恰到好处，离不开大量的实验研究。由于医学实验通常不能直接在人身上进行，因此，需要用实验动物作为材料。只有在动物身上得到确切的效果且安全性有保障的前提下，才能将有关诊疗方法应用于人体。

在进行动物实验前，研究人员必须了解动物实验技术与方法的相关知识。医学类研究生是未来从事医学研究的主力军，为帮助刚入门的研究生尽快掌握动物实验所需技术与方法，四川大学华西公共卫生学院开设了选修课程"动物实验技术与方法"。

授课教师编写了讲义并且使用多年。随着时代的进步，知识不断更新，新技术不断涌现，原有讲义越来越不能适应时代的要求。授课教师在教学实践中不断引入动物实验的新技术、新方法，不断更新教学内容。

在四川大学研究生院的支持下，我们将原有讲义和近些年在教学实践中不断补充的教学材料汇总编成本教材。

本教材共十章，即开展动物实验前应具备的基本知识、动物实验基本操作技术、常见人类疾病的动物模型、常规形态学检查技术、电子显微镜技术、酶组织化学技术、免疫组织化学技术、动物实验常用分子生物学技术、动物行为学实验、体视学与数字图像分析技术，涵盖了动物实验所需的常用技术与方法。

由于编者水平有限，本书不足之处在所难免。我们真诚地希望各位专家和广大读者批评指正。我们将虚心接受各位的宝贵意见，以便再版时修订。

感谢四川大学研究生院和四川大学华西公共卫生学院/华西第四医院的支持和鼓励，同时对本书引用借鉴资料的原作者一并致谢。

编者

2024 年 11 月

目录

第一章　开展动物实验前应具备的基本知识

动物实验（Animal experiment）指为了获得生物学或医学方面的新知识或解决具体问题而在实验室内利用动物进行的科学实验。在开展动物实验前，研究者必须具备关于实验动物的基本知识。

第一节　实验动物的分类

实验动物是指人工饲育并经微生物控制且遗传背景明确的动物，是专门为科学研究、教学、生产、检定以及其他科学实验而培育的动物，是生命科学研究中不可替代的实验材料。

生物学上，根据生物形态结构和生理功能的相似程度把生物划分为不同的等级（门、纲、目、科、属、种）。在系统进化树上，动物进化程度越高，其机能、代谢及结构越复杂，对外界的刺激反应就越接近人类。因此，猴、狒狒、猩猩和长臂猿等非人灵长类动物是最理想的模型动物。然而，非人灵长类动物价格昂贵，且不易获得，通常不作为首选。

实验动物的分类亦遵循生物学分类方法，且常需进行标准化。标准化的实验动物是指遗传背景明确、饲养环境一致（标准化）和体内微生物得到控制的动物。

一、按微生物净化程度分类

根据《实验动物　微生物、寄生虫学等级及检测》（GB 14922—2022），实验动物被分为普通动物、无特定病原体动物和无菌动物。

1. 普通动物：不携带所规定的对动物和（或）人健康造成严重危害的人兽共患病病原体和动物烈性传染性疾病病原体的实验动物，它们对实验结果的反应性较差，仅供教学和一般性实验使用。

2. 无特定病原体动物：除普通动物应排除的病原体外，不携带对动物危害大和（或）对科学研究干扰大的病原体的实验动物。无特定病原体动物可以通过剖宫产或胚胎移植技术培育而成。无特定病原体动物必须饲养在屏障系统中，饲料、水、垫料及其他物品必须经严格消毒才能进入屏障系统，人员（必要时需淋浴后）进入屏障系统动物房前，需更换经消毒的无菌服、手套、鞋、帽等，严格执行操作规程。有急性皮肤炎症者不能进入屏障系统动物房。

3. 无菌动物：无菌动物并非绝对无菌，而是指用目前检测分析技术不能在动物体内检出任何微生物的动物。无菌动物来源于剖宫产或无菌卵的孵化，饲养于隔离系统。

进入隔离系统的所有物品（包括饲料、垫料、饮水、饲养盒等）都必须经严格消毒灭菌。无菌动物需定期进行无菌试验检查以确保饲养环境无菌。

二、按遗传学分类

1. 近交系动物：经典的近交系动物是指经至少连续 20 代的全同胞兄妹交配或亲代与子代交配培育而成的实验动物，品系内所有个体都可追溯到起源于第 20 代或以后数代的一对共同祖先。近交系动物具有相同的基因型，其表现型一致，对各种刺激的反应也基本一致，实验结果可重复性高。当然，近交系动物也有其不可忽视的缺点，即近交衰退，导致动物免疫力、生育能力和适应环境的能力都下降，且营养与饲养条件要求增高。

2. 杂交群动物：由不同品系或种群之间杂交产生的后代。最常用的是杂交第一代动物（F1 代），即对两个近交系动物之间进行有计划交配所获得的第一代动物。这种动物的遗传组成均等地来自两个亲本近交系动物。

F1 代动物表现出杂交优势，其生命力强，对疾病的免疫力及对慢性实验的耐受性都较近交系动物明显增强，且易繁殖、饲养。但 F1 代动物不能用来继续繁殖，因为根据孟德尔遗传定律，F2 代动物会出现遗传性状分离。

3. 远交群动物：为了维持群体的最大杂合度，以非近亲交配方式进行繁殖的实验动物种群。

4. 封闭群动物：对于以非近亲交配方式繁殖生产的实验动物种群，在不从其外部引入新个体的条件下，至少连续繁殖 4 代以上，称为一个封闭群。封闭群动物虽然避免了近交衰退，但因其具有杂合性，对干预因素的反应具有个体间差异，实验结果的可重复性不如近交系动物稳定。

5. 突变系动物：遗传基因发生突变而具有某种特殊性状（表型）的动物。正常动物由多种原因引起基因突变而导致某个性状或生物反应与亲本不同，对这种发生了基因突变的动物进行培育，筛选出具有某种稳定的特殊性状（表型）的动物品系。

6. 基因修饰动物：利用基因编辑技术对动物的某个或某些遗传基因进行定点处理，使动物遗传物质的特定位点发生改变，使得其基因表达与正常状况不同，从而使动物获得某种特殊性状。

1）转基因动物：通过实验手段将新的遗传物质导入胚胎细胞或受精卵中，使其发育并获得稳定遗传性状的一类动物。其原理是将目的基因或基因组片段经体外加工、修饰，与载体连接后用显微注射或逆转录病毒载体等方法注入实验动物的受精卵或者着床前的胚胎细胞，然后将此受精卵或者着床前胚胎再植入受体动物的输卵管或子宫中，使其发育成携带有外源目的基因的动物。外源目的基因在动物体内表达并培育出表型与人类疾病症状相似的动物模型，称为转基因动物模型。各种转基因动物中，以转基因小鼠最为常用。

2）基因剔除动物：将外源 DNA 与胚胎干细胞基因组中序列相同或相近的基因进行同源重组，从而代替其基因组中的相同或相近的基因序列，使得胚胎干细胞（ES 细胞）特定的内源基因被破坏而造成其功能丧失，然后使该 ES 细胞发育而得到的动物。目前研究最多、最深入的是基因剔除小鼠。

第二节　常用实验动物

一、小鼠

小鼠是用量最大、品种最多的实验动物，其生长期短、繁殖力强，寿命为2~3年。小鼠系群居动物，若对其进行社会隔离，会导致其学习记忆能力和日常活动执行能力下降，甚至会出现自闭症。

（一）解剖特点

1. 小鼠无汗腺，特别怕热，温度超过32℃时可导致小鼠死亡。

2. 小鼠心脏有4个腔室，即左心房、左心室、右心房、右心室，心尖位于第四肋间的近胸骨端，此处为小鼠心脏采血的进针位置。小鼠尾部有2条动脉（背侧和腹侧各1条）和3条静脉（呈"品"字形分布，背部及左右侧各1条）。静脉注射给药一般选用左右两侧的静脉。

3. 小鼠气管和支气管腺体不发达，不适合用作慢性支气管炎动物模型，也不适合用于祛痰平喘药的疗效实验。

4. 小鼠食管细长，长约2cm，位于气管背面。胃分为前胃和腺胃，胃容量小（1.0~1.5mL），不耐饿，缺水缺食可发生休克。肠道较短，盲肠不发达。

5. 雌鼠有一对卵巢，位于肾脏下方。卵巢被卵巢囊包围，形成卵巢腔，卵巢门固定，卵巢不与腹腔相连通。子宫角与子宫体呈"Y"形，左右侧子宫角在膀胱背面汇合形成子宫体。雄鼠为双睾丸，幼年时，其睾丸存于腹腔内，性成熟后才降到阴囊内。

6. 小鼠的淋巴系统很发达，但缺乏腭扁桃体和咽扁桃体，外部刺激可以引起淋巴组织增生，甚至可以导致淋巴系统疾病。胸腺分为两叶，位于纵隔前方，在性成熟时最大，35~80日龄时逐渐退化。脾脏有造血功能，含有造血细胞，包括巨核细胞、原始造血细胞。

7. 下颌骨的髁状突发达，喙状突较小，可用于小鼠品系鉴定或监测。牙终生生长，需要不断啮咬外物、不断磨损其牙齿来维持适合长度。

（二）生理特点

1. 小鼠正常体温为37~39℃，对环境温度的变化较为敏感。持续高温（32℃以上）常引起小鼠死亡。小鼠体温调节中枢功能不发达，体温波动很大，且对药物反应也不恒定。故一般不宜以小鼠进行体温实验。

2. 小鼠不会呕吐，没有呕吐反射。

3. 小鼠尿量少，一次排尿仅1~2滴。小鼠尿中含有蛋白质和肌酸酐。

4. 成年雌鼠在发情周期的不同阶段，阴道黏膜可发生特征性的变化。成年雌鼠交配10~12小时后，阴道口出现白色阴道栓，为受孕的标志。如果雌鼠发情期受配而未孕，发情周期可延长到12~14天。交配刺激激发黄体活化，由此延长黄体的持续时间，这种现象称为假孕。雄鼠35日龄时可产生精子，到40日龄时，附睾中能见到具有受精能力的精子。

（三）应用

1. 安全性评价试验：常用于进行急性、亚急性、亚慢性毒性试验和半数致死量的测定等。

2. 药物筛选试验：由于动物用量较大，多先用小鼠，在获得药物的综合效果后，再用大动物进一步验证。

3. 肿瘤动物模型：目前小鼠已被广泛用于肿瘤研究，如用肿瘤自发率高的小鼠（如乳腺癌自发率高的 C3H 小鼠、白血病自发率高的 AKR 小鼠等）来筛选抗相应肿瘤的药物。另外，建立肿瘤诱发动物模型也常用小鼠，如用甲基胆蒽诱发小鼠胃癌和宫颈癌，用二乙基亚硝胺诱发小鼠肺癌等。

4. 感染性疾病研究：小鼠对多种病原体易感，适用于某些感染性疾病的研究。

5. 其他：①缺血性疾病研究，如心肌缺血和脑梗死。②避孕药和营养学实验研究，小鼠繁殖力强，妊娠期短，生长速度很快，适用于避孕药和营养学实验研究。③移植免疫学研究，临床应用的诸多免疫抑制剂（环孢素、他克莫司和雷帕霉素等）都是首先在小鼠模型试验成功的。④人源化小鼠模型，人源化小鼠是指将人的细胞、组织和器官移植给小鼠，或表达人类基因的小鼠。

二、大鼠

大鼠性情较温顺，喜欢啃咬，昼伏夜出，其进食、交配等生命活动在夜间进行。目前已培育出 200 多个品系。大鼠每天进食量为体重的 5%，饮水量约为体重的 10%，排尿量为体重的 5.5%。

（一）解剖特点

1. 无扁桃体。

2. 胃由前后两部分组成，前胃为无腺区，后胃为腺区。前后胃由一界限嵴分开。前胃壁薄、透明，形成盲囊状；后胃壁厚，富有肌肉和腺体，伸缩性强。

3. 肝脏为褐色，约占体重的 4%，分为 6 叶，即左外叶、左中叶、中间叶、右叶、尾叶和一个盘状的乳头状叶。大鼠肝脏再生能力强，若切除肝脏的 2/3，可恢复到原来的大小。大鼠无胆囊，各肝叶的胆管汇合成胆总管，开口于十二指肠。胰位于十二指肠弯曲处，呈肉色，分叶甚多。

4. 胸腺位于心脏前方，呈脂肪状，其大小随年龄而变化。40～60 日龄时胸腺最大，此后逐渐退化。

5. 生殖系统。

1）雌鼠：卵巢呈桑葚状，表面有不规则结节状卵泡，色淡红，位于肾脏下后方，以卵巢系膜悬于第 5 腰椎附近的体壁上，左侧卵巢的位置稍靠后。输卵管前端以喇叭口在离卵巢很近处开口于腹腔，后端膨大为子宫。大鼠为双子宫，左右两侧子宫分别以两个子宫颈独立地开口于阴道。阴道开口于尿道口的后方，呈裂缝状。

2）雄鼠：睾丸在未成熟时位于腹腔内，成熟后下降到阴囊内，阴茎长 2.0～2.8cm。

（二）生理特点

1. 大鼠心电图没有 ST 段，有的导联不见 T 波，但心电图其他成分稳定，可重复性好。

2. 汗腺不发达，仅在爪垫上有汗腺，尾巴是散热器官。在高温环境中靠流出大量唾液来调节体温。

3. 雌鼠发情周期为 4～5 天，分为发情前期、发情期、发情后期和发情间期。在发情周期不同阶段，阴道黏膜可发生典型的变化。妊娠期为 19～23 天，平均 21 天，哺乳期为 19～22 天。大鼠为自发排卵动物，但在非发情期也可强行交配诱导排卵。

4. 无胆囊，不能呕吐。

5. 大鼠垂体、肾上腺功能发达，应激反应敏感，行为表现多样，情绪敏感。

（三）应用

1. 药理学研究：大鼠血压和血管阻力对药物反应敏感，适用于筛选新药和研究心血管药理机制。

2. 用于建立人类疾病动物模型。

1）肿瘤模型：多用于建立诱发性肿瘤动物模型，如用二乙基亚硝胺、二甲基偶氮苯（DAB）复制大鼠肝癌动物模型，用甲基苄基亚硝胺诱发复制大鼠食管癌动物模型等。

2）营养及代谢性疾病研究：大鼠对多种营养成分缺乏敏感，常用于营养不良及代谢性疾病研究。

3）感染性疾病模型：可用于研究多种感染性疾病，如支气管肺炎、副伤寒、结核、麻风、巴氏杆菌病、葡萄球菌感染，以及真菌感染等。

4）消化系统疾病动物模型：可用于复制应激性胃溃疡、十二指肠溃疡动物模型。

3. 行为学研究：大鼠情绪敏感，行为表现多样，可用于高级神经活动的研究。

4. 再生医学研究：大鼠肝脏被切除 60%～70% 后仍能恢复到原来的大小。

三、豚鼠

豚鼠属于草食动物。成年豚鼠体长 20～30cm，体重 500～700g，老年豚鼠体重可达 1000g 以上。豚鼠性情温顺，胆小易惊，喜欢群居，嗅觉和听觉发达，能识别多种不同的声音，对外界的响声、震动或环境变化敏感。

（一）解剖特点

1. 胸腺位于颈部，在下颌骨角至胸腔入口之间，为两个光亮、淡黄色、细长的椭圆形分叶状腺体。淋巴系统发达，对侵入的病原体极为敏感。

2. 大脑半球没有明显的回纹，只有原始的深沟。

3. 气管、支气管腺体不发达，只有喉部有气管腺体，支气管以下无腺体。肺分为 7 叶（左 3 叶、右 4 叶）。

4. 豚鼠的眼球结构与人类相似。

5. 胃壁薄，胃容量为 20～30mL；盲肠特别膨大，约占腹腔容积的 1/3；肝分 5 叶，有胆囊。

（二）生理特点

1. 体内缺乏左旋葡萄糖内酯氧化酶，自身不能合成维生素C。

2. 豚鼠免疫系统发达，尤其是老年雌鼠血清中含有丰富的补体。豚鼠对致敏原的过敏反应较其他动物更为剧烈，适用于过敏反应（变态反应）模型的制作及疫苗的研发。

3. 豚鼠耐低氧能力强，抗缺氧能力是大鼠的2倍、小鼠的4倍。

（三）应用

1. 感染性疾病的研究：豚鼠对多种病原体敏感，可用于结核、白喉、鼠疫、疱疹病毒病、副大肠埃希菌病、斑疹伤寒、炭疽等细菌性疾病和Q热、淋巴细胞性脉络丛脑膜炎等病毒性疾病的研究。

2. 过敏反应的研究：豚鼠易于过敏。给豚鼠注射马血清很容易复制出过敏性休克动物模型。常用实验动物对致敏原的反应程度不同，其顺序为：豚鼠＞兔＞犬＞小鼠＞猫＞蛙。

3. 药理学研究：豚鼠对某些药物极为敏感，是研究这些药物的"专门动物"，如豚鼠对组织胺极为敏感。

4. 内耳疾病的研究：豚鼠的耳窝管对声波极为敏感。

5. 皮肤刺激实验：豚鼠皮肤对毒物刺激反应灵敏，其反应近似于人。

6. 营养学研究：豚鼠体内不能合成维生素C，对维生素C缺乏十分敏感，如果饲料中缺乏，很快会出现一系列维生素C缺乏病（坏血病）症状。

四、兔

兔为草食动物，其脂蛋白代谢特征与人类相似，在系统发育上比啮齿类动物更接近人类。兔有食粪习性。兔的粪便分硬粪和软粪两类。硬粪含大量纤维素，软粪纤维素很少，但蛋白质含量高。兔能识别软粪，并直接在肛门部位采食。兔的听觉和嗅觉都很灵敏，胆小怕惊，怕热怕潮，喜欢清洁、凉爽、干燥的环境。

（一）解剖特点

1. 兔耳大，血管清晰，便于注射与取血。

2. 左右胸腔不相通。肺被肋胸膜和纵隔膜隔开。心脏被心包膜隔开。进行胸部手术时，若不打开纵隔，不需进行人工呼吸。

3. 减压神经独立分支。

4. 肠道约为体长的8倍。成年兔的消化道长约5m，其包含两个大室（胃和盲肠）。盲肠的容积是胃的10倍，约占整个消化道的40%。

5. 眼球：较大，虹膜内有色素细胞。

（二）生理特点

1. 对体温变化敏感，容易产生发热反应，且发热反应典型、恒定。体温为38.5～39.5℃，皮肤温度为33.5～36.0℃。

2. 对射线十分敏感，照射后可发生休克样反应，甚至死亡。

3. 血压不稳定，收缩压为 95~130mmHg，一般不适合做血压实验。

4. 属刺激性排卵动物，母兔在发情期间必须经交配刺激才能排卵。

（三）应用

1. 发热和发热原实验研究：兔对微生物、细菌内毒素、某些化学药品及异源蛋白等发热原特别敏感，最易产生典型、恒定的发热反应。

2. 免疫学研究：由于实验兔具有血清产量较高、易饲养管理等优点，常被用于制备各种免疫血清，如人畜各类抗血清和诊断血清。另外，无特定病原体兔常用于疫苗研究。

3. 用于构建人类疾病动物模型：

1) 肿瘤动物模型，如胸腔恶性间皮瘤模型、肝癌模型。

2) 感染性疾病模型，如肺炎衣原体感染模型、牛痘病毒角膜炎模型、戊型肝炎病毒（HEV）感染模型、结核分枝杆菌感染模型。

3) 骨关节损伤及疾病模型，如关节炎模型。

4) 病理性瘢痕修复模型，兔耳损伤后，可以产生类似于人类增生性瘢痕的病理改变。

5) 心血管疾病模型，如高脂血症、动脉粥样硬化、心肌梗死动物模型。

4. 眼科学研究：兔眼球甚大，几乎呈圆形，眼球体积为 5~6cm^3、重 3~4g，便于进行手术操作和观察。

5. 皮肤反应研究：兔对皮肤刺激敏感，其反应近似于人，可用于皮肤局部刺激作用的研究。

6. 生殖生理和避孕药的研究：利用其诱发性排卵的特点进行各种研究。如雄兔的交配动作或静脉注射绒毛膜促性腺激素均可诱发排卵，也可用于避孕药的筛选研究。

五、犬

犬易于驯养，有服从人的天性，并能领会人的简单意图，寿命一般为 10~20 年。

（一）解剖特点

1. 汗腺不发达，主要靠加速呼吸频率和伸舌头散热。

2. 胃较小，容易做胃导管手术。肠道较短，仅为身体长度的 3 倍，肠道壁厚度与人的肠道相似。

3. 雄犬无精囊腺和尿道球腺，阴茎内有一块阴茎骨。雌犬为双角子宫。

4. 脾脏是犬储存血液的最大器官。犬的心脏较大，占体重的 0.72%~0.96%。幼时胸腺发达，2~3 岁时退化萎缩。肝脏很大，占体重的 2.8%~3.4%。

（二）生理特点

1. 发情周期平均 180 天（126~240 天），妊娠期平均 60 天（58~63 天），哺乳期 60 天，双子宫型，每胎产子 2~8 只。

2. 有五种血型，即 A、B、C、D、E 型，只有 A 型血能引起输血反应。

3. 嗅觉发达，对动物性脂肪酸更为敏感，嗅觉的敏感性为人的 1200 倍。

4. 听觉也很灵敏，比人灵敏 16 倍，但视觉差，每只眼有单独视野，对移动物体感觉较为灵敏。犬是红绿色盲，且视网膜上没有黄斑，即没有最清楚的视觉点，视力仅 20～30m。犬的味觉也差，需靠嗅觉辨别食物的新鲜程度。

（三）应用

1. 外科学研究：心血管外科、脑外科、断肢再植、器官或组织移植、内分泌腺摘除实验等。

2. 基础医学研究。

1) 循环系统疾病研究：失血性休克、弥漫性血管内凝血、急性心肌梗死、心律失常、动脉粥样硬化、急性肺动脉高压、肾性高血压等均可用犬来研究。急性心肌梗死以选用杂种犬为宜，狼犬对麻醉和手术较敏感，而且心律失常多见。

2) 消化系统的相关研究：可用无菌手术方法做成唾液腺瘘、食管瘘、肠瘘、胰液管瘘、胃瘘、胆囊瘘等来观察胃肠运动和消化、吸收、分泌等的变化。

3) 白内障研究：犬的白内障发生率较高，常用于白内障的发病机制研究。

4) 神经科学研究：脊髓传导实验、大脑皮层定位实验等均可用犬进行。

3. 行为科学研究：犬的神经系统发达，其高级神经活动与人较为类似，适用于条件反射的实验研究。

4. 毒理学和药理学研究：可用犬进行药理实验、代谢试验和毒性试验。

5. 其他：犬还应用于狂犬病疫苗、发病机制以及防治等的研究。

六、小型猪

其心血管、消化器官、免疫系统及肾脏、皮肤、眼球、鼻软骨等，在解剖、组织、生理和营养代谢等方面与人极为相似。猪的寿命可长达 27 年，平均 16 年。猪的嗅觉、听觉灵敏，但视觉不发达。

（一）解剖特点

1. 小型猪的皮肤组织结构与人体皮肤很相似，其皮肤损伤后的修复亦与人的上皮修复相似。

2. 内分泌和代谢的改变与人相似，器官重量亦近似于人。

3. 猪胆囊的胆汁浓缩力弱，胆汁量较少。

（二）生理特点

1. 猪汗腺不发达，怕热，对外界温湿度的变化敏感。

2. 母源抗体不能透过胎盘屏障。仔猪只能从初乳中获取母源抗体。

（三）应用

1. 外科学研究：由于小型猪体型矮小、体重轻，操作方便，在外科学应用较广。

1) 猪腹壁可安装拉链：拉链对其正常生理功能干扰不大，保留时间可达 40 天以上，这为科学研究和临床治疗中需反复手术的问题提供了较好的解决办法。

2) 瓣膜修复和置换：利用猪的心脏瓣膜来修补或置换已发生病变的人的心脏瓣膜。

3）异种移植研究：猪的肾脏结构、心脏结构、胰岛细胞等与人体相似，是最理想的异种器官供体。目前，临床上已有研究者用猪胰岛细胞移植治疗胰岛素依赖性糖尿病。

4）皮肤烧伤和移植研究：猪的皮肤（包括体表毛发的疏密、表皮厚薄、表皮形态学和增生动力学、烧伤皮肤的体液和代谢变化机制等）与人非常相似，是进行皮肤烧伤研究的较理想动物。

2. 基础医学研究。

1）肿瘤学研究：辛克莱小型猪可作为研究人类黑色素瘤的良好动物模型。该品种猪80％可发生自发皮肤黑色素瘤，且有典型的皮肤自发性退行性改变，与人黑色素瘤病变和演变方式完全相同。

2）免疫学研究：刚出生的仔猪，体液内免疫球蛋白含量极少，但可从母猪的初乳中得到。无菌猪体内没有任何抗体，一经接触抗原就能产生极好的免疫反应，适用于免疫学研究。猪也常用于疫苗研究（如甲型 H1N1 流感疫苗）。

3）心血管疾病研究：幼猪和成年猪也会自然发生动脉粥样硬化，且其对高胆固醇饮食的反应与人基本一致，是研究动脉粥样硬化的理想动物模型。

4）糖尿病研究：尤克坦小型猪是糖尿病研究中的理想模型动物。只需一次静脉注射四氧嘧啶（200mg/kg 体重，将四氧嘧啶配为 2％的生理盐水溶液），就可以在这种动物中产生典型的急性糖尿病。

5）遗传性和营养性疾病研究：猪可用于遗传性疾病如先天性红细胞病、先天性肌肉痉挛、先天性小眼病、先天性淋巴水肿等，营养性疾病如卟啉病、食物源性肝坏死等的研究。

3. 药理学研究和安全性评价：小型猪因具有体型小、伦理关注度比犬和猴低、与人类生理功能较相似等优势，在新药研发中的用量逐年增加。此外，医疗器械的生物效能测试及安全性评价也可用小型猪。

4. 口腔学科研究：小型猪的牙齿解剖结构与人类相似，饲喂致龋齿食物可产生与人类一样的龋损，是复制龋齿的良好动物模型。

七．非人灵长类动物

非人灵长类动物指除人以外的所有灵长类动物。常用种属有猕猴属、狒狒属、猩猩属等，其中猕猴属应用最广泛。猴属群居动物，在群内有等级之分。对结核杆菌和痢疾杆菌敏感，并常携带 B 病毒，该病毒可感染人。

（一）解剖特点

1. 大脑发达，具有大量的脑沟和脑回；视觉较人敏感，视网膜上有黄斑，黄斑上的锥体细胞与人黄斑锥体细胞相似；猴有立体视觉，能分辨出物体的空间位置和形状；也有色觉，能分辨各种颜色。

2. 两颊有囊，可储存食物。

3. 四肢粗短，具有五指（或趾），前肢大拇指可对指，可握物。

4. 肺不对称；左肺 2～3 叶，右肺 3～4 叶（最多 4 叶）。

5. 臀骶部红色。

（二）生理特点

1. 有较高的智力和神经控制水平，能用上肢操纵工具。

2. 性成熟年龄：雄性为 3 岁、雌性为 2 岁。雌性发情周期为 21～35 天。适配年龄：雄性为 4.5 岁、雌性为 3.5 岁

3. 猴缺乏维生素 C 合成酶，自身不能合成维生素 C。

（三）应用

1. 基础医学研究：可用于脑功能、血液循环、呼吸生理、内分泌、生殖生理和老年学等各项研究。

2. 人类疾病动物模型。

1）感染性疾病：猕猴可以感染人类所有感染性疾病，特别是其他动物所不能复制的感染性疾病，如脊髓灰质炎（小儿麻痹症）和菌痢等。

2）职业性疾病研究：尘肺、职业中毒等。

3）心血管系统疾病研究：猴的血脂、动脉粥样硬化病变的性质和部位、临床症状以及各种药品的疗效等，都与人非常相似。

4）猴的气管腺数量较多，直至三级支气管中部仍有腺体存在，适宜于复制慢性气管炎模型和用于祛痰平喘药的疗效实验。

3. 药理学研究。

1）猴是人类避孕药物研究极为理想的实验动物。

2）猴是研究镇痛剂依赖性的理想动物。猴对镇痛剂的依赖性与人接近，戒断症状较明显又易于观察。

3）非人灵长类动物是药物代谢研究的良好动物，但要注意不同非人灵长类动物对药物反应有一定的差异。

4. 器官移植：研究人类器官移植的重要动物模型。

5. 其他：可用于放射医学研究、血型研究、行为学研究、实验肿瘤学研究、口腔牙科病研究、疫苗研究等。

八、鱼类

（一）实验用鱼的特点

虽然鱼类数目繁多，但不是每种鱼都适合用作实验动物。实验用鱼需具有一些独特的生物学性质：①小型鱼类，身长短、体重小，易于在实验室喂养，饲养成本低；②卵粒大、卵壳透明，显微操作过程可实时监测，适于进行外源基因的表达调控研究，易于观察胚胎发育过程；③皮肤透明或半透明，肉眼可识别血管、大脑以及其他体内器官，易于显微操作；④具有许多易于鉴别且由基因调控的独特表型（如体色、眼色、胡须、鱼鳍等），可形成不同品系；⑤生活周期短、发育成熟期短，易于同时观察亲本和子代的生物学特征。

（二）常见实验用鱼

1. 斑马鱼（Danio rerio）：对水质要求不高，易于饲养，其基因组序列和人类的相似度达到 70% 以上。斑马鱼的胚胎透明，且发育很快，性成熟期短（3 个月即达性成熟）、繁殖力强。斑马鱼成体长 4~5cm，一个盛 3L 水的鱼缸可养殖 20~30 尾成鱼。

目前在全球范围内，斑马鱼已建立约 20 个野生品系。其中常用的斑马鱼品系有 AB 品系、Tuebingen（Tu）品系、WIK 品系。斑马鱼还保存有 3000 多个突变品系和 100 多个转基因品系（http://zebrafish.org）。我国已建立国家斑马鱼资源中心（China Zebrafish Resource Center，CZRC，网址，http://zfish.cn），保存有 1200 多个斑马鱼品系。

2. 青鳉（Oryzias latipes）：个体小，全长 2.5~5.0cm，体重 0.2~0.3g，卵大且透明，卵径约 0.9mm。青鳉可以耐受低溶氧和较宽盐分范围的水，耐受温度范围也较大，易于饲养。一条正常雌青鳉在繁殖季节最多能产出约 3000 枚卵。目前有 4 个品种，分别为中华青鳉、弓背青鳉、鳍斑青鳉及小青鳉。

3. 稀有鮈鲫（Gobiocypris rarus）：我国特有的小型鱼类，生命力强，不易染病，对温度、二氧化碳、低溶氧耐受力强，饲养简便。

稀有鮈鲫的成体全长 2~6cm，繁殖季节长，可全年产卵。同一尾鱼每隔 4 天左右产卵一次，每次产数百粒卵；卵径 1.2~1.5mm，较斑马鱼和青鳉的卵大；卵膜透明，可清楚地观察胚胎发育。因它对环境化合物敏感，我国生态环境部将其列为新化学物质测试推荐鱼种。

4. 剑尾鱼（Swordtail fish，Xiphophorus helleri）：对环境适应能力强，在弱酸性、中性或弱碱性的水中都能生存，易于饲养，其最适生长水温为 18~24℃，可忍受 14℃ 的低水温，当水温降至 10℃ 时，不吃不动，但不会冷死。剑尾鱼是胎生鱼类，体内受精和体内发育，当受精卵发育成小鱼后才从母鱼体内产出。

我国已经培育出 3 个不同体征的剑尾鱼近交系（群），即 RR-B（红眼红体）系、RW-H（红眼白体）系、BY-F（黑眼橘红体）系。剑尾鱼 RR-B 系已通过全国水产原良种审定委员会审定，并由农业农村部公布为实验用鱼。

（三）应用

1. 毒理学研究及安全性评价：斑马鱼模型已成功地用于药物的急性毒性、慢性毒性、发育毒性与致畸性、神经毒性、内分泌干扰毒性、心血管毒性等领域。斑马鱼也常被用于评价有机氯农药、有机磷农药、杀菌剂等的毒性及其对环境的影响。

2. 环境监测：鱼类活动形式的变化可用于监测重金属污染。鱼类游动行为的变化可用于监测热污染。鱼类呼吸频率的变化可用于监测农药、造纸等污水，甚至可用于自动化连续监测工业废水的报警系统。

3. 药物筛选与新药发现：目前已广泛用于筛选抗肿瘤药物、心血管系统疾病药物、神经系统药物等。

4 再生药物研究：斑马鱼具有强大的再生能力，它的多个组织和器官如尾鳍、心脏、神经细胞、血管和肝脏等都能再生，可用于器官再生的调控机制研究。

5. 胚胎发育学和老年医学研究：对斑马鱼进行诱变，创造了大量特定表征缺陷的突变体，为分子水平的研究提供了独特的材料。斑马鱼胚体透明且发育速度快，具备便于观察的特性，广泛用于脊椎动物造血系统的发生、血细胞生成及血循环系统分化时序、调控因子等的研究。

6. 肿瘤学研究：目前已建有多种鱼类肿瘤模型，如虹鳟肝细胞瘤和肾母细胞瘤模型、金鱼肝肿瘤和神经鞘瘤模型、鲷鱼乳头状瘤模型、白斑狗鱼淋巴瘤模型等。此外，剑尾鱼与新月鱼的杂交后代经紫外线照射后，其黑素瘤发生率显著增加，可用于黑素瘤方面的研究。双色雀鲷可发生由神经纤维瘤和色素细胞瘤组成的多发性神经纤维瘤疾病，类似于人类多发性神经纤维瘤病 I 型，适于多发性神经纤维瘤病 I 型发病机制的研究。

7. 转基因动物模型：由于大多数鱼类是体外产卵、体外受精，且产卵量大、卵径大、操作方便，可用于转基因动物模型。如稀有鮈鲫具有繁殖力高、一年四季都可繁殖、性成熟快等特点，是转基因、克隆等研究的理想材料。

第三节　选择实验动物的基本原则

不同种属实验动物的生物特性不同。同种属但不同品系的动物对相同刺激的反应也存在差异。在不同状态下的同一品系动物（如性别、年龄、生理状态不同）对同一刺激的反应差异也很大。因此，开展实验研究需要遵循一些基本原则，选择合适的动物，才能达到预期结果。

一、选用标准化动物

标准化动物是指遗传背景明确、饲养环境一致和体内微生物得到控制的动物。只有使用标准化动物，并在实验过程中按标准环境饲养，才能消除非实验因素导致的差异性。

二、选择符合研究目的与实验要求的动物

研究目的决定研究内容，选择符合实验要求的动物是研究成功的前提条件。器官的解剖结构和其功能密切相关，不同种属的实验动物由于其解剖生理特点不同，因而有不同的适用范围。例如，小鼠、大鼠和豚鼠的气管与支气管腺体均不发达，只在喉部有气管腺，而支气管以下则没有，这些动物不宜用作慢性咳喘病模型或平喘祛痰药物效果的研究。

三、选择与人具有某种相似性的动物

（一）局部结构功能的相似性

非人灵长类动物的高级神经系统发达，适用于研究高级神经活动。另外，有些研究只能用非人灵长类动物，如猕猴是研制和鉴定脊髓灰质炎疫苗的唯一实验动物。但非人灵长类动物价格昂贵，且不易获得，不便用于那些所需动物数目较多的实验研究。如果

研究仅涉及局部问题，并非一定要求动物总体与人类高度相似，有些动物的进化程度不一定很高，但某些组织器官的结构或疾病特点与人类高度相似，亦可选用。

猫的神经系统较发达，具有耐受长时间麻醉的能力，常用于神经系统急性实验研究，可用于神经冲动传导、姿势反射、去大脑僵直以及机体在受到刺激时各系统产生反应的机制等方面的研究。

蛙的大脑不发达，不可用于高级神经活动的实验，但其脊髓具有最简单的反射中枢，可用于神经反射弧实验。

（二）生理阶段或年龄状态的相似性

当需研究生命过程中特定生理阶段的问题时，就应选择处于该特定生理阶段的动物。若要研究与发育相关的问题，需要选择处于某一发育阶段的动物（如胎鼠、乳鼠、幼鼠等）；若要研究与老年相关的问题，应选择老年动物。

（三）群体分布的相似性

如果研究目的是解决与人类群体相关的问题，则宜选用封闭群动物。封闭群动物能较好地代表自然群体，但群与群之间也存在差异。若要研究地方病或与气候相关的疾病，最好选用当地的动物。

（四）生理状态或健康状况的相似性

当研究目的是为特殊生理状态（如妊娠、哺乳等生理状态）或病理状态的人群服务时，就要选择具有相应生理状态或病理状态的动物作为研究对象。猕猴的生殖生理和人非常接近，月经周期和人一样约为 28 天，是研究人类避孕药的理想动物。猫和鸽有灵敏的呕吐反射，而兔和其他啮齿类动物则不发生呕吐等。若以呕吐反应为观察指标，可选用猫或鸽，而不宜选用兔和其他啮齿类动物。此外，鸟类（如鸡和鸽）的脂质代谢与人类相似，可用于研究高脂血症。

（五）疾病特点的相似性

实验动物有许多自发性疾病或可被诱发出与人类疾病相似的状态，能局部或大部分地反映人类疾病的过程，可用于相关疾病的研究。如很多动物可以产生自发性肿瘤，可以用于相关肿瘤的发病机制、诊断及治疗方案等的研究。突变系 SHR 大鼠有自发性高血压，可出现与人类高血压类似的心血管病变，是研究高血压病的最佳模型。小型猪可自发产生动脉粥样硬化，其病变特点及分布情况与人类相似，适用于动脉粥样硬化的研究。此外，猪的病毒性胃肠炎与人类相似，可用于研究病毒性腹泻的药物治疗。

（六）操作实感的相似性

外科手术术式研究要考虑外科操作的相似性和便利性，需选择体型较大的动物。由于每个手术路径不完全一样，只有在对实验动物的解剖结构熟悉的基础上，才能选出合适的动物。大多数外科研究可选用犬作为实验动物，但犬因嘴长、鼻稍斜、头颅偏圆，不适用于垂体摘除实验。

四、进行预实验，有助于选择与研究目的相适应的实验动物

在进行正式实验之前，常常需要进行预实验。预实验就是指用少量样本进行的实

验。预实验的作用有四：①可以为正式实验摸索条件，熟悉所选动物的生物学特性及饲养管理。②可以检验实验设计的科学性和可行性，初步观察所选用动物是否适宜于本项目研究。③检查与动物实验配套的实验条件是否满足、实验方法是否适宜。④避免由于设计不周，盲目开展实验而造成人力、物力、财力的浪费。预实验也必须像正式实验一样认真，以便摸索出最佳实验条件，为正式实验打下基础。

五、差异性原则

差异性原则是指利用不同种系动物存在的特殊构造或某些特殊反应，选择解剖、生理特点符合实验要求的动物。由于物种差异，各种动物之间存在基因型、组织型、代谢型、易感性等方面的差异，不同种系动物对同一刺激的反应不同，这种差异也可作为研究课题所需的一种指标或特殊条件。现举例如下。

（一）利用解剖结构的差异性

1. 兔颈部交感神经、迷走神经和减压神经是分别存在、独立走行的，而人、马、牛、猪、犬、猫等动物的上述神经混合交织，不单独走行。当要分别观察这三根神经的支配作用（如观察减压神经对心脏的作用）时，选用兔作为实验动物效果非常理想，因为易于辨认、操作简单（这三根神经中迷走神经最粗）。如果错选其他动物，在大体解剖上很难分别找出这些神经（如减压神经），而使实验无法进行。

2. 兔的胸腔结构与其他动物不同，胸腔中央有一层很薄的纵隔膜将胸腔分为左右两部，互不相通，两肺被胸膜隔开，心脏又有心包膜隔开，当开胸或打开心包暴露心脏时，只要不破坏纵隔膜，无需对动物实施人工呼吸，给实验操作带来很大方便，适合于开胸和心脏实验。而选用其他动物则实验难度大大增加。

（二）利用生理反应的差异

1. 大多数实验动物（如猴、犬、大鼠、小鼠等）是自发性周期性排卵，而兔和猫属典型的刺激性排卵动物，只有经过交配刺激才能排卵，因此研究避孕药时，常选用兔和猫。

2. 大多数动物可以在体内合成维生素 C，但豚鼠和猴不能自行合成维生素 C，必须从食物中摄取。若要研究维生素 C 缺乏症的发病机制，宜选用豚鼠和猴为实验动物。

3. 不同种类、系别的动物对同一刺激（包括药物刺激）的敏感性不同，如需观察药物效应，要注意选用敏感的动物。

1）兔对体温变化十分敏感，适用于退热药物研究，而大鼠、小鼠体温调节不稳定，就不宜选用。

2）豚鼠对结核分枝杆菌、白喉杆菌很敏感，适用于抗结核和白喉的药物研究。

3）豚鼠对组胺十分敏感，致死量仅为 0.3mg/kg，而小鼠为 250mg/kg。若研究组胺的效应，宜选用豚鼠。

4）不同品种的动物对同一药物的反应差异很大，有时甚至相反。

六、简便、易行、经济原则

如前所述，动物进化程度越高，相关的研究结果也越接近人类。但是，进化程度高的动物，有时会给实验条件的控制和实验结果的分析带来难以预料的困难。另外，实验研究也要受制于实验条件、研究经费、所需动物的数目等。不同实验动物的价格不一样，供应量也存在很大差别。在不影响整个实验质量的前提下，尽量选用容易获得、价格便宜、饲养经济、便于观察以及实验结果便于分析的实验动物。

虽然猫、犬、猪及非人灵长类动物处于较高进化水平，在许多方面有不可替代的优越性，但这些动物的生殖周期较长，且繁殖率低，不易获得，通常不作为首选。一般来说，大鼠、小鼠、兔、豚鼠、蟾蜍等因价廉易得、来源广，又易于管理，也可复制出十分近似于人类疾病的动物模型，因而是最常用的实验动物。从已发表的文献看，按使用频率高低对实验动物进行排序，依次为小鼠、大鼠、鱼类、鸟、兔、其他啮齿类动物、爬行动物、猫、犬、猴（后三者均小于1％）。

七、可重复性和均一性原则

科学研究要求实验结果精确可靠，可重复性好，并具有可比性，即不同的人在不同的时间和地点做相同的实验，应能得到完全一样的结果。可重复性和均一性为实验结果品质所在。由于表现型与基因型高度相关，因此，选择基因型一致或相似的动物，是保障可重复性和稳定性的重要措施。

八、动物实验结果的外推原则

医学研究是为人类服务的。动物实验结果最终要外推到人身上去。但动物与人毕竟不是同一种生物，不同的动物有不同的功能和代谢特点。因此，肯定一个实验结果最好采用两种以上的动物进行研究。若能在两种以上动物身上得到类似的结果，说明该结果较为可靠。若需选用两种实验动物，一种为啮齿类动物，另一种为非啮齿类动物。

九、规格化原则

规格化是指选择与实验要求一致的动物规格，除了注意动物种属外，还应注意品系、等级、年龄、体重、性别、生理及健康状况等。如果动物规格不一样，所得实验结果可能会存在差异。

（一）品系

不同品系动物因解剖生理特征上的差异，对处理因素的反应可能不同，如不考虑品系因素，可能会导致错误结论。

（二）年龄和体重

1. 年龄。年龄是一个重要参数，动物的解剖生理特征和反应性与年龄有关。各种实验动物的成熟年龄不同，同种动物在不同的阶段（幼年期、成年期和衰老期）的生理功能有很大差异。为了减少个体差异，应选择适龄动物进行实验。

一般情况下，选择成年动物，除非研究目标是幼年或老年动物。幼年动物各器官发育不完全，功能也不完善（如肝药酶不足、肾滤过率低、血-脑屏障通透性较大），对药物的反应通常较成年动物敏感。

老年动物各种器官功能低下（如肝、肾功能衰退），药物易在体内蓄积，因而对药物的耐受力降低。此外，老年动物对药物的反应也迟钝，通常只适用于老年医学研究，如用于抗衰老药研究。

2. 体重。不同体重的同一种动物，对同一刺激的反应会存在较大差异。在同一项目中，实验动物的年龄、体重应尽可能一致，相差不得超过10％。动物的年龄通常与体重有关，但体重大小也受每窝仔数、饲养密度、营养、温度等条件所限，不能仅凭体重来判断年龄，需根据动物生产部门提供的出生记录来确定。

（三）动物性别

性别差异导致对刺激的反应差异，这是不争的事实。因此，在选择实验动物时应考虑动物性别对实验结果的影响。若研究目的是针对单一性别的，应选择相应性别的动物。虽然用一种性别所得结果离散度小、可靠性高，但研究结果并不全面，只能说明单一性别问题，所以一般实验要求雌雄兼备，且数量大致相等。

有些实验必须用雌鼠，如用热板法测小鼠痛阈，因为温热刺激可使雄鼠阴囊松弛下垂，受烫后易发生惊跳。有些实验必须用雄性动物，如用导尿管法观察中药利尿作用时必须用雄兔，因为用雌兔作为实验对象时易误将导管插入阴道，且不易固定。

第四节　动物实验中观测指标的选择原则

观测指标是指在实验中可被直接感知或经实验处理之后才能被感知且反映研究对象某些特征的指标，是因变量本身或因变量的一种直观表现。研究结果主要通过观测指标的变化来体现。观测指标的选择由研究目的确定。观测指标选择恰当，说明科学问题时有事半功倍的效果。反之，若观测指标选择失当，即使实验环节设计周密、实验操作准确，也可能得出错误的实验结论。

一、常用的观测指标

（一）人体感官可直接体验到的指标

在实验研究中，这种指标都应该被观察并记录下来。

1. 颜色变化：动物发生病变时，常有分泌物、尿液颜色变化；皮肤受伤时，局部颜色也会发生变化。

2. 毛发变化：动物发生病变时，毛发可脱落，变得稀疏、晦暗、粗糙。

3. 动物活动情况：动物健康状况发生改变时，动物可变得行动迟缓，或过度兴奋、烦躁不安、活动增多。

4. 进食和排便情况：食量增加或减少，粪便性状发生改变，如腹泻。

5. 动物死亡情况：对于死亡动物应进行尸检，观察每一个器官的大体情况。

（二）虽可被感知，但需借助测量仪器才能定量的指标

1. 体重变化：干预措施可能影响动物的进食或代谢情况，进而影响体重。

2. 器官系数：干预因素可以影响部分器官发育，因而造成器官重量占体重的比例

发生变化。

3. 器官或病变的大小：有些研究是关于特殊病变（如肿瘤）的治疗效应，病变的大小变化是评判治疗有效性的指标，此时需要测量器官或病变的大小。

（三）必须借助科学仪器或经特殊处理措施才能观察及定量的指标

1. 体液成分的变化：血液、尿液、分泌物成分需借助各种分析仪器和实验方法检测，才能判断其成分是否发生了改变，以及发生了什么改变，进而推断相关器官的功能变化。

2. 微观形态学变化：有些病变只有在显微镜下才能被发现或确认，有时甚至要用到电子显微镜，此时需根据研究目的提取相关的器官组织进行检测。

3. 分子水平的变化：研究分子水平的改变，需要用特殊的仪器设备和实验方法对生物标本进行检测分析。大多数动物实验都要深入到分子水平，如基因的表达及其调控机制研究，检测分子水平的变化需要收集动物器官组织（特别是病变组织，如肿瘤组织）、血液、尿液等标本。

4. 动物体内微生物的变化：需要借助细菌培养、显微镜、抗原－抗体检测、分子生物学技术等对动物的器官组织、血液、尿液、分泌物、粪便等标本进行分析。

二、选择观测指标的原则

（一）关联性原则

选择观测指标时，首先应注意观测指标与研究项目的本质联系。动物实验中往往需对实验动物施加干预因素，所选观测指标应能确切地反映出干预因素的效应。确定指标的关联性有时比较容易，如研究急性肾炎时，当然要对尿液和肾功能进行检查分析。有时确定观测指标比较困难，比如过去许多人在筛选治疗冠状动脉血栓形成的药物时，采用抗凝血作用为观测指标，但后来证明抗凝血作用与冠状动脉血栓形成并无密切关联。在遇到这种情况时，可通过多查阅文献和进行分析推理来确定观测指标，并进行预实验来验证观测指标与干预因素的关联性。

（二）客观性原则

客观性原则是指观测指标能被客观记录，不易受主观因素影响，如心电图、血管造影、X线检查、超声检查、病理切片、大多数化验数据及身长、体重等。这些指标虽然是客观指标，但受具体实施人或判读者主观因素的影响，如X线胸片和病理切片的判读等。在科研实践中，研究者应尽量让多人判读客观检查的结果，减少主观因素对研究结果的影响。

（三）准确性和精确性原则

观测指标的准确性是指测定结果与真实情况的符合程度，观测结果越接近真实情况，则其准确性越高。观测指标的精确性是指同一样本多次测定时，所获结果彼此接近或符合的程度，有时以多次测量的平均值加减标准差表示。精确性又称可靠性，是估计测定结果可重复性的指标。

准确性与精确性是两个不同的概念，二者不一定平行，例如，用一台很精密但未校准的天平称量时，会出现精而不准的情况。在科研中，选择既准确又精密的指标最好，准确而不精密者次之，既不准确又不精密的指标在科研中不能采用。

（四）灵敏性原则

选择观测指标时，要选择在实验干预因素作用下可以快速反应的指标，这种反应体现在变化幅度和速度都达到一定的程度，用现有方法能快速而准确地检测出来。灵敏性也通常用于评价仪器设备或检测方法，指所用方法或仪器所能测出的观测指标的最低水平。采用灵敏性高的仪器或方法能如实地反映出研究对象在干预因素作用后所出现的微效应变化。灵敏性原则要求既要选择合适的观测指标，也要选择合适的检测方法，并对检测方法和检测仪器不断改进。

（五）特异性原则

观测指标的特异性是指只能在特定细胞、组织或在特定环境下才能被检出，或该物质非常稳定，在动物体内不易受到其他成分或刺激的干扰，能反映特定的条件或环境。实验动物对干预因素所表现出的反应，既有特异性的又有非特异性的，如动物在感染某种病原体时，在动物体内检出病原体或特异性抗体，这些都是特异性指标，而动物出现的行动迟缓、进食量减少、毛发颜色晦暗、体温变化等属于非特异性指标。

特异性指标与干预因素关联密切，但有关联的指标却不一定具有特异性。在科学研究中，不但要注意观测指标的关联性，更要注意观测指标的特异性。应尽量采用具有特异性或特异性较强的指标。

（六）观测指标的数目

观测指标的数目需根据研究目的而定。由于动物是复杂的有机体，对干预因素的效应可能是多方面的，因而观测指标可以有多个，但并不是观测指标越多越好。若设定的观测指标过多，需要大量人力和物力，且在统计分析时分析难度大，甚至有的指标可能用不上。当然，观测指标也不能太少，若太少，可能会达不到预期的结果，那么整个研究工作就可能全部报废。若观测指标多一点，所得数据资料就充分一点，即使未达预期，还可能从中提出部分有用的资料。虽然这些资料不能说明原来的假设，却可能说明原科研设计未曾预料的问题。

第五节　动物实验中的动物伦理和动物福利

实验动物和人类一样具有自身生理和心理的各项需求。为确保实验动物得到应有的尊重，国家相关部门出台了相关法规和技术规范性文件（国家标准），如《实验动物管理条例》《医学实验动物管理细则》《关于善待实验动物的指导性意见》《实验动物遗传质量控制》等，用以规范相关人员在进行动物实验时的行为。不仅如此，为确保实验动物福利得到落实，我国于2013年正式成立了首个实验动物福利伦理全国性专业组织——中国实验动物学会实验动物福利伦理委员会。这些法规及国家标准的实施及中国实验动物学会实验动物福利伦理委员会的成立，有力地保障了实验动物的福利。

一、动物伦理与动物福利的概念

动物伦理是指人们在思考及处理人和动物的关系时，人应该将动物纳入道德体系的范围之内，对动物给以道德关怀。动物福利是指人们采取各种措施避免对动物造成不必要的伤害，使动物在健康舒适的状态下生存（包括身体上、心理上无痛苦压抑，无任何额外疾病，不受异常操作之苦等）；在保证减少动物痛苦的前提下可以使用动物，但禁止用极端残忍的方式对待动物。

动物福利的首要原则是满足动物维持生命的需要、维持健康的需要及维持舒适的需要，这三方面决定了动物的生活质量。目前国际上普遍认同的动物福利基本标准是"动物五大自由"：①不在恶劣环境中生活的自由，即实验动物应生活在舒适安全的环境中，保证适当的休息。②不受饥渴的自由，动物在营养缺乏或失调的情况下可引发疾病、异食、中毒等，严重的可能造成瘫痪，会严重影响实验结果。因此，实验人员应为其提供充足的食物和饮用水，保证其良好的身心健康。③不受伤害、痛苦和疾病的自由，即实验人员要给动物做好疾病防疫工作，保证动物能得到及时的预防和治疗，实验过程中必须造成动物损害时，要在麻醉状态下进行。④不受恐惧、悲伤、忧虑的自由，即实验人员要保证动物的心理健康和生理健康，使其避免遭受精神痛苦和折磨。在进行实验时，不要让其他活动物在场。⑤享有表达其天性的自由，即实验人员应根据动物自身的特点和生活习性，为动物提供适合其生活的设施和足够大的空间。对于群居动物，应使其有机会接触到同类，从而使其天性能够得到正常的表达。动物的"五大自由"可用"3H"［健康（Healthy）、快乐（Happy）、有益（Helpful）］来概括。"3H"概括了实验动物福利从内容到形式的全面含义，可指导实验动物福利研究。

二、国际通行的"3R"原则

动物实验必然会给动物带来一定程度的身心痛苦，"动物五大自由"并不能得到绝对保障。因此，在动物实验实践过程中，人们又提出了"3R"原则。"3R"是指减少（Reduction）、优化（Refinement）和替代（Replacement）。

（一）减少原则

该原则要求在实验中尽可能减少实验动物使用数量，提高实验动物的利用率和实验的准确性。减少实验动物使用数量的方法包括：①通过精心设计，用少量的动物达到相同目的或获得相似结果；取得试验数据后要进行合理的统计分析；当然，不能单纯为减少实验动物使用数量而违反科学原则。②研究数据共享共建、实验动物的重复使用等也可减少实验动物使用数量。③使用质量高的实验动物，减少生物学变异，也是实现减少相对数量的重要方法。④在研究方法和手段上，充分利用现代生物技术进行分析（如磁共振、CT、双能X射线），既可减少对实验动物的侵袭，又可进行持续观察，节约实验动物。

（二）优化原则

该原则是指通过为动物提供适宜的生活条件，改善和完善实验程序，避免、减少或减轻实验操作给动物造成的疼痛和不安，保证动物实验结果的可靠性、精确性和代表性。优化原则可从两个方面入手：①优化实验动物的饲养和管理条件，包括优化饲养环境及设施、动物运输条件和为动物自然习性创造条件等；②优化动物实验程序，包括优化实验设计、优化实验流程、优化实验技术、培训实验人员。特别值得注意的是，确保动物在麻醉、镇痛、镇静或其他适当手段的作用下接受实验干预因素，不使其遭受不必要的伤害或痛苦。

（三）替代原则

该原则指使用低知觉或没有知觉的实验材料替代活体动物，或使用低等动物替代高等动物进行实验，并可获得相同效果。最常用的替代方法：①组织培养和细胞培养技术等体外技术是目前最主要的动物实验替代方法。②用低等动物替代高等动物，如使用细菌、真菌、昆虫（如果蝇）或软体动物替代脊椎动物，以减少脊椎动物的使用量；又如用斑马鱼作为实验动物来替代更高等级的动物（如大鼠、小鼠等）。③物理或化学方法替代动物实验，如利用体外消化法替代动物消化实验，根据动物的消化生理特点确定消化液组成（消化液的 pH 值、蛋白酶的种类和剂量）和消化条件（消化时间、温度、震荡的速度等），进行体外消化实验。④用计算机技术模拟实验。利用计算机技术可以模拟许多动物的生理活动过程和动物疾病模型，利用这些模型对各种调节物质的作用和临床治疗做出预测，从而减少实验动物使用数量。⑤研究结果共享，如查阅期刊、书籍、专题论文集、学术报告等。⑥教学活动中的替代。将网络数据或拍摄动物实验过程用于后续的教育活动，使学生在不用动物实验的情况下也能观摩和了解动物实验过程。

当然，"3R"原则也存在一定缺陷。首先，"3R"原则侧重于实验动物研究中科学性的确认，而对于伦理性保障则较为模糊。科学上的正当性并不能必然推导出伦理上的正当性。其次，"3R"原则未充分考量动物实验的社会整体成本效益问题，并且完全未提及动物实验自身伴随的人畜共患病等卫生风险。动物实验是人类攻克许多疾病的主要途径，但现实中存在着许多不必要或者社会效益甚低的动物实验。因此，2005 年美国芝加哥的"伦理化研究国际基金会"在"3R"原则的基础上提出了"4R"原则，即增加了"责任（Responsibility）"作为第四个原则，呼吁研究人员对人类和动物都要有责任感。

三、动物伦理新六项原则

为了进一步完善动物福利和动物伦理，美国生命伦理学者 Beauchamp TO 和 Degrazia DA 于 2020 年提出关于动物研究伦理的新原则框架，在批判继承"3R"原则的基础上，提出了以"社会效益"和"动物福利"为主要内容的动物伦理新六项原则。动物伦理新六项原则旨在进一步帮助研究人员与研究机构确立有关动物研究的伦理评估指导框架，从而在改善动物境况与利用动物研究之间寻找到平衡点。

（一）无替代手段原则

该原则指使用动物进行实验必须是相关研究在伦理上可接受的唯一方法，并且必须是具有社会效益的研究，即该动物实验研究是现行科学上、伦理上实现该研究目的的唯一方法。若该研究可使用人体组织或者计算机技术模拟，或可使用无知觉的实验材料替代，则不能将动物作为实验研究对象。

（二）预期净收益原则

该原则指动物实验的预期社会效益超过了该实验的成本以及相关风险。Beauchamp与Degrazia曾指出动物实验可能造成以下4种收益无法覆盖其成本或风险的情况：①对实验动物的干预因素对动物是安全的，但存在对人类的风险。②干预因素对动物有害，但对人类却十分安全。③干预因素对动物无效，但对人类却有效。④干预因素对动物有效，但人类无效。第一种情况直接存在对人类造成伤害、疫病传播的风险；后三种情况造成了大量的经济成本、人力成本等社会成本。因此动物实验需要考虑预期净收益原则。

（三）伤害合理性原则

该原则指动物实验的预期收益必须能够明确证明对动物的伤害是合理且必需的。该原则是不可或缺的，动物实验设计方案中必须有能够论证预期结果足以支撑对动物合理伤害的价值理由。

（四）非必要不伤害原则

该原则指不得随意伤害动物，除非该伤害是达到科学目的所必需的，并且在道德上是合理的。

（五）基本需求原则

该原则指必须满足动物的基本需求，根据"动物五大自由"，动物有不受饥渴的自由，不在恶劣环境中生活的自由，不受伤害、痛苦和疾病的自由，表达其天性的自由，不受恐惧、悲伤、忧虑的自由。此外，该原则中还提出"免于过早死亡的自由"。

（六）伤害上限原则

该原则指实验过程中禁止存在动物需要长期忍受严重痛苦的环节（这种痛苦无法通过麻醉、镇痛剂、环境条件改变等方法改善）。该原则为动物实验的执行者、设计者与监管者设置了以量化手段来确定实验操作标准、动物痛苦严重程度与持续时间的义务。

参考文献

［1］苏达，高利红. 实验动物伦理新原则的框架分析与我国相关立法发展方向［J］. 中国比较医学杂志，2022，32（11）：107-112.

［2］Beauchamp TO, Degrazia DA. Principles of animal research ethics［M］. Oxford：Oxford University Press, 2020.

［3］郭晓辉，孙先红. 兔模型髂嵴骨软骨游离移植的病理学观察与临床应用研究［J］. 哈尔滨医药，2015，35（4）：282-284.

［4］ Altmann S，Emanuel A，Toomey M，et al. A quantitative rabbit model of vaccinia keratitis ［J］. Invest Ophthalmol Vis Sci，2010，51（9）：4531－4540.

［5］ Zhang G，Zhu B，Shi W，et al. Evaluation of mycobacterial virulence using rabbit skin liquefaction model ［J］. Virulence，2010，1（3）：156－163.

［6］ Ma H，Zheng L，Liu Y，et al. Experimental infection of rabbits with rabbit and genotypes 1 and 4 hepatitis E viruses ［J］. PLoS One，2010，5（2）：e9160.

［7］ 郑锦芬，黄芝瑛，周晓冰，等. 家兔用于药物生殖发育毒性评价的研究进展 ［J］. 药物评价研究，2022，45（6）：1194－1198.

第二章　动物实验基本操作技术

第一节　实验动物的编号

在动物实验中，为了方便观察每个动物的反应情况，需要对实验动物进行编号标记。标记方法有多种，需根据动物种类、数量和观察时间等因素来选择合适的方法。标记时应保证号码清楚、耐用、简便和易认。常用的有染色法、耳标法等。在确保标记清晰、简便、耐久、适用的前提下，根据具体实验的特点，实验人员可因地制宜地选择合适的方法编号。

一、染色法

染色法（Colored stains）是用化学试剂在动物体表明显部位（如四肢、被毛等处）进行涂染的方法。涂抹于不同部位的标记表示不同编号。通常，涂抹于上肢、左腹部、左后肢的标记分别表示第 1 号、2 号、3 号，而涂抹于头、背、尾的标记分别表示第 4 号、5 号、6 号，右前肢、右腹部、右后肢的染色标记分别表示第 7 号、8 号、9 号。对 10～100 只动物进行编号时，需用两种颜色染料染色，其中一种颜色表示十位，另一种颜色表示个位；对 100 只以上动物进行编号时，可用三种颜色染料染色。常用染色试剂及标记颜色见表 2-1。

表 2-1　常用染色试剂及标记颜色

染色试剂	标记颜色
3%～5%苦味酸溶液	黄色
2%硝酸银溶液	光照 10 分钟后变成咖啡色
5%中性红或品红溶液	红色
煤焦油乙醇溶液	黑色
甲紫（龙胆紫）溶液	紫色
染发用焗油膏	可选颜色

用染色法对动物进行编号，操作简单，无痛、无损伤，适用于白色或浅色小动物。但由于动物之间互相摩擦、舔毛、脱毛或时间过长颜色自行消退等，标记会变得不明显，因此，不宜用于长期实验。

二、耳标法

在实验动物耳朵上进行标记编号，常有三种方法，即标签法、打孔法、剪缺口法。标签法指直接将编号标记钉在实验动物耳朵上，常在耳内侧折曲处固定，但动物可能因为不适而设法自行去除耳标，并可能影响实验操作。打孔法指用耳部打孔机在动物耳部打孔。剪缺口法指用剪刀在耳缘剪出缺口的标识方法。动物的编号根据耳孔或耳缺的位置来表示，在打孔或剪耳后用滑石粉捻一下，以免伤口愈合。这种标记方法简单易行，但会影响耳部实验，且耳孔或耳缺不易辨认，不够直观。此外，该法有违动物福利原则，现已少用。

三、项环法

该法是将一个带有编号的项圈套在实验动物颈项部，适用于能佩戴项圈的实验动物，如犬、兔等。项圈应坚固耐用。

四、皮肤刺字法或刺染法

刺字法是用无痛采血针在实验动物皮肤（包括尾部）上刺出几个字符或数字，对动物进行编号标记。刺染法是在针刺后涂以染料使其渗入皮下。针刺时需预先消毒，避开大血管，将表皮刺出血即可（不能刺入过深）。刺后可将染料涂抹于表皮，待染料渗入后擦净皮肤。

五、剪毛法

剪毛法是指在动物体表相应部位剪去被毛，以示标记。该法操作简单，不易损伤动物，易辨识。但由于动物被毛不断生长导致标记逐渐消失，只适用于短期研究。

六、剪趾法

该法是指剪去动物特定脚趾的第一趾节，作为永久性缺失标记，多用于深色毛发小鼠或转基因小鼠（转基因小鼠在出生后需剪趾进行基因型鉴定，且被毛未长出，耳壳不够大，不能用染色法或耳标法等方法）。由于剪趾会对动物造成伤害，有违动物福利原则，不推荐使用。

七、磁条法

将带有编号信息的磁条粘贴在实验动物身上，读卡器可以扫描读取相关信息。该法无创，但容易脱落。

八、微芯片法

在动物皮下埋植微芯片进行永久性标记，每个微芯片具有独一无二的编号并携带大量信息，通过专用的微芯片扫描仪读取芯片上携带的有关动物的来源、遗传背景、出生日期等信息。但由于其成本较高，尚未得到广泛应用。

动物编号方法虽然有一定的原则及规范，但在实际工作中需灵活应用，有时常将两种编号方法互相配合使用，如运用染色法对每只动物进行编号后，再用项环法标记分组情况，挂在笼子外面。

需要注意的是，在选择编号方法时，应综合考虑实验动物的种类、大小、生命周期和实验条件等因素，并在遵循动物福利原则的前提下进行。

第二节　给药方法

受试物经不同途径进入体内，其吸收、代谢及在体内的分布等均有所差异，因此需根据实验目的、实验动物种类、剂型、临床应用等合理选择。

一、经口给药

（一）灌胃给药

在动物实验中，用灌胃器将一定剂量的药物灌送到动物胃内，可模拟临床上患者口服用药。灌胃时，需将受试物配制成溶液或混悬液。灌胃给药适用于大鼠、小鼠、兔等动物。一般在灌胃前禁食4~8小时，以免胃内容物太多而影响吸收速率。但灌胃操作容易造成动物消化道损伤或误入气管导致窒息。因此，操作人员务必技术娴熟。

1. 小动物的灌胃操作：对常用实验鼠类（包括小鼠、大鼠、豚鼠、仓鼠和地鼠等）进行灌胃时，所用工具为1~5mL注射器和灌胃针。灌胃针为前端膨大、呈光滑球状的长针。灌胃操作步骤如下：

1）灌胃前，先将灌胃针头连接注射器，并吸入药液。

2）用一只手拇指和示指抓住鼠背部及颈部皮肤将动物固定，再将鼠的背部皮肤和（或）尾巴固定于手掌，使动物呈垂直体位或仰卧体位，让动物头部向上并稍向后仰，使其口腔和食管呈一条直线。

3）另一只手将注射器针头由一侧口角插入，沿上腭推至喉头，用针头轻压舌根迫使动物抬头，使灌胃针前端顺利进入食管，然后沿咽后壁徐徐插入食管下段。若遇阻力，可轻轻上下滑动（切勿强行插入），待鼠吞咽时（此时贲门肌肉松弛、感觉阻力突然消失、有落空感），轻轻回抽注射器管芯，如无气泡进入注射器（表明针头已入胃内），将药液推入胃内。

4）注意事项：

（1）操作时不宜把颈部皮肤向后拉得太紧，以免勒住气管。

（2）应动作轻柔，切勿粗暴，避免损伤食管及膈肌。

（3）若动物强烈挣扎、进针阻力很大或呼吸困难，必须立即退出针头，待动物恢复平静后重新开始操作。

（4）插入针头的长度，一般情况下，小鼠为2.5~3.5cm，大鼠/豚鼠为5.0~5.5cm。

（5）通常小鼠灌胃量为0.2~1.0mL，大鼠灌胃量为1~4mL，豚鼠灌胃量为1~5mL。

（6）由于鼠类白天很少进食，白天灌胃通常无需禁食。如在上午灌胃，应选择

9：00 之后，以便动物胃部排空。

2. 兔的灌胃操作（犬和猪的灌胃操作与兔类似）：一般采用开口器和导尿管（14号）对兔进行灌胃。开口器是 2cm×2cm×10cm 的略呈纺锤形的木片或竹片，其正中有一直径为 6～8mm 的圆孔。灌胃操作步骤如下：

1）灌胃时，将动物固定于竖立位或自然蹲伏位。

2）在动物上下腭齿之间横放开口器，使其两端露出口角，用绳将它固定。

3）将导尿管穿过开口器中央小圆孔，沿咽后壁慢慢插入，经食管至胃内（插管顺利时动物不挣扎）。

4）注入药液。

5）注入完毕，以少量生理盐水或清水将残留于管壁的药液冲入胃内。

6）捏闭导尿管外口，拔出导尿管，取下开口器。

7）注意事项：

（1）为防止插入气管内，将导尿管外端插入盛水的小烧杯中。若有气泡冒出，表明进入气管，应立即拔出导尿管；若无气泡冒出，表明导尿管插入胃中，方可注入药液。

（2）每次灌胃量宜在 10mL/kg 以下，最多 15mL/kg，且一次最大灌胃量应小于 150mL。

3. 猴的灌胃操作：对猴可经口或经鼻灌胃，经口灌胃管外径为 5～7mm，经鼻灌胃管外径为 1.5mm。

1）经口灌胃：由助手保定猴，操作者左手掌贴在猴头顶和脑后的部位，拇指和示指压迫猴左右面颊使其上下颌咬合处松开（或使用猕猴开口器），将灌胃管沿上腭送入食管，将管外口浸于水中无气泡冒出，确认灌胃管没有误入气管后从管外口注入药液，以生理盐水将管壁残留药液冲入猴胃内。

2）经鼻灌胃：事先在灌胃管外表面涂上液体石蜡润滑，由助手保定猴，操作者托起猴下颌使其嘴紧闭，且限制其头部运动，经鼻孔插入灌胃管，应注意勿插入气管。其他操作同经口灌胃。

（二）其他经口给药形式

1. 饲喂法：虽然灌胃给药剂量准确，但易对食管和胃造成损伤，甚至易误入气管易导致动物死亡或出现肺部炎症。因此，将受试物混入饲料或饮水中让动物自由摄入，也是一种常用的给药方法。饲喂法多用于兔、犬等动物。但掺入饲料或饮水的药物应不易挥发、不易破坏、不与食物发生化学反应，且无特殊味道。此外，为避免加入受试物而影响饲料中营养素含量，受试物占比不宜超过总饲料的 10%，必要时应适当调整饲料成分如蛋白质含量（使其不低于 20%）。虽然此种给药方式简便易行，但给药量不准，各动物服药量差异较大。

2. 经口滴入法：使动物保持相应的体位，用金属或硬塑料管接上注射器（也可用吸管、移液管等），将药液滴入动物口腔（注意应送至咽部），让其自行吞咽。在滴入口腔之后，可给予动物较爱吃的饲料，如对兔给些青菜，对猫和犬给些肉类食物等，使滴入的药液全部进入胃内。为了不使滴入的药液流出口外，可将药物配成淀粉糊剂。

3. 经口投入（强饲法）：事先将药物按照一定剂量装在药用胶囊内，或制成片剂或丸剂，直接送至动物口腔，为避免胶囊被动物咬碎或吐出，应将胶囊直接送至咽部（便于吞入）。此法适用于较大的动物如豚鼠、兔、猫和犬等，尤其适用于易挥发、易分解、有异味的受试物。

1）豚鼠：可经口投喂固体药物（片剂、丸剂或胶囊），操作时将豚鼠放在实验台上，一只手从背部向头部握紧豚鼠，以拇指和示指压迫左右口角迫使豚鼠张口，将药物用镊子夹住放到豚鼠舌根处，使豚鼠闭口吞下（事先湿润豚鼠口腔，便于药物下咽），给药后需检查药物是否还留在口腔内。

2）兔：操作时，将兔夹于腋下保定，露出头部，以拇指和示指压迫左右口角迫使其张口，用长镊夹住药物放到兔舌根处，闭合口腔，让兔自行吞下（事先湿润兔的口腔，便于药物咽下）。兔可能会将药物留在口腔并用舌头顶出，给药后应检查，应确认其将药物吞下。

3）犬：以片剂、丸剂、胶囊给药时常经口投入，一般无需特殊器械，适用于驯服的犬。给药时由助手使犬蹲坐，操作者一只手置于犬的上颌，拇指和示指从犬嘴两边伸入口腔迫使犬张嘴，并将其上颌向上抬使口鼻向上；另一只手拇指和示指夹住药片，无名指和中指将其下颌向下压，此时可直视喉咙，用手指将药物送至舌根处，随后使上下颌合拢并抚摸犬的喉部，帮助其吞咽（可感觉到犬的吞咽动作）。给药前先以水湿润口腔，便于药物咽下。

4）猴：助手保定猴，操作者左手掌贴在猴头顶和顶枕部，拇指和示指压迫猴双侧面颊，使其张嘴，用长镊将药物送入舌根处，迅速抽回长镊，将其下颌向上推使上下颌闭合，让猴自行咽下药物。

二、注射给药

一般要求注射药物对注射局部无刺激作用。

（一）皮下注射

对大多数实验动物来说，皮下注射最适宜的部位是颈背、腋下、侧腹或后腿肢体、臀部等。

1. 大鼠、小鼠、地鼠和豚鼠：可取颈后肩胛间、腹部或腿内侧皮下注射。先用乙醇（酒精）消毒注射部位皮肤，然后提起皮肤，形成一个皮下空隙，再将注射针刺入皮下后沿皮肤推进 5~10mm，确保针头在皮下，然后轻轻回抽注射器，若无回流物，则可缓缓注入药液。注射药液后缓慢拔出注射针，并按压针刺部位片刻（以防药液外漏）。大鼠每次注射不超过 1mL，小鼠每次注射不超过 0.3mL，地鼠每次注射不超过 0.4mL，豚鼠一般不超过 2.5mL。小鼠采用 6 号以内针头，大鼠和地鼠采用 7 号以内针头，豚鼠采用 8 号以内针头。

此外，还可对大鼠、小鼠和豚鼠进行后肢脚掌皮下注射（因鼠类都用前爪取食），且不得同时注射两侧后脚掌（以免影响动物正常行走）。注射前将脚掌洗净、消毒，用 4 号针头针尖刺入脚底皮下 5mm，推入药液。参考给药量：每次小于 0.25mL。对豚鼠注射时，需由操作者在跗关节处捏住豚鼠一侧后肢，洗净脚掌后使其脚掌向上，用 7 号针头刺入皮下注入药物。注射液不能含有弗氏完全佐剂，否则会使脚掌严重肿胀、溃烂，甚至坏死。

2. 兔：可在背部、腿部和耳根部进行。用一只手拇指和中指将注射部位皮肤捏起形成皱褶，再以示指将皱褶顶端向下压，出现三角形皮下空隙，采用 7 号以内针头垂直刺入该空隙后放松皱褶，确认针头在皮下（针头可自由摆动），随即注射。每次给药量宜在 1mL/kg 以内。

3. 犬：常在颈部、背部和大腿外侧，将 8 号以内针头直接刺入这些部位皮下。参考给药量：每次宜 1mL/kg 以内，最多 2mL/kg。

4. 猪：常于耳根部皮下注射，仔猪还可在股内皮下注射。直接将药物注入皮下结缔组织。参考给药量（小型猪）：每次宜 1mL/kg 以内，最多 2mL/kg。

5. 猕猴：猕猴颈后、腰背部皮肤松弛，可大量注射，也可在上眼睑、大腿内侧上 1/3 处以及臂内侧注射。在注射部位处，用拇指和中指将皮肤捏成皱褶，以示指压扁皱褶顶端形成三角形皮下空隙，用 6 号针头刺入该空隙后放松皱褶，确认针头在皮下（针头可左右摆动）时进行注射，注射后留针片刻以防药液漏出。参考给药量：每次宜 2mL/kg 以内，最多 5mL/kg，通常一次注射 1~3mL。

（二）皮内注射

皮内注射是将药液注入表皮与真皮之间。皮内注射前，需脱去注射部位的毛发并消毒，然后用左手拇指和示指按住皮肤并使之绷紧，在两指之间用 4.5 号细针头紧贴皮肤表层刺入皮内，然后缓慢注射。注射后，若皮肤表面立即出现白色橘皮样隆起，证明药液在皮内。如无上述表现，表明药液可能注入皮下，应更换部位重新注射。

1. 大鼠、小鼠、豚鼠、兔等小动物的皮内注射：常用 4 号针头在脊柱两侧皮肤注射，主要用于评估免疫、炎症或过敏反应。注射前 24 小时，需除去注射部位被毛。注射时，先用乙醇或碘伏消毒注射部位皮肤，再用拇指和示指将皮肤捏起成皱襞，使针尖斜面（针眼）向上，使针头与皮肤成 20°角刺入皮下后推出药液，可见在针尖前方鼓起一白色皮丘（皮丘不很快消失证明药液在皮内）。注射后针头留置 5 分钟再拔出（以免药液漏出）。雄鼠皮肤较雌鼠致密，注射难度相对较大。大鼠、地鼠和豚鼠每次每点注射量不超过 0.1mL，小鼠每次每点不超过 0.05mL。多点注射时，两点之间应有适当间隔，一般为 1cm 以上。

2. 猪的皮内注射：猪耳壳外面或腹侧皮肤较厚，皮内注射多在这些部位进行，一次给药每个注射点小于 0.2mL，操作同鼠。

3. 猕猴的皮内注射：皮内注射于眼皮内进行。参考给药量：每次 0.05~0.10mL，注射前需将猕猴麻醉。

（三）肌内注射

应选择肌肉发达且无大血管通过的部位进行注射，一般多选臀部或大腿内侧或外侧。

1. 大鼠、小鼠等小动物：小动物的肌肉较薄，较少采用肌内注射。如需注射，大鼠可选股四头肌和臀肌，小鼠可选股四头肌。注射时，由助手保定动物，或将动物置于专用固定容器内，露出注射部位，捏住该处肌肉，垂直并迅速刺入，回抽针栓，如无回血，即可进行注射，必须避免刺伤坐骨神经和股骨。参考给药量：大鼠每次宜在0.1mL以内，最大不超过0.2mL；小鼠每次宜在0.05mL以内，最大不超过0.1mL；地鼠每次宜在0.1mL以内，最大不超过0.2mL。针头选择：对大鼠，选用6号以内针头；对小鼠，选用5号以内针头；对地鼠，选用5.5号以内针头。

2. 豚鼠：常选择股四头肌作为注射部位。由助手用一只手蒙住豚鼠头部，另一只手拉出豚鼠后肢并固定。操作者捏起注射部位肌肉，用5号针头垂直刺入，避免刺到股骨。参考给药量：每次0.3mL以内。

3. 兔：兔后肢肌肉发达，肌内注射多选用臀部和大腿后侧肌肉，也可在颈椎或腰椎旁侧的肌肉注射。由助手两手分别抓住兔的前肢和后肢使兔伏于操作台面，操作者将注射部位被毛剪去，使用6号注射针与肌肉成60°角刺入肌肉中，针头无回血可注射。单人操作时，将兔头向后、尾向前夹于腋下，确保兔的头部夹在腋下，并抓紧兔的两后肢，另一只手持注射器垂直刺入兔的臀部肌肉。参考给药量：每次宜0.25mL/kg以内，最多为0.5mL/kg。

4. 猫和犬：对于猫，常选择臀部肌肉作为注射部位。对于犬，可选择臀部或大腿部肌肉作为注射部位。由助手使犬自然站立并保持安静，针头以60°角刺入肌肉，回抽无血即可注入药物，注射后轻轻按摩注射部位。注射针头常用7号以内规格。参考给药量：每次宜0.25mL/kg以内，最多为0.5mL/kg。

5. 猪：猪肌肉丰满肥厚，肌内注射较容易进行，常选择臀部进行肌内注射。操作时由助手将猪保定，或者用食物转移猪的注意力。小型猪一次参考给药量为0.25mL/kg，最多为0.5mL/kg。

6. 猕猴：多选用前肢肱二头肌和臀部肌肉作为注射部位。操作时，由助手以合适的姿势保定猕猴，操作者将针头与肌肉成60°迅速刺入肌肉内，回抽无血即可注射，注射后轻揉该处。参考给药量：每次宜0.25mL/kg以内，最多为0.5mL/kg。

（四）腹腔注射

腹腔注射是小型啮齿类动物常用的给药途径，当然，也可对兔、犬、猪进行腹腔注射给药。小型动物的注射部位常在腹部的左、右下侧外1/4处（此处无重要器官）。药物可经腹膜吸收进入血液循环，多用来替代静脉内注射，但刺激性药物不能由腹腔注射，否则容易引起腹膜炎及其他严重并发症。此外，多次给药也可能引起腹膜炎。

1. 小动物：用大鼠、小鼠、地鼠或豚鼠做实验时，左手抓住动物，头部略低于尾部，使腹部向上，右手将注射针头于左（或右）下腹部刺入皮下，使针头向前推进0.5~1.0cm，再以45°角穿过腹肌（当针尖通过腹肌后抵抗力消失），回抽无回流物，然后缓缓注入药液。为避免伤及内脏，可使动物处于头低位，使内脏移向上腹。腹腔进针速度不可过猛、过快，以免器官无法避开针头。注射针头宜采用6号以内规格。大鼠每次注射量宜在10mL/kg以内，最大不超过20mL/kg；小鼠和地鼠每次宜在20mL/kg以内，最大不超过30mL/kg；豚鼠每次给药量小于4mL。

2. 兔：进针部位多为下腹部腹白线两侧1cm处。将兔置于操作台面上，由助手保定兔，使之呈仰卧位，并使头部低于腹部（以便腹腔器官向膈肌方向移动）。先使注射针头向头部方向刺入皮下并平行于皮肤推进5~10mm，再以45°角斜刺入腹腔，穿过腹肌注入药物。每次给药量宜在 5mL/kg 以内，最多为 20mL/kg，宜用 7 号以内规格针头注射。

3. 犬：在脐后腹白线一侧 1～2cm 处进针。操作时由助手保定犬使之腹部向上，针头垂直刺入腹腔，回抽无回流物即可注射。注射常用 7 号以内规格针头；每次给药量宜在 1mL/kg 以内，最多为 20mL/kg。

4. 猪：在肚脐至两腰角的三角区内距腹白线 4～5cm 处进针，操作同犬。参考给药量（小型猪）：每次宜在 1mL/kg 以内，最多为 20mL/kg。

（五）静脉注射

静脉注射应根据动物的种类选择注射血管。

1. 大鼠和小鼠。

1）尾静脉注射：鼠尾明显可见四条血管，腹侧一根动脉，背侧一根静脉，左右两侧为静脉。注射前，将动物固定，露出尾巴，尾部用 45～50℃的温水浸润半分钟，待血管扩张后取出鼠尾，擦干消毒，以左手拇指和示指夹住鼠尾阻止血液回流，无名指和小指夹住鼠尾末梢，中指托起鼠尾，可见尾静脉。进针时，针头与静脉成小于 30°角缓慢进针，试注入少许药液，如果注射部位皮肤未发白，并感觉进药阻力不大，表示针头刺入静脉。若发现注射尾部皮肤发白，尾部膨胀，则说明针头未进入血管，应更换位置重扎。若第一次进针失败，可向鼠尾根部上移一点再次进针。注射速度一般为 0.05～0.10mL/s，注射完毕后，随即以左手拇指按注射部位，以防止药液及血液流出。一般注射量为 5～10mL/kg。为提高静脉可见度，可用乙醇擦拭、电辐射灯管烤、温水浸泡等方法使鼠尾部血管充血、扩张。

小鼠尾静脉较易注射，大鼠尾部因表皮角质较厚硬，应先用温水或乙醇使角质软化后再进行静脉注射。大鼠、小鼠和地鼠的静脉内注射尽量选用细针头（小鼠和地鼠用 5 号或更小针头，大鼠用 6 号或更小针头）。注射器规格通常为 0.25～1.00mL，以便控制注射速度。注射时，要缓慢、均匀推注。

2）大鼠阴茎静脉注射：将大鼠麻醉后取仰卧或侧卧位保定，翻开包皮，以手指垫纱布拉出阴茎，即见粗大的背侧阴茎静脉，沿皮下直接刺入即可。此处血液不易凝固，拔针后注意止血。

3）大鼠足背跖静脉注射：由助手一只手抓住大鼠颈背部使其仰卧，另一只手拇指和示指夹住大鼠后肢大腿部，使足背跖静脉怒张，同时中指和无名指夹住动物尾部。操作者以乙醇棉球消毒注射部位后进行注射，拔针后压迫以止血。

4）大鼠舌下静脉注射：将大鼠麻醉后以仰卧位保定，用细绳扣住上门齿固定头部并迫使大鼠张嘴，以包裹棉花或纱布的镊子牵拉出舌头，在舌面下垫以小块纱布，找到舌下静脉，针眼向上平行沿血流方向刺入静脉，透过静脉壁直视针尖进入静脉内后进行注射。拔出针头后以合适的干棉球填塞在舌下止血。

2. 豚鼠。

1）耳缘静脉注射：助手一只手按住豚鼠腰部保定豚鼠，另一只手拇指和示指夹住耳翼并压住豚鼠头部。操作者拔去注射部位被毛，并用乙醇棉球擦拭耳边缘静脉，用手指轻弹或搓揉使耳部静脉充盈，以左手示指和中指夹住静脉近心端，拇指和小指夹住耳边缘，无名指垫于耳下，右手持注射器（采用 4 号针头）从静脉末端顺血流方向刺入静脉 1cm，针管内见回血后，松开对血管近心端的压迫，缓缓注入药液，注射完毕后以棉球压迫针眼数分钟止血。

2）足背跖静脉注射：足背跖静脉较明显，由助手保定豚鼠，操作者抓住豚鼠肢体压迫静脉，然后剪去注射部位被毛，用乙醇棉球擦拭后找到粗大的外侧跖静脉，再以向心方向斜行刺入血管注射。一般用前肢皮下静脉注射，注射量不超过 2mL。

3. 兔：从耳缘静脉注射是兔最常用的静脉给药途径。注射前，先保定，再对注射部位除毛、热敷并以乙醇棉球擦拭，然后用左手示指和中指夹住静脉近心端，拇指绷紧静脉远心端，无名指和小指垫于耳下，右手轻弹或揉搓兔耳，使静脉充盈，将针头沿血流方向平行刺入静脉，推出少量药物，推注无阻力且皮肤未发白隆起，并见回血，可继续注入其余药液，拔出针头后压迫止血。采用 7 号以内针头注射，快速注射时，给药量宜在 2mL/kg 以下；缓慢注射时，每次小于 10mL/kg。

4. 犬：对犬进行静脉内注射时，多取前肢内侧皮下头静脉、后肢外侧小隐静脉、后肢内侧大隐静脉、前肢内侧正中静脉和颈外静脉，有时可在舌下小静脉注射。注射前先剪去注射部位的被毛并消毒，在静脉近心端用橡皮带绑紧（或用手抓住）使血管充盈。针向近心端刺入静脉。为保证药物确实注入静脉，应在注入药液之前回抽针栓，若有回血即可推注药液。快速注射时，每次给药宜在 2.5mL/kg 以下；缓慢注射时每次给药小于 5mL/kg。

1）前肢内侧皮下头静脉注射：注射前，由助手保定犬，并剪去注射部位的被毛，再用碘酒和乙醇消毒皮肤。操作时，助手将左手臂搭在犬背上，右手则握住一侧前肢关节处加压阻断血液回流，使静脉充盈可见。操作者持注射器使针头先向血管旁刺入皮下，随后刺入静脉，待回抽有血后，则放松对静脉近心端的压迫，并使针尖顺血管推进少许，固定好针头，注入药物。

2）后肢外侧小隐静脉注射：此静脉位于后肢胫下 1/3 的外侧浅表皮下，由前侧方向后走行。操作时由助手将犬侧卧位保定，于股部绑扎止血带，阻止血液回流，使静脉充盈，剪去注射部位被毛并消毒，将针头先向血管旁刺入皮下，随即刺入静脉，见回血则放松对静脉近心端的压迫，并使针尖顺血管推进少许，注入药物。因该静脉浅表易滑，应妥善固定，且针头不可刺入过深。

3）颈外静脉注射：由助手保定犬，操作者左手拇指压迫颈部的上 1/3 位置，使颈外静脉怒张，将注射针头向心方向刺入静脉，针头见回血即可注射，如无回血，可前后略抽动针头，若仍无回血，应另选部位。

4）舌下小静脉注射：先将犬麻醉，固定其四肢于手术台，扳开犬嘴，用舌钳拉出舌头并翻向背侧，可见很多舌下小静脉，选择较粗的静脉用于注射，尽量用细针头，注射后压迫止血或给予海绵止血。

5. 猪：耳缘静脉和前腔静脉为常用注射途径。尽量采用能够穿透猪皮肤且较细的针头，静脉内注射后需压迫止血。参考给药量（小型猪）：快速注射时，每次宜在 2.5mL/kg 以下；缓慢注射时，每次给药小于 5mL/kg。

1）耳缘静脉注射：操作时，由助手保定猪的头部，用乙醇擦拭及轻弹猪耳，必要时可用胶管等压迫耳根阻断血液回流使静脉充盈，将针头从耳壳远端静脉分叉处刺入皮下，再刺入静脉，注射药液。如推注阻力很大，注射局部表皮发白或皮下鼓胀或药液漏出，表明针头未入静脉，应停止注射，重新刺入。

2）前腔静脉注射：注射时，先将猪仰卧位保定（需用槽架），使其前肢屈曲、肩胛位置下移、头部后仰，尽量拉伸颈部皮肤和皮下组织。于颈右侧第一肋骨凹窝处消毒，左手拇指压在凹窝处，另四指置于对侧，从拇指旁进针，穿过皮肤后指向对侧肩胛骨角，针尖进入血管时有刺破厚纸的感觉，见到回血后注入药液。

6. 猴：猴的静脉内注射与人较类似，前肢桡静脉和后肢小隐静脉或股静脉为常用注射静脉，操作同犬。参考给药量：快速注射时，每次 2mL/kg 以下。

7. 猫：将猫装入固定袋或固定笼，取出前肢，紧握肘关节上部或用橡皮带扎紧，使前肢皮下头静脉充血，用乙醇消毒，将注射针头从前肢的末梢端刺入静脉，证实针头在静脉内之后，放开对近心端的压迫，缓缓注入药液。也可从后肢的静脉、颈静脉、舌下静脉注射。猫的皮肤较硬，注射针必须锐利。

三、吸入给药

多将动物放入染毒柜内，往柜内通入药液喷雾，药物随呼吸气体进入体内，有时亦可采用面罩吸入给药，也可用气管注入法给药。

（一）动式吸入给药（或染毒）

动式吸入给药是指将动物放入染毒柜内后，用机械通风装置连续不断地将新鲜空气和一定浓度的药液喷雾输入染毒柜，同时排出等量的气体，使染毒柜内空气中药物浓度相对稳定，动物因呼吸而吸入药物。动式吸入给药适用于一次较长时间的给药和反复给药的慢性实验，也适用于主要以烟、雾、尘等形式接触的受试物。

（二）静式吸入给药（或染毒）

将实验动物放在一定体积的密闭容器内（静式染毒柜），加入一定量的挥发性药物，导致空气内含一定浓度的药物，在规定时间内观察实验动物的反应。

（三）面罩吸入给药（或染毒）

用面罩吸入给药时，可根据不同要求选择装置。如药物为液体或溶液，选用超声雾化器；如药物为粉尘，则选用扬尘器。

粉尘状药物颗粒大小一般应控制在 $5\mu m$ 以下，大多数应在 $2\mu m$ 以下。

四、气管注入给药（或染毒）

气管注入给药可采用经喉滴注、气管穿刺滴注、切开气管滴注三种方法。大鼠、豚鼠多采用经喉插入；兔气管较粗，多采用气管穿刺。对于气管内注入的药液容量，小鼠应小于 0.2mL，大鼠和豚鼠不宜超过 1.5mL，兔约为 5mL。

气管注入给药的优点是简单易行，无需复杂设备，且给药剂量较准确、用药剂量小、建模速度快。其缺点为气管注入与自然吸入的毒作用可能有差异，虽然可以定量，但不易折算为吸入浓度，一般多用于吸入给药无法实现时，或只需进行定性研究时，且易造成动物损伤，若操作不当可致动物窒息甚至死亡。此法一般仅用于急性染毒实验，不宜用于慢性染毒或染尘。

五、滴鼻（或滴耳）给药

滴鼻给药适用于经鼻腔黏膜吸收的药物，可用于大鼠、小鼠和豚鼠等。给药时，使动物鼻孔向上，用微量移液器将药液滴入鼻中，让动物吸入。为确保药物完全进入鼻腔，滴鼻后将动物仰卧固定 1 分钟。操作时，需注意掌握动物的呼吸节奏。在吸气时滴药，如动物发生咳呛，应将动物倒置，擦去鼻孔外溢的液体，重新给药。滴耳给药操作同滴鼻给药。

六、经皮给药

动物的皮肤在解剖和功能方面均与人体皮肤有较大差别，兔、豚鼠及猪的皮肤对药物的反应与人最为相似。因此常用这些动物做经皮给药实验。

经皮给药时，需要脱去给药部位皮肤的毛发。给药部位、面积视不同动物和实验要求而定，一般选用躯干中部脊柱两侧的皮肤，有时也选用腹部皮肤。确定部位后，先剪去长毛，然后脱毛（因脱毛剂可损伤表皮而影响实验结果，故推荐机械脱毛法），脱毛面积占体表面积的 10%～15%。在脱毛过程中，应特别注意不要损伤皮肤。在确认皮肤无剪伤及腐蚀性点状渗血等损伤后，才可经皮给药，否则暂缓给药。通常，大鼠和豚鼠的涂药面积约为 $4cm \times 5cm$，兔约为 $10cm \times 15cm$，小鼠约为 $2cm \times 2.5cm$。

给药部位常在脊柱两侧背部皮肤，也可将兔耳作为给药部位来判断皮肤刺激性。经皮给药方法常用两种，即涂抹给药法和玻璃钟罩给药法。

1. 涂抹给药法：给药前 24 小时脱毛，无异常后直接将药物涂抹于表皮。在致敏实验中，皮肤涂药之后用一层油纸和二层纱布覆盖，用无刺激胶布封闭，固定。

2. 玻璃钟罩给药法：脱毛 24 小时后确认皮肤无异常，再在脱毛区上方盖上钟形玻璃罩，罩底以凡士林、胶布封闭，沿四周封严，用吸管将药物由罩柄加入，封闭上口，待药物完全吸收后解开洗净（时间需 2～6 小时），继续观察。观察时间随实验目的而定，一般要观察数日至 2 周。

七、浸尾给药

浸尾给药常用于定性评价皮肤吸收药物的能力。大鼠和小鼠均有相当于自身长度的尾部，尾部被毛稀少，皮肤裸露，适用于浸尾给药。操作时，先将动物放入管状容器内固定（管上端有一透气口，下端用橡皮塞或软木塞塞住，塞中间开一小圆孔，以穿出鼠尾），将鼠尾的 3/4 浸入装有受试物溶液的试管中，浸泡时间根据受试物的毒性作用和动物的表现而定，一般为 2～6 小时。对动物给予易挥发性药物时，应在通风柜内进行。操作时，可用液体石蜡覆盖药物液面或用软木塞封住试管口以减少挥发。

第三节　实验动物的麻醉

无痛手术是动物福利的基本要求。麻醉（Anesthesia）是指用药物使动物躯体局部或整个躯体痛觉暂时消失，药物经代谢排出体外后，动物可恢复如初。对实验动物进行麻醉，需根据实验要求选择适当的麻醉方法和麻醉药物；同时，要仔细观察麻醉过程，以便判断麻醉效果。手术操作过程中，麻醉深度必须适当，整个过程中要保持麻醉稳定。

一、常用麻醉方法

根据意识丧失与否，麻醉可分为全身麻醉（General anesthesia）和局部麻醉（Local anesthesia）；也可根据用药的种类和方法分为单一麻醉和复合麻醉。

（一）全身麻醉

全身麻醉（简称全麻）是指麻醉药物经呼吸道、静脉或肌肉进入动物体内抑制中枢神经系统，致其意识消失、全身痛觉消失、各种反射被抑制和骨骼肌松弛。全身麻醉对中枢神经系统抑制的程度与血液内药物浓度有关，这种抑制是完全可逆的，当药物被代谢后，动物的神志及各种反射逐渐恢复。

1. 吸入麻醉（Inhalation anesthesia）：动物吸入挥发性麻醉药（如乙醚、七氟烷、异氟烷）或麻醉气体（如一氧化二氮）而产生麻醉作用。吸入麻醉起效快，麻醉效果好，麻醉深度易掌握，麻醉及复苏迅速平稳。

1）口鼻罩麻醉法：此法多用于体型较大的实验动物（如犬、猫、兔等）。下面以用乙醚对犬进行麻醉为例。

（1）先按照犬的大小选择合适的口鼻罩套住犬嘴，内垫数层纱布。若无合适的麻醉口罩，也可用数层长宽各 40cm 的纱布蒙住犬嘴。

（2）对犬进行麻醉时，必须由两人配合完成。一人将犬按倒并固定其四肢，另一人滴加乙醚于口罩或纱布上，让犬吸入。开始时，量可稍多些，随后逐渐减少。

（3）若犬吸入乙醚后有挣扎、呼吸不规则或呼吸加深、肌张力增强等现象，应暂停给药 1~2 分钟，待呼吸恢复正常后再继续给药，直到麻醉深度满意。

（4）由于犬吸入乙醚会出现兴奋期，可在麻醉前给予适当的镇静性药物和阿托品，前者可降低中枢神经系统的兴奋性，后者可抑制黏膜的分泌作用，防止呼吸道阻塞。

（5）犬麻醉适度时，角膜反射迟钝、肌肉松弛、痛觉消失，可以进行手术等操作。

（6）在实验过程中，如犬出现挣扎、肌肉紧张恢复的现象，应适时追加乙醚，以维持麻醉的深度和时间。

2）密闭容器麻醉法：对于体型较小的动物（如大鼠、小鼠等）进行麻醉时，可将动物可放入一个特制的可密闭的容器（如麻醉箱、钟罩或大烧杯）内，然后将浸有乙醚的药棉或纱布放入其内，乙醚挥发后被动物吸入。待动物肌肉松弛、自行倒下后，将其取出，再用开放性点滴法输入麻醉药，直到合适的麻醉深度。

3）气管切开麻醉法：为保持呼吸道通畅，改善通气功能，先在局部麻醉药作用下对动物行气管切开术，再将 1 根合适的导管经气管切口插入，让挥发性麻醉药经导管进入肺内。在麻醉动物时，操作者应做好自身防护。

2. 注射麻醉（Injection anesthesia）：用注射器将麻醉药注入体内，以达到麻醉效果的一种麻醉方法。根据不同给药部位，注射麻醉可分为静脉注射麻醉、腹腔注射麻醉、肌内注射麻醉和淋巴囊注射麻醉四种。

判定麻醉深度的主要指标见表 2－2。

表 2－2　判定麻醉深度的主要指标

指标	浅麻醉	中麻醉（最佳麻醉）	深麻醉
呼吸	不规则或呼吸频率加快	胸腹式呼吸规则、平稳，换气量减少	腹式呼吸，换气量明显减少
循环系统	血压下降（由痛反射可致心搏数增加）	血压、心搏数一定	心搏数减少，血压下降
眼	有眼球运动，对光反射灵敏，瞳孔收缩，结膜露出，流泪	眼球位于中央或靠近中央，眼睑反射、对光反射迟钝，瞳孔稍开大	对光反射、角膜反射消失，瞳孔散大，角膜干燥
皮肤夹捏反应	反应灵敏	反应消失	反应消失
肌张力	亢进	全身肌肉松弛	腹肌异常运动
其他	流涎、出汗、分泌多、排便、排尿	内脏牵引引起迷走神经反射，收缩反射消失	—

3. 注意事项：

1）麻醉前，一定要先称量动物体重，严格按参考剂量给药。

2）麻醉时应根据情况酌情增减剂量。麻醉剂量与动物种类、健康状况有关，如灰兔比大白兔耐受量大，妊娠兔对麻醉药耐受量小。当麻醉深度不够，动物出现挣扎、呼吸急促等反应时，可补加麻醉剂，但不宜超过参考剂量的 1/5。

3）不同动物个体对麻醉剂耐受性不同，麻醉过程中，需密切关注动物状态，适时判断麻醉深浅，调整剂量。

4）注意给药速度和剂量。给药宜先快后慢，先快速注射参考剂量的 1/2～2/3，再根据麻醉深度决定是否需要全部注射。

5）当动物呼吸变得慢而不规则，甚全呼吸停止、血压下降，心跳微弱时，应立即进行抢救，如人工呼吸和心脏按压，必要时用苏醒剂。

6）麻醉期注意给动物保温，如使用电褥或台灯照射。

7）麻醉剂应新鲜配制。

（二）局部麻醉

局部麻醉是指用局部麻醉药直接作用于局部神经组织，通过阻碍神经冲动传导而达到麻醉效果。根据麻醉的部位和药物特性可采用注射（区域阻滞麻醉、神经干/丛阻滞麻醉、局部浸润麻醉、椎管内注射麻醉）、点滴（眼）、涂抹（鼻腔）、喷雾（气管、咽喉）、灌注（尿道）等方式给药。

1. 局部注射麻醉：将局部麻醉药注入手术区组织阻滞神经末梢而使痛觉消失的麻醉方式。手术前，用 2mL 注射器套上 6 号针头，将局部麻醉药（如 1％盐酸普鲁卡因溶液）注入手术部位皮下，并轻轻加压使药液扩散，与神经末梢广泛接触，待 4～5 分钟即可进行手术。

2. 注意事项：

1）一次用药量不宜过大，采用最低浓度的局部麻醉药。

2）注射前一定回抽，避免误入血管。

3）注射时定位要准确，要深至皮下组织，逐层浸润，进针应缓慢。

4）避免穿刺时引起神经损伤。

二、麻醉剂

（一）全身麻醉剂

1. 挥发性麻醉剂：常用的挥发性麻醉剂如下。

1）乙醚（Ether）：一种安全范围较大的挥发性麻醉剂，即使过量使用也很少发生动物死亡现象，且对肝、肾毒性小。使用乙醚麻醉的诱导时间和复苏时间均较短。动物吸入乙醚蒸汽浓度达 15％的气体 10 分钟左右，肌肉就完全松弛，可耐受外科手术，麻醉深度容易掌握。乙醚麻醉比较适用于短时手术或实验操作中的动物麻醉，较多用于大鼠和小鼠，但不适用于鸡的麻醉。乙醚对呼吸道黏膜有强烈的刺激作用，可引起咳嗽并使呼吸道黏液和唾液分泌增多，甚至可导致喉痉挛。当突然吸入高浓度乙醚时，可能会引起呼吸暂停。乙醚也具有较高的胃肠道刺激性，随唾液进入消化道可引起呕吐。此外，吸入乙醚可使血糖升高及抗利尿激素分泌，后者可引起尿量减少。

2）氟烷（Halothane）：卤族吸入麻醉药的代表，麻醉诱导和苏醒均较快（1～3 分钟），但长时间深麻醉后苏醒较慢。氟烷无刺激性，多数动物耐受性良好，麻醉作用比乙醚强。氟烷不可燃、不易爆，但挥发性大，必须由标准挥发罐给药以控制吸入浓度，避免浓度过高而致命。与乙醚混合使用可减轻两者不良反应并增强效力。氟烷对心血管系统有抑制作用，可引起动物出现心动徐缓、血压降低。氟烷对呼吸系统也有抑制作用，较深麻醉时可引起潮气量减少，支气管扩张，易使二氧化碳（CO_2）蓄积而发生呼吸性酸中毒。反复应用可致肝、肾损伤。

3）甲氧氟烷（Methoxyflurane）：一种无刺激性强效吸入麻醉剂，具有一定的术后镇痛作用。甲氧氟烷不适用于大动物的麻醉诱导，但用它麻醉诱导小动物很安全，其蒸汽浓度低，可减小麻醉过量的危险，尤其适合新生动物麻醉的诱导和维持。当长时间麻醉时，甲氧氟烷的代谢产物（氟化铁）可能会损伤肾。

4）恩氟烷（Enflurane）：一种无刺激性麻醉剂，麻醉诱导和苏醒较快，有利于简便迅速地调节麻醉深度，不良反应类似氟烷，但麻醉效果较氟烷和异氟烷弱。恩氟烷浓度过高时，可导致呼吸频率和潮气量减小，CO_2 分压升高和 pH 值下降，并可使血压降低。它对心肺功能的影响比异氟烷稍大。

5）异氟烷（Isoflurane）：恩氟烷的同分异构体，其麻醉诱导快而平稳，苏醒也快，肌松效果良好，能简便迅速地调节麻醉深度。异氟烷对黏膜无刺激性，对心血管抑制轻，但它对呼吸系统抑制强于氟烷，可影响通气量。

6）氧化亚氮（Nitrous oxide）：又称笑气，毒性小，镇痛作用好，恢复快。动物吸入氧化亚氮后，大脑皮质很快受到抑制，意识丧失，随之丘脑和小脑也受到抑制。在挥发性麻醉剂中，氧化亚氮对动物心血管和呼吸系统抑制最小，但麻醉效能低，不能单独应用，常需与其他吸入麻醉药合用，以降低后者使用浓度。长时间吸入氧化亚氮容易发生弥散性缺氧，麻醉结束后应给动物吸入 100％的氧气 3～5 分钟以减轻缺氧状况。

2. 非挥发性麻醉剂：多用于注射方式给药（如静脉注射、腹腔注射、皮下注射或肌内注射）。单次给予这类麻醉剂可维持较长的麻醉时间，且麻醉过程较平稳，动物无明显挣扎现象。其缺点是苏醒较慢。

1）硫喷妥钠（Thiopental sodium）：该药麻醉诱导平稳，麻醉诱导和苏醒均较快，单次给药麻醉维持时间通常在 15～30 分钟，多用静脉注射方式给药，可分多次注射，静脉滴注可维持较长麻醉时间。它对胃肠道无不良反应，安全性高。麻醉维持时间和麻醉深度与注射速度有关。快速注入时麻醉程度较深，但维持时间较短。它的肌松效果不佳，多用于全麻诱导或与其他药物合用。它对呼吸和循环系统均有一定抑制作用，快速注射常引起动物喉头痉挛，且不宜与吗啡合用。其水溶液不稳定，宜现配现用。硫喷妥钠对腹膜刺激较大，不宜使用腹腔注射。

2）巴比妥钠（Barbital sodium）：麻醉诱导快，维持时间较长，并且安全范围较大、毒性较小，适用于时间较长的手术操作。其给药方式为腹腔注射和静脉注射。在全麻剂量下，它对动物的呼吸和循环系统有一定抑制作用。巴比妥钠主要在肝脏代谢转化，不适用于需要观察肝功能的实验或者肝病动物模型研究。但它不影响血糖水平，适合需要观察血糖指标的实验。

3）戊巴比妥钠（Sodium pentobarbital）：为白色粉末状固体。其安全范围大、毒性小、麻醉潜伏期短、维持时间较长，一次给药可维持麻醉状态 2～4 小时，适用于一般实验，它对循环和呼吸系统无显著抑制。静脉注射和腹腔注射均可。用它进行麻醉时，一般先给总量的 2/3，同时密切观察动物的生命体征变化。根据动物的行为和反应来调整麻醉剂量，避免给药过量导致动物死亡。在实验过程中，若出现动物挣扎，应追加适量麻醉药物或使动物吸入乙醚等挥发性麻醉剂。使用时，将其配制成 1％～3％的生理盐水溶液，该溶液较稳定，可于常温下放置 1～2 个月。

4）苯巴比妥钠（Phenobarbital sodium）：该药作用持久，通常在实验前 0.5～1.0 小时给药，在普通麻醉用量情况下对动物呼吸、血压和其他功能均无明显影响。静脉注射和腹腔注射给药均可，但腹腔注射应在静脉注射用量基础上增加 10％～15％。由于其麻醉后苏醒时间较长，且麻醉监护较复杂，多用于无需动物存活的研究。

5）氯胺酮（Kctamine）：可使动物很快进入浅睡眠状态，根据剂量不同产生镇静、催眠及麻醉效果。氯胺酮不引起中枢神经系统深度抑制，安全性相对较高，是一种镇痛麻醉剂，多用于大型非人灵长类动物的镇静，也常用于对猫和猪的制动，在犬和啮齿类动物麻醉中应用也较多。静脉注射给药浓度为 1％，肌内注射和腹腔注射给药浓度为 5％～10％。氯胺酮麻醉时动物眼睛仍睁开，各种反射（包括眨眼反射）正常，能保持正常呼吸，未见肝、肾不良影响。它可兴奋循环系统，导致心率加快、血压升高。给药后可增加唾液腺、气管和支气管腺分泌。用它来麻醉时,需用抗胆碱能药物抑制呼吸道腺体分泌。

6) 乌拉坦 (Urethane,氨基甲酸乙酯):注射麻醉时安全范围大,作用温和持久,有效麻醉时间可达 6~10 小时,适用于多种实验动物,尤其是兔和其他啮齿类动物。深度麻醉时,它对循环和呼吸系统无明显抑制,可维持正常血压和呼吸。常将它配制成 20% 的溶液,静脉注射、腹腔注射或肌内注射均可。对犬、猫、兔也可采用灌肠或皮下注射给药。麻醉后恢复期较长,故多用于无需动物存活的研究。全程使用乌拉坦麻醉应注意给动物保温。乌拉坦具有致癌性,应避免长期接触。

7) 氯醛糖 (Chloralose):难溶于水,但溶于乙二醇。其安全范围大,可实现长达 8~10 小时的轻度麻醉。它对心血管和呼吸系统的抑制作用轻微,对自主神经无明显抑制作用,可增强脊髓反射活动。由于它有不自主兴奋作用,可与乌拉坦合用以防止自发性肌肉活动。氯醛糖的镇痛作用差,麻醉诱导和苏醒时间长,常用于长时的致死性手术。

(二) 局部麻醉剂

1. 普鲁卡因 (Procaine):无刺激的快速局部麻醉剂。它毒性小、麻醉起效快,但对皮肤和黏膜穿透力较弱,需注射给药,常用于区域阻滞麻醉、局部浸润麻醉、椎管内麻醉。注射后 1~3 分钟内产生麻醉作用并可维持 30~45 分钟。普鲁卡因容易从局部被吸收入血液致药效丧失,故常在每 100mL 溶液中加入 0.1% 肾上腺素 0.2~0.5mL 以延长麻醉时间(1~2 小时)。

2. 利多卡因 (Lidocaine):穿透力和麻醉效力比普鲁卡因强约 2 倍,作用时间也相应更长,常用于表面、浸润、传导麻醉和硬膜外麻醉。不同部位麻醉所用盐酸利多卡因浓度不同,如大动物神经干阻滞麻醉所用浓度为 1%~2% 溶液,局部浸润麻醉用 0.25%~0.50% 溶液,表面麻醉用 2%~4% 溶液,硬膜外麻醉用 1.5%~2.0% 溶液。

3. 丁卡因 (Dicaine):能穿透黏膜,且作用迅速,给药后 1~3 分钟即起效,可维持 60~90 分钟,主要用于黏膜麻醉,如用于尿道、食管、阴道、肛门、直肠等插管镜检或手术时的局部润滑麻醉,也用于硬膜外阻滞、蛛网膜下腔阻滞、神经传导阻滞、黏膜表面麻醉。浸润麻醉用 0.025%~0.030% 溶液,神经传导阻滞用 0.1%~0.3% 溶液。腰麻时用 10~15mg 与脑脊液混合后注入。硬膜外麻醉用 0.15%~0.30% 溶液,与利多卡因合用时最高浓度为 0.3%,每次极量为 0.1g。其局部麻醉作用比普鲁卡因强 10 倍,毒性也较大。

第四节 实验动物标本收集

动物实验中,常用生物标本包括血液和其他各种体液、分泌物以及身体组织。采集标本时,尽可能使其保持在体性状和生物学活性。

一、血液采集 (采血)

可在多个部位采血,如尾部、耳部、眼部、心脏、大血管等部位。选择什么采血部位与使用何种采血方法，需视动物种类、检测目的、实验方法及所需血量而定。具体采血方式包括剪尾采血、眼眶静脉丛采血、断头采血、心脏采血、颈静（动）脉采血、腹主动脉采血、股动（静）脉采血、耳缘剪口采血、耳静脉采血、后肢外侧小隐静脉采血、前肢内侧皮下头静脉采血、毛细血管采血等。采血时应注意以下四点：第一，要对采血用具和采血部位进行消毒；第二，若需抗凝血，应在注射器或试管内预先加入抗凝剂；第三，所需采血量应控制在动物的最大安全采血量范围内；第四，一次采血过多或连续多次采血都可能影响动物健康，甚至导致动物贫血或死亡。下面简要介绍常用实验动物的采血方法。

（一）大鼠

根据所需血量，可选择不同的部位采血。少量采血途径：尾、眼球后静脉丛、跖背静脉、舌下静脉。中量采血途径：心脏、颈部血管、眼眶动（静）脉、隐静脉、阴茎静脉。大量采血途径：腹主动脉、腋下动静脉。

1. 尾部采血：从大鼠尾部采血可不麻醉。大鼠尾侧静脉位于尾部两侧皮下，位置浅表，容易定位和操作，是少量采血的常用部位，其深部为尾动脉。大鼠尾尖处血管形成毛细血管网，剪去部分尾尖亦可采得少量血。从尾侧静脉采血可用针刺尾静脉、切割尾静脉的方法。大鼠尾部皮肤较厚且不透明，尾静脉常不清晰，尾表皮高度角化呈鳞片状，针刺难度较高，切割相对容易。从尾部采血常用于血常规检查、制作血液涂片、血糖测定等。每次采血 0.1~0.2mL。

1）穿刺采血：穿刺静脉采血时，对动物的保定方法同尾静脉给药。采血时，将尾部水平拉直，目视下斜行刺入尾静脉，待血液从针内缓慢滴出，用试管收集，或针刺后拔出，让血液自穿刺处自行涌出，用毛细管收集。由于伤口小而血液凝固快，需稍按摩尾部（尾根至尾尖）将静脉内血液驱赶出来。

采血后按压伤口片刻即止血。如需多次采血，从尾尖至尾根逐次进行，左右静脉交替采血。尾侧静脉适合频繁采血（共可采血 10 余次）。为避免受到前一次采血伤口的影响，两次采血部位间隔至少 1cm。

2）切割采血：将大鼠保定留出尾部，拧转 90°，使一侧尾静脉向上，在尾下端 1/4 处以刀片垂直切开表皮和静脉，即可见暗红色静脉血涌出，在切口处聚集呈半球状，然后直接用毛细管吸取即可。也可事先在切割处皮肤涂抹凡士林，切割后让切口朝下，血液自行淌下，在下方以试管收集。采血后需压迫止血。如切割过深而伤及尾动脉，则有鲜红色动脉血快速流出。

3）断尾采血：同法保定大鼠，剪去大鼠尾尖 0.5~1.0mm 组织，用手由尾根至尾尖按摩使血液缓慢流出，可吸取或用试管、玻片收集。断尾仅限于尾尖 5mm 以内，适合短时间内（24 小时以内）频繁采血。因可将伤口处血凝块除去，收集血液时无需再次切除尾尖，连续切除尾尖最多不能超过 5mm。该法不适用于老龄大鼠。

2. 眼部采血：

1）穿刺眼球后静脉丛采血。

（1）将动物浅麻醉，或用眼科麻醉剂做局部麻醉。

（2）将其侧眼向上保定，一只手拇指及示指轻轻压迫动物的颈部两侧，使眶下静脉丛充血（眼球外凸），另一只手持采血器（前端为锐利斜口、内径 0.5～1.0mm 的硬质毛细管）与鼠面颊成 45°夹角，由眼内角向喉头方向刺入，采血器前端斜面先向眼球刺入后再转 180°，使斜面背对眼球，边旋转边刺入 4～5mm。毛细管的锐利边缘割破静脉丛后，可见血液进入毛细管，随即稍退出毛细管前端，利用虹吸现象使血液充满毛细管。若推进时感到阻力但仍未见血液，有可能是毛细管阻止了血液的流出，可旋转将其退出 0.1～0.5mm，血液可自然流入毛细管中。

（3）每次采血量为 0.5～1.0mL。

（4）当得到所需的血量后，将采血器拔出，用拇指和示指帮助闭合眼睑并用纱布或棉球按压片刻止血。

（5）注意事项：采血时避免损伤角膜，不得持采血器在大鼠眼窝内上、下、左、右移动刺探。同侧再次采血至少间隔 2 周。

2）摘除眼球采血。

（1）先将动物浅麻醉，或用眼科麻醉剂做局部麻醉。

（2）将其侧眼向上保定，一只手拇指及示指轻轻压迫动物的颈部两侧，使眼球充血外凸，另一只手持眼科弯镊迅速夹住眼球根部摘除眼球，然后使大鼠头向下，用试管在下方收集从眼窝内流出的血液，必要时可用镊子扩大创口并去除眼窝内的血凝块，适度按压胸腔可帮助心脏搏动，促使血液流出。

（3）收集血液时应使血液贴试管壁流入试管，每次采血量为 2～4mL。

3. 心脏采血：大鼠心脏位于胸腔正中剑状软骨下，心尖略偏左，达膈肌。从大鼠心脏采血需进行麻醉，分为非手术（体表穿刺）采血和手术（开胸穿刺）采血。采血量稍大而又需动物采血后存活时，常用体表穿刺法采血，每次采血 1～2mL（存活），若进针不准、多次扎针、抽血过快，会导致存活率明显降低。如无需动物存活，可开胸在直视条件下以注射器从心脏抽取血液。由于心脏内穿刺采血具有潜在性的疼痛和致命后遗症，较多用于终末采血。

1）剑突下穿刺心脏采血：将大鼠麻醉后以仰卧位保定，用手在体表感觉心搏，判断心脏位置，将针头从剑状软骨与腹腔间凹陷处向下倾斜 30°角向心刺入，见回血即可抽取。

2）左胸第 4～5 肋间穿刺采血：将大鼠麻醉后以仰卧位保定，拉伸大鼠前肢使之向两侧平举，以手指触摸心搏最明显部位，然后在此处垂直进针。若刺入肺，针尖入肺时可抽出泡沫样血液。此法进针较浅，需控制深度以免刺穿心脏。

4. 颈部采血：从大鼠颈部动脉、静脉可采得较多血液，常用于无需动物存活的终末采血。采血方法有断头采血、颈静脉穿刺采血或颈动脉插管采血。断头采血操作简便，适合大批量动物采血，但血液为动静脉混合血。用注射器穿刺或血管插管采血可获得动脉或静脉血液。

1）断头采血：当需要血量较大而又不需继续保存动物生命时采用此法。徒手保定大鼠，左手拇指和示指在背部握住大鼠的颈部皮肤，使其头部向下，右手拿剪刀用力剪鼠颈或用锋利刀片切断颈部肌肉和血管，剪/切断颈部多条大血管，用试管收集血液，每次采血量可达 5～8mL。

2）颈静脉穿刺采血：将大鼠麻醉后以仰卧位保定，切开颈部皮肤，分离皮下结缔组织，使颈静脉充分暴露，用注射器逆血流方向刺入静脉抽取血液。

3）颈动脉插管采血：将大鼠麻醉后以仰卧位保定，切开颈部皮肤，分离皮下结缔组织，在气管两侧分离出颈动脉，结扎离心端，于向心端剪口置入插管收集血液。

5. 前/后肢穿刺采血：大鼠后肢多处血管较浅表，可供采血，采血后需压迫止血，可重复采血。采集浅表静脉血时，无需对动物进行麻醉。浅静脉采血与静脉注射给药操作类似，每次采血量为 0.4~0.6mL。采集动脉或深静脉血时，需麻醉动物。

6. 腹主动脉采血：采血时，将大鼠麻醉后以仰卧位保定，打开腹腔，将腹腔器官推向一旁，暴露腹主动脉，在腹主动脉下段（左右髂动脉分支处上方约 1cm）压迫阻断血流。在左右髂动脉分支处（倒"Y"形）向心刺入针头，放松对动脉近心端的压迫，同时抽取血液。注意抽血速度不要太快，否则易使动脉枯瘪，导致采血不完全。腹主动脉内血液压力大，刺入针头时应准确果断，放开刺入部位上方的阻断应和抽血操作同步，否则血液从刺入处喷出而导致采血失败。每次采血量可达 10mL 以上。

（二）小鼠

小鼠的采血操作与大鼠相似，操作手法可参照大鼠的采血。

（三）豚鼠

1. 耳部采血：从豚鼠耳部采血可两耳交替进行，可采用切割或穿刺手法。豚鼠耳部采血通常可不麻醉，但为减少操作时局部刺激引起豚鼠晃动头部，可在耳部使用表面麻醉剂（如麻醉膏）。

1）耳缘切割采血：由助手保定豚鼠，使其蹲伏，适度揉搓耳部使耳充血，用刀片割破耳缘静脉，收集流出的血液，在切口边缘涂抹 20％枸橼酸钠溶液可阻止血凝，每次采血量为 0.5mL。

2）血管穿刺采血：同法保定豚鼠，以注射针头迅速刺入血管后拔出，血液即从针孔流出，在耳表面聚集呈球状，可用毛细管吸取。

2. 心脏采血：操作与要求和大鼠心脏采血类似，必须进行麻醉，分为非手术（体表穿刺）采血和手术（开胸穿刺）采血。体表穿刺时进针深度视动物个体大小而不同。每次采血 5~7mL 时，动物可存活；每次采血 15~20mL 时，可致死。心脏穿刺采血多用于终末采血。

3. 后肢采血。

1）动脉插管采血：将豚鼠麻醉后仰位固定于手术台上，剪去腹股沟区的被毛并消毒，切开长 2~3cm 的皮肤，暴露股动脉并分离之，然后用镊子提起股动脉，远心端结扎，用止血钳夹住近心端，在结扎和钳夹部位之间的动脉壁剪一小口，插入导管，放开止血钳，使血液由导管口流出。本法采血可致死，每次采血可达 10~20mL。

2）跖背静脉穿刺采血：操作与静脉注射类似，详见静脉给药部分。反复采血时，两后肢交替使用。

（四）兔

1. 耳部采血：兔耳大且血管明显，是最常用的采血部位，采血时无需麻醉且操作简便。为减少采血操作时兔的头部晃动，可在采血局部使用表面麻醉剂。

1）耳中央动脉采血：兔耳中央动脉颜色鲜红，外形粗大，其末端靠近耳缘，在近耳根处位置较深。采血前适度揉搓兔耳、轻弹血管，让血管充血。

（1）穿刺采血：采血时，将兔置于固定箱内保定，露出头部，进行耳部消毒。用左手固定兔耳，右手取注射器，在中央动脉的末端（近耳缘处）将针头（一般用6号针头）向心刺入动脉，见回血即可抽取血液，每次采血量10~15mL。

（2）切割采血：找到中央动脉并消毒，在拟切割处涂抹凡士林，用锋利刀片切割一小口，血液涌出即可采集。取血完毕后按压采血点2分钟。

（3）可在动脉上留置导管以便频繁采血。

2）耳缘静脉采血。

（1）穿刺采血：操作同静脉注射，每次采血量为2~3mL，最多为10mL。多次采血需防静脉栓塞形成，采血点由远心端向近心端移动。

（2）切割血管取血：取血前，在耳缘部涂擦液体石蜡，用刀片割破静脉收集血液。

2. 心脏采血：操作时，先将兔麻醉后以仰卧位保定，在胸骨左缘旁3mm（第3~4肋间）去除该处被毛并消毒，于心搏最强处避开肋骨，垂直穿刺，见回血即固定好针头抽取，每次可采血20~25mL。经6~7天恢复后可再次采血。但若针尖刺入心房，则拔针后容易造成心包膜积血，甚至导致血胸、死亡。

3. 后肢采血：大量采血时还可从兔股动脉采血，需麻醉。采血时将兔以仰卧位保定，向外拉直一侧后肢，暴露腹股沟，在腹股沟三角区动脉搏动处剪除被毛，以中指和示指触摸定位股动脉并固定，用6号针头与血管成30°角直接刺入血管采集血液，拔针后用纱布按压止血3分钟。

二、尿液收集

（一）代谢笼采集法

代谢笼上有粪尿分离漏斗，它可把动物的粪便和尿液分开。将动物饲养于代谢笼内可收集其自然排出的尿液，适用于大鼠、小鼠等小型实验动物，可采集一段时间内的尿液。但动物被放入代谢笼一段时间后才开始排尿，用于小鼠时需注意小鼠尿液量较少、容易挥发而难以收集。

（二）压迫膀胱采集法

将兔、犬、猫等体型较大动物保定后，轻度麻醉，轻轻用力按压骶骨两侧的腰背部或膀胱对应的体表位置，尿液就会自动排出，用容器收集即可。

（三）反射采集法

啮齿类动物尿量少，尤其是小鼠。当提起小鼠尾根时小鼠即反射性排尿，可用平皿等器具收集。

（四）膀胱穿刺采集法

经体表行膀胱穿刺采集尿液，快速简便，对尿道损伤小，常用于犬、猪、兔。以犬为例：将犬麻醉后以仰卧位保定，剃除下腹正中区域被毛并消毒皮肤，从耻骨联合前正中部位以手探触膀胱，用连接了注射器的穿刺针（长 10cm 的粗针头）经皮刺入膀胱，缓慢进针，边进针边抽，至有尿液出现时固定针头，取下注射器，将导管从针头内插入膀胱，直到尿液从导管内流出，拔出针头留置导管，并缝针固定导管。用静脉滴注夹在导管尾端控制尿液排放，定时收集。

（五）尿道插管采集法

尿道插管采集法多用于犬和兔。对雄性动物，一只手握住阴茎，另一只手将阴茎包皮向上捋，暴露龟头，使尿道口张开，将导尿管缓慢插入，导尿管推进到尿道膜部时有抵触感（注意动作轻柔），向膀胱推进导尿管，即有尿液流出，再推进少许后用胶布固定或缝针固定。雌性动物尿道外口在阴道前庭，用组织钳提起外阴部皮肤，扩张阴道使尿道口暴露，将导尿管从尿道口轻轻插入，其余操作同雄性。导管末端应保持无菌，此法可采集到未污染的尿液。

（六）输尿管插管引流采集尿液

此法常用于一侧肾功能的研究，多用于兔、犬。将动物麻醉后以仰卧位保定并消毒腹部皮肤，于耻骨联合上缘向上沿腹正中线切开腹壁，翻出膀胱，在膀胱底部两侧找到输尿管。于输尿管近膀胱处用细线扎一松结，提起输尿管管壁，于管壁上剪一小口，向肾脏方向插入导管，待导管通过留置松结后扎紧固定，即可见尿液由导管流出。实验中需用接近体温的生理盐水纱布覆盖手术部位，保持动物腹腔温度并湿润肠管，需经常活动一下输尿管插管以防阻塞。

三、胸膜腔积液（胸水）和腹膜腔积液（腹水）的采集

（一）采集胸水

收集实验动物胸水，可采用胸腔穿刺法，也可处死动物打开胸腔采集。用胸腔穿刺法采集时，于实验动物腋后线第 11~12 肋间隙穿刺，也可在胸壁贴近胸骨左侧缘第 4 -5 肋间隙穿刺。穿刺针紧贴肋骨上缘，否则易损伤肋间神经。

（二）采集腹水

动物麻醉后，将其以立位或半卧位保定，局部皮肤备毛并消毒。提起皮肤，将注射针头沿下腹部靠腹壁正中线处轻轻垂直刺入，不可刺入太深（以免损伤内脏）。针尖有落空感，表明已进入腹腔。回抽针芯，腹水多时可见腹水迅速进入针管，腹水少时，可稍微扭动针头并回抽，若有腹水进入针管，立刻固定好针头继续抽吸，速度不宜太快。不宜一次抽出大量腹水，以免因腹压突然下降导致实验动物循环功能障碍。

四、器官组织活检

（一）肝脏组织活检

1. 手术活检：将动物麻醉后以仰卧位保定并消毒皮肤，沿腹正中线切开 6~8cm，

至肋角处切开腹内外斜肌、横肌、腹膜，切口为 6~8cm，充分暴露肝左叶，用湿纱布为垫，提出肝左叶，离断肝组织并结扎肝内血管，胆管断面用明胶海绵止血，将肝脏复位并缝合。

2. 肝穿刺活检：无需打开腹腔，对动物损伤小。将动物麻醉后以仰卧位保定，剃除胸部和上腹部的被毛并消毒皮肤，于剑突下 1cm 处用套管针刺透皮肤、肌肉和腹膜，并向腹腔注入少量生理盐水，留取少量液体在注射器内，反抽形成负压。将针头与动物成 45°角，当动物呼气时迅速刺入肝脏并抽取，可见一些肝组织呈条状进入注射器，随即拔出针头，以纱布或海绵按压针刺部位数秒止血。

（二）淋巴结活检

于动物腹股沟或腋窝剃毛消毒，手术切开 1.0~1.5cm，钝性分离，用血管钳分离淋巴结并取出，缝合皮下组织和皮肤，并消毒伤口，约 7 天后拆线。分离时不能夹住淋巴结，以免淋巴组织破坏过多。

五、器官采集

将动物处死后，需选取器官用于后续检测，如组织病理学检查、分子生物学检查、毒物检测等。

（一）腹腔器官采集

1. 暴露腹腔：剖检动物时，一般取仰卧位。沿腹正中线和肋骨下缘剪开腹壁，在耻骨联合处向两后肢方向分别剪开皮肤，充分暴露腹腔。

2. 器官摘取：摘取腹腔器官时应由浅入深，即先摘取最上层、最容易采出的器官，以及先摘取微小的器官如肾上腺，防止摘取过程中切断或弄破大血管导致大出血。可按脾、胰、胃、肠、肾、肝、膀胱、生殖器官的顺序分别取出，也可将腹腔及盆腔器官一起取出，分别检查。

（二）胸腔器官采集

1. 暴露胸腔：从剑突下方沿肋骨下缘切断横膈，沿肋骨和肋软骨连接处切断骨骼，将胸骨及肋软骨向头部翻起或取下，暴露整个胸腔。摘取胸腔器官时，首先要取出胸腺，然后取出心脏和肺。

2. 器官摘取。

1）胸腺：不同动物的胸腺位置有所不同，但大多数动物的胸腺全部或部分位于胸腔内。胸腺常贴附于胸骨下，质地柔软，将胸腺从胸壁分离取出。

2）心脏：心脏位于肺的腹面，单采心脏时在心包左侧中央做"十"字形切口，打开心包，用镊子夹住心尖，提起心脏。沿心脏的左纵沟切开左右心室，检查心室内血液及其性状，然后用镊子轻拉，在心包与血管相连处切断血管，取出心脏。

3）肺：用镊子夹住气管向上提起，剪断肺与胸膜的联结，将肺取出。

4）心肺联合：于胸腔上端找到气管，切断气管上部，提起气管，逐渐离断肺和胸膜的联结，将气管、肺和心脏全部取出。

（三）颅腔器官采集

1. 脑的采集：沿寰枕关节横断颈部，从头顶正中切开皮肤，前至鼻尖后至项部，暴露颅顶并剥离附着的肌肉，锯开颅骨，用骨钳将头盖骨去掉，即可见整个颅腔，用镊子提起脑膜并剪开，托起脑底部，切断大脑脚和视神经，将脑取出。脑组织柔嫩易损伤，分离时可翻转动物头部使其头顶向下，利用重力作用使脑组织自然从颅腔内脱出。

2. 垂体采集：小弯镊揭去垂体窝的膜，取出脑垂体。

（四）脊髓的采集

自颅底至骶椎沿后中线切开皮肤，剥离棘突和椎板上的软组织等，切断（或锯断）全部椎骨的两侧椎弓根，掀起棘突和椎弓板，暴露硬脊膜，沿硬脊膜外切断各神经根，将脊髓连同硬脊膜一起拉出脊髓腔，沿脊髓前后正中线剪开硬脊膜取出脊髓。脊髓质地柔嫩，可先注入固定液使之变硬。

（五）口腔及颈部器官采集

剥离下颌和颈部皮肤后，可见颈部气管、食管及腺体。切断舌与两下颌支内侧连接的肌肉，用镊子将舌拉出，钝性分离咽/喉、气管、食管，直至胸腔入口处一并取出。甲状腺位于气管喉结下方。小鼠、大鼠等小动物的甲状腺极小，宜连同气管一并剪取。

（六）鼻腔黏膜采集

下颌支去掉后，在鼻中隔的一侧，纵向切开鼻骨和硬腭，检查鼻腔黏膜和中隔黏膜的色泽、表面附着物。刮掉附着物后，可进一步检查黏膜的完整性。

（七）注意事项

1. 各实验组取材标本位置要一致。

2. 所选组织应包括器官的重要结构或全层。

3. 切取组织时尽量用利器取材，避免挤压。

4. 取材过程中，一般小鼠内脏组织可全保留，大动物只需留取一部分即可。对体积较小的标本组织，可将其贴在吸水纸片上，以便于保存。

5. 若需对标本进行组织病理学检查，应将组织尽早浸入固定液中，组织厚度一般为 3~5mm，面积一般为 15mm×15mm。固定期间注意摇匀，保证固定充分。

6. 所有标本应及时保存，如需检测生化、分子生物学等指标，需保存于 -80℃ 冰箱或液氮中。电镜标本要求活体取材，取材后应立即投入固定液中。

第五节　实验动物的处死方法

实验动物安乐死（Euthanasia）是指在不影响动物实验结果的前提下，使实验动物无痛苦地死亡。实验动物安乐死方法的选择要根据动物的品种（系）、实验目的、对器官和组织细胞各阶段生理生化反应有无影响来确定。一般遵循以下原则：①尽量减少动物的痛苦，避免动物产生惊恐、挣扎、吼叫。②注意实验人员安全，特别是在使用挥发性麻醉剂时，一定要远离火源。③方法容易操作。④不能影响动物实验的结果，尽可能地缩短致死时间（安乐死开始到动物意识消失的时间）。⑤判定动物是否被安乐死，不仅要看呼吸是否停止，而且要看神经反射、肌肉松弛等状况。

一、颈椎脱臼法

颈椎脱臼法是指用力快速将动物脊髓与延髓断开而处死动物的方法，最常用于小鼠、大鼠，也用于沙鼠、豚鼠。首先将动物放在饲养笼盖或台面上，一只手抓住鼠尾，另一只手拇指和示指迅速用力往下按住其头部，两只手同时向相反方向用力，使之颈椎脱臼，从而造成脊髓与延髓断开，动物就会立即死亡。处死大鼠需要较大的力，并且要抓住大鼠尾根部（尾中部以下皮肤易拉脱，不好用力）。

二、空气栓塞法

空气栓塞法指向动物静脉内注入一定量的空气使之发生栓塞而死亡，主要用于较大动物，如兔、猫、犬等。操作时用注射器将空气急速注入静脉或心脏。一般兔、猫需要注入空气40~60mL，犬需要注射70~150mL才能快速死亡。

三、急性失血法

急性失血法是指一次性放出动物大量的血液导致其死亡，常用于小鼠、大鼠、豚鼠、兔、猫、犬等。小鼠、大鼠可采用摘眼球大量放血致死。豚鼠、兔、猫可一次采取大量心脏血液致死。犬可采取颈动脉、股动脉放血致死。

四、二氧化碳窒息法

二氧化碳窒息法是指将动物放入密闭箱内并输入二氧化碳气体导致动物死亡。动物吸入二氧化碳后很快倒下，然后继续充气15秒，关闭气源，放置一段时间，确认动物死亡后，取出动物。此法适用于大量的小型动物。

五、药物注射法

药物注射法是指将药物注入动物体内使动物死亡，常用于较大的动物，如豚鼠、兔、猫、犬等。所用药物有氯化钾、巴比妥类麻醉剂等。

六、触电法

触电法是指通电导致动物死亡，可用于犬、猪等动物。具体操作：将两电极分别放置在动物的前肢和对侧后肢，然后通220V交流电，动物很快死亡。

七、断头处死法

用剪刀在动物颈部将动物头部剪断，动物会很快死亡。此法常用于蛙、蟾蜍、小鼠和大鼠。

参考文献

［1］宋丽华，王立辉. 药物毒理学［M］. 2 版. 北京：中国医药科技出版社，2021.

［2］王利梅，卢敏男，曹雪. 生命科学基础研究入门［M］. 昆明：云南大学出版社，2020.

［3］于海荣，陈建双，李宝群. 机能实验学［M］. 2 版. 北京：人民卫生出版社，2020.

［4］柴智明. 外科手术学实验教程［M］. 2 版. 合肥：中国科学技术大学出版社，2020.

［5］杨斐，胡樱. 实验动物学基础与技术［M］. 2 版. 上海：复旦大学出版社，2019.

第三章　常见人类疾病的动物模型

第一节　概述

一、基本概念

人类疾病的动物模型是指生物医学研究中所建立的具有类似于人类疾病表现的活体实验动物。理想的动物模型最少需同时满足三个条件：第一，与人类疾病具有相似的发病机制（疾病同源性）；第二，与人类疾病具有相似的行为表象（表象一致性）；第三，与人类疾病具有相似的药物治疗反应（药物预见性）。

目前尚无一种动物模型能完全再现人类疾病的真实情况。动物模型仅能在一个方面或几个方面与人类疾病相似。因此，以动物模型进行人类疾病的研究所得出的实验结论不能直接外推到人，只有在人体上得到验证后才是正确的。

二、动物模型分类

（一）自发性动物模型（Spontaneous animal model）

自发性动物模型指自然出现的类似于人类疾病表现的动物。这种模型最接近人类疾病发生的真实情况，但数量相对较少。

（二）诱发性动物模型（Induced animal model）

诱发性动物模型指用已知致病因素作用于健康动物，使之稳定地出现类似于人类疾病的表现。这种动物模型应用最为广泛，如用于研究肝脏疾病的动物模型、用于研究糖尿病的动物模型等。

（三）基因工程动物模型

1. 转基因动物模型：通过基因工程技术将目的基因导入生殖细胞、早期胚胎干细胞或早期胚胎，使之整合到受体细胞的基因组中，然后经过各种发育途径形成所有细胞都包含目的基因的个体。

2. 基因编辑动物模型：基因编辑是指转基因之外的对生物体基因组中目标基因的特定修饰。目前，基因编辑技术可以实现高效的基因敲除、敲入，精确的点编辑以及单碱基编辑。人类疾病基因编辑动物模型已广泛应用，常用的基因编辑动物模型有小鼠、大鼠和猪等。

（四）移植模型

移植模型指将器官、组织（包括病变组织）或细胞植入活体动物，以模拟人类疾病或疾病治疗的方式。

1. 根据供体与受体的关系分类。

1）自体移植：供体与受体为同一个体，即将自己健康的器官、组织或细胞移植到受损的器官或组织部位以取代病变的器官或组织，如自体皮肤移植、自体骨髓移植、自体肺移植等。

2）异体移植：供体与受体不是同一个体。根据供体来源动物与受体是否为同一种属，又可分为同种间移植和异种移植。

（1）同种间移植：受体来源与供体为同一种属，这种移植的排异反应较小。

（2）异种移植：受体来源与供体不是同一种属，这种移植的排异反应大。异种移植不可避免地存在移植排异反应，为此，研究人员建立了人源化动物模型（Humanized animal model）。

2. 人源化动物模型：携带功能性人类基因、细胞、组织、器官或免疫系统的动物。人源化动物模型可分为组织人源化动物模型和基因人源化动物模型。

1）组织人源化动物模型：接种了人类细胞或者器官组织（接种后能够正常生长并具有相应功能）的动物。

2）基因人源化动物模型：将人类基因插入或者替代原有动物基因，从而产生人类基因嵌合动物。此种人源化动物模型可在体内表达部分人类蛋白，从而在体内模拟人类蛋白反应或者信号传导。基因编辑技术日趋成熟，插入大片段人类基因变得十分简单，基因人源化动物模型的应用越来越多。

3. 根据移植部位分类。

1）原位移植：将移植物植入到病变器官的解剖部位，移植前需将受者病变器官切除，如原位心脏移植、原位肝移植。

2）异位移植：将移植物植入到正常解剖部位之外的位置，并切除病变器官，如肾的移植、胰腺移植一般是异位移植。

3）旁原位移植：将移植物植入到贴近受者同名器官的位置，可不切除病变器官，如胰腺的旁原位胰腺移植。

三、动物模型的特点和意义

（一）动物模型的特点

1. 通常只需数天到数月就可在动物身上复制出与人类疾病类似的表现。

2. 由于动物模型能再现人类疾病发生、发展、扩散、衰竭、死亡过程中的某些事件，解决了仅能通过活检、手术标本及尸检等才能分析的问题。

3. 可人为控制实验条件，有利于发病机制的研究。

4. 具有模型稳定、易复制、成本低、简单方便等特点，容易进行群体实验和分析处理。

（二）动物模型的意义

建立动物模型有助于方便有效地认识人类疾病的发生、发展规律和研究防治措施。

1. 替代作用：研究疾病的发生机制或研发新的治疗手段，直接以人类作为试验对象不符合法律和伦理道德。

2. 可比较性：人类疾病起因复杂，人类本身又具有基因多态性，同一种疾病可能在不同个体上呈现不同的表现形式。使用动物模型可实现同样的疾病、同时处理，提高实验的可重复性和可比较性。

3. 节约时间：人类疾病往往是慢性过程，直接在人身上进行研究耗时耗力，应用动物模型可缩短研究所用的时间。

第二节　恶性肿瘤动物模型

一、肿瘤动物模型分类

（一）自发性肿瘤模型

自发性肿瘤比诱发性肿瘤更接近人类肿瘤，有利于将动物实验结果转化到人类的临床应用。此外，自发性肿瘤发生的条件比较自然，有可能通过观察和统计学分析发现原来没有发现的环境或其他致癌因素。理论上，自发性肿瘤模型是很理想的动物模型，但由于自发性肿瘤模型不易人为控制、成瘤时间长、发病率低、稳定性和均一性差，故应用极少。

（二）诱发性肿瘤模型

将致癌因素作用于动物，可使其产生肿瘤。诱发性肿瘤模型容易操作，诱癌剂恒定，癌变率高，基本模拟了癌变发生的过程。但诱发瘤所需时间较长，且其浸润和转移能力低。诱发性肿瘤模型通常需要致癌剂和促癌剂。致癌剂使正常的细胞发生改变，使其具有癌变潜能，促癌剂使癌变潜能细胞增殖而产生肿瘤。二甲基苯并蒽（DMBA）是公认的致癌剂，也是促癌剂。

（三）移植性肿瘤模型

移植性肿瘤模型是目前应用最多的肿瘤模型，其优势在于操作简便、成瘤稳定、发病率高、动物之间成瘤时间差异不大。移植肿瘤可以是肿瘤组织块，也可以是肿瘤细胞株。移植性肿瘤模型分为同种移植模型和异种移植模型。

1. 同种移植模型：在同种或同系动物身上移植，由于机体间（供体和受体间）的共性大，肿瘤细胞容易在机体内停留、生长繁殖。

2. 异种移植模型：供体和受体为不同种属，动物对异种肿瘤组织和肿瘤细胞排异反应强，只有在受体免疫功能低下的情况下，异种移植肿瘤才能获得满意结果。裸鼠因T 细胞缺陷、免疫力低下，被称为肿瘤试验的活试管。此外，还有联合免疫缺陷动物（如 T 细胞和 NK 细胞联合缺陷鼠）可以用作肿瘤移植的受体动物。通常将瘤块或细胞接种于裸鼠皮下，可模拟人恶性肿瘤成瘤后的过程，成瘤时间均一，瘤体大小和重量容易测量。

二、肝癌动物模型

目前已获建模的动物有小鼠、大鼠、仓鼠、土拨鼠、兔、猪、斑马鱼等。

（一）自发性肝癌动物模型

自发性肝癌是指无人工干预的情况下自发形成的肝癌，其发生发展与人类肝癌相似，较真实地反映了肝癌发生的自然过程。其不足之处在于：①建模成功率低且不稳定；②所需时间长；③荷瘤动物个体差异大（性别、体重、肿瘤发生时间、肿瘤大小、肿瘤部位等）；④实验可重复性差，结果难以预测。

（二）诱发性肝癌动物模型

使用单一化合物或联合应用多种化学药物、生物毒素等直接或间接作用于动物，可使之在数月内发生肝癌。常用的诱导方法有饮食诱导、灌胃、吸入、腹腔注射或皮下注射等。如二乙基亚硝胺诱导小鼠肝癌：取雄性 C57BL/6J 幼龄小鼠，一次性腹腔注射二乙基亚硝胺 $2\sim5mg/kg$，$24\sim40$ 周后可诱发肝癌，诱癌成功率达 $80\%\sim100\%$。

（三）移植性肝癌动物模型

将动物或人肝癌细胞或肝癌组织移植到实验动物体内建立移植性肝癌动物模型。

1. 肝内注射移植模型：以 Hepal-6 细胞肝内移植为例，具体操作如下。

1）复苏肿瘤细胞：调节细胞至 2×10^6 个/mL，注射入小鼠腹腔内，传代培养，取第 2 代腹水，稀释细胞至 1×10^7 个/mL，用注射器抽取 0.2mL 细胞悬液备用。

2）选用 C57BL/6J 小鼠为受试对象。移植术前禁食 10 小时、禁水 4 小时，用 2% 戊巴比妥麻醉小鼠，以仰卧位固定之，剪毛、消毒后，于上腹剑突下逐层剪开 1cm 切口，轻压两侧肋弓，暴露小鼠肝左叶，直接刺入肝内，进针 0.5cm 左右，注入 0.05mL 悬液，轻压针眼 5 分钟，逐层缝合。

3）注射后第 10 天用高频超声观察肝脏接种部位并记录。

4）超声见肿瘤块，说明建模成功。

2. 皮下移植模型：将人或动物的肝癌细胞株（或组织）种植于颈背部、腋下、后肢等部位的皮下。移植成功率：前肢腋下＞躯干近头侧＞背部＞后肢。常以裸鼠为受试对象，具体操作举例如下：

1）取雄性 BALB /c 裸鼠。

2）前肢腋下皮下注射 HepG2 细胞（1.2×10^6 个/mL）。

3）注射肿瘤细胞 14 天后，测定瘤体直径、重量及血清甲胎蛋白（AFP）浓度。

3. 判断制模成功的依据。

1）肉眼观察：接种部位可见大小不等的包块，切开可见略苍白的类圆形组织。

2）组织病理学检查：瘤体组织内有典型的肿瘤细胞存在，肿瘤组织中心可出现坏死。

3）血清 AFP 浓度升高。

（四）人源化肝癌动物模型

通过将人的 CD34＋造血干细胞（Hematopoietic stem cells，HSC）、外周血单核细胞（Peripheral blood mononuclear cell，PBMC）或免疫器官移植到重度免疫缺陷小鼠体内，把小鼠的免疫系统人源化，获得具有人源化造血/免疫系统的小鼠，然后将人类肿瘤组织或人类肿瘤细胞移植到该小鼠体内，即可获得人源化肝癌小鼠模型。具体操作如下：

1. 选取无免疫渗漏的重度联合免疫缺陷（Severe combined immunodeficiency，SCID）小鼠为受试对象。

2. 对实验鼠腹腔注射人外周血淋巴细胞 2.5×10^7 个/0.2mL，同时背部皮下接种 MHCC97－H（人高转移肝癌）细胞 5×10^6 个/0.2mL。

3. 屏障系统中正常喂养 6 周后处死。

4. 病理学观察及免疫组织化学检测受试小鼠脾脏中人 CD3＋、CD20＋ 淋巴细胞。

5. 判断制模成功的依据：

1）肉眼观察：可见背部皮肤表面呈淡红色，肿瘤突出于皮肤表面，血管网清晰。

2）组织病理学检查：见团状肿瘤细胞集合，甚至部分肿瘤组织出现坏死，肿瘤组织呈微浸润性生长。

3）脾脏免疫组织化学染色可检测到人 CD3＋ T 淋巴细胞和 CD20＋ B 淋巴细胞。

（五）转基因肝癌动物模型

转基因肝癌动物模型的缺点是成本高、耗时长、组织特异性不高，而且没有纤维化/肝硬化的发展过程。用于构建转基因肝癌动物模型的动物通常为小鼠、斑马鱼等。目前转基因肝癌动物模型已有多种，如 HBsAg－Tg 小鼠模型 12～14 个月出现肉眼可见肝癌，AURKA（V352I，极光激酶 A）斑马鱼肝癌模型 7 个月可形成肝癌。

第三节　骨质疏松动物模型

骨质疏松的特点是骨量流失、骨微结构改变、骨强度下降、容易发生骨折。骨质疏松动物模型有两类，即骨质形成减少模型（如老年性骨质疏松模型、糖皮质激素模型）和骨质吸收过多模型（如去卵巢骨质疏松模型、失用型骨质疏松模型、营养性骨质疏松模型）。

一、动物的选择

大鼠、小鼠、兔、羊、犬、猪和非人灵长类动物均可用于建立骨质疏松动物模型，其中以大鼠应用最多见。

二、造模方法

常用造模方法有手术去势法（摘除动物生殖腺）、药物法、营养法、失用法，以及一些特殊类型的方法，如转基因法、基因突变法、脑源性造模法等。可单用一种方法，也可两种或多种方法联合使用。本节仅介绍雌鼠手术去势操作。

1. 取 2 月龄左右雌性大鼠（体重 180~220g）。

2. 麻醉：腹腔注射 1% 戊巴比妥钠（5mL/kg）。

3. 在动物背部肋骨以下至双侧髂嵴区域剪除毛发，并用聚维酮碘液消毒。

4. 切除双侧卵巢：

1）在大鼠髋关节上缘距中线 1.5cm（约一个手指宽度）处做 1.0~1.5cm 的纵向皮肤切口。

2）分离皮下组织，切开肌肉，可见白色脂肪组织暴露，用无齿镊将脂肪团轻轻夹出切口。

3）在脂肪团中找到卵巢（绿豆大小、棕黄色、桑葚状），用止血钳夹住卵巢蒂，用 0 号丝线结扎卵巢蒂近端，切除一侧卵巢后，将脂肪团纳入腹腔内。最后用 5 号丝线缝合肌肉切口、间断缝合皮肤，用聚维酮碘液涂擦皮肤切口。

4）用同样的方法切除对侧卵巢，缝合肌肉和皮肤，聚维酮碘液涂抹切口。

5）正常喂养 90 天，即可复制出骨质疏松模型。

三、评价

1. 骨密度测定：双能 X 线吸收检测法、定量 CT 检测法和骨定量超声测量。可见动物骨密度降低，骨质变少，骨皮质变薄。

2. 组织病理学检查：应用硬组织切片机切片（或对骨骼进行脱钙后常规切片），进行常规 HE 染色，可见骨皮质变薄，骨小梁变细、变少。可用图像分析软件进行半定量分析。

3. 骨代谢生化标志物测定：骨代谢激素和骨转换相关指标可在短期内反映骨质疏松的骨代谢情况，并先于骨密度发生变化。

1）骨形成的生化指标（如血清碱性磷酸酶、骨碱性磷酸酶等）降低。

2）骨吸收的生化指标（如血清抗酒石酸酸性磷酸酶、骨酸性磷酸酶等）升高。

3）雌激素水平降低，甲状旁腺素水平升高。

4. 骨生物力学检测：可以反映骨的承重能力，但不能反映骨质疏松骨质微观结构的变化。常用的骨生物力学检测方法有张力实验、轴向压缩实验、轴向拉伸实验、扭转实验、疲劳实验等。骨质疏松时，骨骼抗张力、抗压缩及抗拉伸作用减弱，更易发生骨折，更易被压缩。

第四节　常见心血管系统疾病动物模型

一、心肌梗死动物模型

心肌梗死是由于冠状动脉供血急剧下降甚至中断，导致心肌严重而持久地急性缺血，引起心肌细胞坏死。目前，已有多种心肌梗死动物模型。

（一）模型动物的选择

小鼠、大鼠、兔、犬、猪等动物均可用于复制心肌梗死模型，文献中出现的频次从高到低依次为大鼠、兔、犬、小鼠、猪、猫、猴。

（二）建立模型方法

1. 结扎冠状动脉法：结扎冠状动脉左前降支造成心肌局限性梗死，是常用的心肌梗死模型建立方法。根据是否需要人工呼吸分为以下两种。

1）人工通气法：该法需要切开动物气管并用呼吸机辅助通气。以大鼠为例。

（1）麻醉动物，备皮，消毒手术区域。

（2）气管插管。

（3）呼吸机辅助呼吸：将气管插管连接呼吸机，呼吸机参数设置为潮气量 10mL/min，呼吸频率为 60 次/分钟，呼吸比为 1∶2。

（4）冠状动脉结扎：以心尖搏动最强点为中心，沿胸骨左缘 3mm 处做 1.5～2.0cm 纵向切口，逐层钝性分离肌肉，在第 3～4 肋间钝性分离肋间肌，待显露出胸膜后，用止血钳刺破胸膜，进入胸腔。用眼科开睑器撑开肋间肌切口，剪开心包，暴露左心耳，从左心耳下方 2～3mm 处入针，用 7－0 眼科无创缝合针穿过前降支深部连同一小束心肌一并结扎。结扎的中点在左心耳和肺动脉圆锥的交界上。结扎方向与左心耳边缘平行，并且与左房室口纤维环垂直。

（5）关胸：用小纱布块清除胸腔内的积血。用 4 号线缝合肋间切口，逐层缝合。

（6）撤除呼吸机：等待大鼠苏醒后再拔除气管插管。

（7）成功结扎的标志：结扎后出现心肌搏动减弱，肉眼见左心室前壁变青紫或苍白；心电图示 V1～V5 胸前导联 ST 段弓背或水平抬高。

2）非人工通气法：以兔为例，操作方法如下。

（1）麻醉动物，备皮，消毒手术区域。

（2）沿胸骨正中，从剑突处剪开胸骨直至颈静脉切迹，用乳突牵开器撑开胸骨，暴露手术视野。

（3）固定心包，纵行剪开心包，用棉签轻轻上抬心脏，显露给左心室和心尖血供的左冠状动脉主支及室间沟。

（4）于左心室主支起点与心尖连线的中点位置（左心耳下 7～10mm 处）用 5－0 线结扎冠状动脉左前降支。

2. 微创法：用导管将球囊或明胶海绵送至冠状动脉内造成心肌缺血梗死，在进行导管操作前需对动物进行全身肝素化，以避免血管内血液凝固。下面以小型猪为例。

1）球囊封堵法：给动物静脉注射肝素 5000～8000U，然后经股动脉穿刺，送入导丝及动脉鞘管，再经动脉鞘管插入导管至冠状动脉并行冠状动脉造影，随后根据冠状动脉直径用导丝将 2.0mm（或 2.5mm）的球囊送至左前降支远端，用球囊直接堵塞或经缺血预适应 3～4 次（每次球囊充盈 20 秒，间隔 3～5 分钟，再打开球囊）再堵塞血管。冠状动脉造影若显示球囊远端血流中断，则表示模型复制成功。

2）明胶海绵栓塞法：在冠状动脉造影的基础上，经造影管把明胶海绵栓子推注到冠状动脉左前降支远端，从而造成冠状动脉左前降支堵塞。

3. 药物干预法：异丙肾上腺素、垂体后叶素、阿霉素和儿茶酚胺类等药物均可引起冠状动脉收缩，导致心肌梗死。下面以兔为例。

1）耳缘静给药法：于耳缘静脉匀速滴入用生理盐水配制的异丙肾上腺素溶液（剂量为 10～30mg/kg）500mL，于 4 小时内滴注完毕。

2）腹腔给药法：分上、下午 2 次注入腹腔，剂量分别为 10mg/kg 和 20mg/kg，即可造成明显的心肌梗死，用药量越大，病变越明显。

4. 自发性动物模型：遗传性高脂血症兔（Watanabe－heritable hyperlipidemic rabbit，WHHL）由于低密度脂蛋白（LDL）受体先天性缺损，血中胆固醇不能被代谢，从而出现自发性高脂血症及动脉粥样硬化，可导致自发性心肌梗死。

（三）评价

1. 心电图：监测心肌缺血、判断心肌梗死的重要手段。ST 段抬高和病理性 Q 波是判断急性心肌梗死较理想的指标。

2. 超声心动图：心肌梗死时，心功能减退，心室壁出现局部运动障碍。

3. 心肌酶：急性心肌梗死可引起心肌酶（如 CK、CK－MB、LDH、AST 等）升高，血清 CK－MB 灵敏度高，但不能反映微动脉血栓和心肌坏死灶大小，同时，CK－MB 易受溶血标本的影响，可出现假阳性。

4. 心肌肌钙蛋白 T（Cardiac troponin T，cTn－T）：心肌梗死时，由于细胞膜通透性增加，可导致大量 cTn－T 释放入血。其具有高度的心肌特异性，灵敏性亦很高。

5. 心型脂肪酸结合蛋白（Heart fatty－acid binding protein，H－FABP）：心肌梗死时，心肌细胞中 H－FABP 释放入血，引起外周血 H－FABP 升高。对于诊断超早期急性心肌梗死有较高的灵敏性和特异性。

6. 形态学检查。

1）肉眼观察：检查心脏标本时，可用四唑类重氮盐检测心肌梗死面积的大小；常用的染料有氯化硝基四氮唑兰（Nitro－blue tetrazolium，NBT）和2,3,5－氯化三苯四氮唑（2,3,5－triphenyltetrazolium chloride，TTC）。NBT 和 TTC 均能被活体心肌细胞内的脱氢酶催化，生成有色物质，从而呈现紫蓝色或砖红色。当心肌坏死后，心肌细胞中的内源性脱氢酶活性丧失，NBT 和 TTC 不能被还原，故颜色不变。NBT 和 TTC 能显示冠状动脉阻塞 3～6 小时的早期心肌梗死区。

2）组织病理学检查：新鲜心肌梗死呈凝固性坏死，并有大量炎性细胞浸润，梗死灶周有充血，甚至出血。陈旧性梗死表现为纤维瘢痕形成。

二、动脉粥样硬化动物模型

动脉粥样硬化（Atherosclerosis，AS）是一种以脂质代谢障碍为基础的动脉病变，可严重危害人类健康。

（一）模型复制

建立动物模型目前已有多种方法，包括单纯高脂喂养法、免疫法、高脂喂养多因素联合法、基因剔除法等。现介绍几种常用的动物模型。

1. 高脂喂养加内皮损伤（以兔为例）：在高脂饲料喂养的基础上，运用球囊膨胀和拖拉造成动脉损伤形成粥样硬化斑块。

1）选 5～6 月龄兔，雌雄不拘。高脂饲喂 3 周后行内皮损伤手术。

2）用 3％戊巴比妥腹腔注射麻醉（1mL/kg）动物，在腹股沟区触摸股动脉搏动，纵向切开皮肤，分离皮下组织，钝性分离动静脉及股神经。

3）经动脉导管将带球囊的导丝插入股动脉，上行插入约 30cm 后，向球囊内注入生理盐水 0.2mL（球囊膨胀直径约 0.5cm），向下拖拉球囊至髂总动脉分叉处，反复 3 次。

4）撤出球囊导管，缝合股动脉，依次缝合组织及皮肤创口。

5）术后给予青霉素 80 万单位腹腔注射 3 天。

6）继续高脂饲料饲喂 12～18 周。

2. 基因改造动物模型：ApoE 基因敲除鼠（ApoE$^{-/-}$）和 LDL 受体基因敲除鼠（LDLr$^{-/-}$）的动脉可发生明显的粥样硬化病变，且具有人类粥样斑块的典型特征。

（二）评价

1. 形态学检查。

1）肉眼观察：可见病变部位为黄色斑块，形状不规则，向管腔内凸起，引起血管狭窄。

2）组织病理学检查：可见内膜明显增厚，内皮细胞脱落；出现纤维帽，纤维帽下可见平滑肌细胞、巨噬细胞、泡沫细胞，深部出现坏死物质；动脉中膜萎缩，动脉壁增厚，平滑肌细胞增生迁移，细胞排列紊乱，弹力板结构不清。

2. 血脂水平变化：低密度脂蛋白、极低密度脂蛋白、总胆固醇酯、甘油三酯等指标水平升高，高密度脂蛋白水平降低或不变。

三、高血压动物模型

（一）模型动物的选择

大鼠、小鼠、兔、羊、犬、猫、猪和猴等动物均可用于建立高血压动物模型，其中应用最广泛的为啮齿类动物（小鼠和大鼠）。

（二）常用动物模型

1. 自发性高血压模型：自发性高血压大鼠（Spontaneously hypertensive rat，SHR）在 4～6 周龄时血压开始升高，16 周龄时收缩压大于 160mmHg，发病率为 100％。SHR 的病变与人类高血压相似。SHR 的并发症主要累及心、脑、肾等器官，如心力衰竭、脑梗死、肾衰竭等。

2. 药物诱发性高血压模型。

1）醋酸去氧皮质酮模型（Deoxycorticosterone acetate，DOCA）：先切除成年鼠单侧肾，按 50mg/(kg·d) 皮下注射 DOCA，每周 5 次，连续 5 周。给药期间的饮水为 1％ NaCl 溶液。给药 1 周后血压开始升高，5 周后 70％ 可形成持久性高血压。

2）血管紧张素Ⅱ模型：在大鼠皮下埋置血管紧张素Ⅱ（AngⅡ）泵，采用渗透泵皮下注射法，剂量 10ng/(kg·min)，3 天监测 1 次血压，给药 2～4 周。

3. 应激性高血压：长期慢性应激使机体处于亚健康状态，可发生应激性高血压。

高温、低温、电流、噪声等多种刺激都可以引起高血压。

1) 低温暴露法：将大鼠每天置于低温环境（2～6℃）4 小时，第 2 周血压升高，第 4 周血压最高，此后稍下降，但仍高于正常。

2) 高温暴露法：将雄性大鼠每天暴露于 35℃ 的环境中 4 小时，反复暴露 2 周，大鼠血压明显升高。

3) 电流－噪声刺激法：用脉冲电流电击大鼠足底（电流强度 0.5～0.8mA，电流持续时间 100～150 毫秒，间隔时间 2～20 毫秒）。噪声刺激时间为 0.1～0.2 秒。每天上、下午各接受刺激 1 次，每次 2.0～2.5 小时，共 20 天。在第 6 天血压迅速升高，此后保持稳定。

（三）评价

1. 血压变化：以无创方式测量血压，制模前后各测量 3 次血压，每次间隔 5 分钟，计算制模前后血压的平均值，以制模后平均收缩压较制模前升高不小于 10mmHg 为判断标准。

2. 形态学检查。

1) 肉眼观察：高血压动物心脏体积增大，重量增加。

2) 组织病理学检查：高血压动物的心肌细胞肥大（心肌细胞体积增大）；肾脏和脾脏细动脉的管壁内膜增厚，呈均质、红染、半透明和无结构的玻璃样物质，管腔狭窄；小动脉可出现内膜纤维性增厚。

第五节　常见呼吸系统疾病动物模型

一、慢性阻塞性肺疾病动物模型

慢性阻塞性肺疾病（Chronic obstructive pulmonary disease，COPD）是一种以咳嗽、咳痰、气喘为临床主要症状的常见疾病，病理学特征为小气道重塑和肺气肿，目前尚无特效疗法。

（一）模型动物的选择

豚鼠、大鼠、小鼠、小型猪、犬、羊、兔、雪貂、非人灵长类动物等均可用于建立 COPD 动物模型，各有其优缺点，其中以小鼠和大鼠最为常用，但啮齿类动物支气管腺体不发达。

（二）常用的动物模型

建立 COPD 动物模型的方法有很多种，可以用单一因素制模，也可用多种因素复合制模。

1. 香烟烟雾暴露模型：吸烟是 COPD 的重要危险因素。制模方式有两种。

1) 鼻暴露：将管道直接与动物鼻腔相连，让烟雾通过管道直接进入动物呼吸系统，接近人类吸烟的实际情况。

2) 全身暴露：将实验动物暴露于烟雾装置中，予以 20 支香烟/天，连续 24 周，即可出现 COPD 的主要病理特征。该法诱导时间较长，随着烟雾暴露时间延长，肺部病变逐渐加重。

2. 香烟烟雾暴露联合脂多糖（LPS）法：为了缩短 COPD 造模周期，经常用香烟烟雾与 PLS 联合诱导。以雄性大鼠为例：在第 1 天、第 15 天向其气道内滴注 LPS 0.2mL（1mL/mg），滴注日不吸烟，其余时间每天 2 次将大鼠置于烟熏箱内被动吸烟，每次持续 30 分钟，共计 5 周。

（三）评价

1. 一般情况：模型动物会出现体重减轻、饮食量减少、饮水量增多等一般表现，还会出现咳嗽、黏液分泌增多、毛色暗淡、精神萎靡、运动量下降等表现。

2. 肺功能检查需要用动物肺功能分析系统进行检测。

1）气流阻塞测定主要包括以下指标：第一秒用力呼气容积（FEV1）、用力肺活量 FVC）、FEV1 与 FVC 的比值（FEV1/FVC）、FEV1 占预计值的百分比（FEV1％）。

模型动物 FEV1、FVC 都降低，同时，由于 FEV1 下降程度要比 FVC 的下降程度大，所以 FEV1/FVC 也会下降。此外，COPD 会引起 FEV1％下降。FEV1％可用于判定 CODP 的程度：通常认为 FEV1％≥70％，为轻度 COPD；50％～69％为中度 COPD；35％～49％为重度 COPD；少于 35％ 为极重度 COPD。

2）肺容量改变测定：动物肺活量（VC）下降，而肺总量（TLC）和残气量（RV）升高。

3. 病理学检查。

1）肉眼观察：模型动物的肺体积增大、颜色变浅和弹性下降等。

2）组织病理学检查：①气道黏膜下腺体肥大增生，杯状细胞增多；终末支气管管壁增厚，管腔变形狭窄，可见分泌物阻塞。②上皮细胞坏死、脱落，可出现鳞状化生。③黏膜下、管周和肺间质可见炎性细胞浸润。④肺泡管、肺泡囊和肺泡明显扩大、结构紊乱；肺泡壁变薄、断裂，融合成肺大疱。⑤肺动脉壁增厚，管腔变窄。

4. 动脉血气检查：动脉氧分压（PaO_2）和血氧饱和度（SaO_2）降低，动脉二氧化碳分压（$PaCO_2$）升高。

5. 肺泡灌洗液（Bronchoalveolar lavage fluid，BALF）检测：模型动物肺泡灌洗液中可见中性粒细胞、巨噬细胞、淋巴细胞数量明显增加，灌洗液的细胞因子（IL－8、TNF－α、IFN－γ 和 TGF－β）和趋化因子（CCL－2、CXCL1、CXCL9、CXCL10 和 CXCL11）显著升高，诱导型一氧化氮合酶（iNOS）、丙二醛（MDA）等显著增高。

6. 影像学改变：X 线检查、CT、MRI 是常用检查手段。在 COPD 动物模型中，可观察到支气管管壁增厚、肺纹理增粗、肺气肿、肺纤维化等，严重者可观察到肺大疱等改变。

二、哮喘动物模型

支气管哮喘是以气道高反应性和肺部嗜酸性粒细胞浸润为特征的慢性气道炎症。其发病机制尚不完全清楚。

（一）模型动物的选择

豚鼠、大鼠、小鼠、家兔等为较常用的哮喘模型动物，而用猫、犬、猪等动物复制哮喘模型亦有少量报道。

（二）常用的动物模型

一般情况下，在制作哮喘模型时，在使动物致敏过程中均需加用不同类型的佐剂，否则易产生脱敏。佐剂本身可以有免疫原性，也可不具备免疫原性。常用的具有免疫原性的佐剂有百日咳杆菌、革兰阴性杆菌的内毒素、抗酸杆菌（包括结核分枝杆菌和枯草杆菌）等。非免疫原性佐剂有氢氧化铝、明矾、磷酸钙、矿物油、羊毛脂和表面活性剂等。

1. 过敏性哮喘模型：需经致敏（单次或多次）与激发（单次或多次）两个阶段。制作过敏性哮喘动物模型的致敏原主要有卵蛋白（OVA）、蛔虫卵、尘螨、豚草花粉、真菌孢子、蟑螂等。现以豚鼠为例介绍其操作：

1）给豚鼠腹腔注射 10％OVA 溶液 1mL（200mg/kg）致敏。

2）致敏 14 天后，用 2％OVA 溶液（将 1g OVA 干粉溶于 25mL 的生理盐水中先配制成 4％ OVA 溶液，并用生理盐水稀释成 2％ OVA 溶液）雾化，使动物吸入。每次雾化吸入需持续至豚鼠出现烦躁不安、呼吸急促、腹肌抽搐、二便失禁等症状为止，每天 1 次，共激发 7 天。

3）注意事项：

（1）在致敏阶段，尽量不采用雾化吸入，而用腹腔注射、腹腔注射加皮下注射或皮下注射；激发时则采用雾化吸入或呼吸道内滴入。

（2）激发与致敏时的致敏原要一致。

（3）常需使用免疫佐剂（可用氢氧化铝配制致敏原），以防脱敏。

（4）少数豚鼠可能不出现哮喘反应，而一些动物则可发生急性过敏性休克。为防止过度反应，可在激发前给动物腹腔注射抗组胺药。

2. 职业性哮喘模型：职业性哮喘的发病主要与 I 型变态反应有关。致喘物质采用苯二异氰酸酯（TDI）、邻苯二甲酸酐（PA）等。苯酐为低分子量化合物，属半抗原，用苯酐制作动物模型必须与载体蛋白如牛血清白蛋白（BSA）结合形成 PA-BSA 完全抗原才能产生致敏作用。

具体操作（以小鼠为例）：连续 5 天用 20μL 含 3％TDI 的乙酸乙酯-橄榄油（1：4）溶液给予 BALB/c 小鼠滴鼻，3 周后再连续 5 天用相同致敏原和同样方法致敏。之后第 7 天雾化吸入含 1％TDI 的乙酸乙酯-橄榄油（1：4）溶液可诱发小鼠职业性哮喘模型。

（三）评价

1. 一般行为学观察：哮喘发作时，动物出现呼吸加快，并伴有喘息、口唇黏膜发绀、腹肌痉挛、毛色暗淡、毛发竖立、抓耳挠腮等，随着激发次数增多，症状加重，出现的频率逐渐增加。哮喘反应可分为四级：I级，呼吸加速；Ⅱ级，呼吸困难；Ⅲ级，抽搐；Ⅳ级，跌倒。

2. 肺组织病理学检查：哮喘动物肺部出现如下病变。

1）支气管周围会出现多种炎性细胞浸润（包括嗜酸性粒细胞、淋巴细胞、中性粒细胞、巨噬细胞），以大量的嗜酸性粒细胞浸润最具特征。

2）细支气管上皮细胞坏死，杯状细胞增生，支气管壁腺体增生，支气管壁增厚，支气管腔内可见大量分泌物。

3）慢性模型尚可出现平滑肌增生。

4）部分肺泡塌陷、肺实变；部分肺泡过度扩张，甚至出现肺泡壁断裂，并融合成大空腔。

3. 血液学检查。

1）Th2 型细胞因子：当致敏原进入机体时，Th2 细胞增殖分化，导致 Th2 型细胞因子（如 IL-4、IL-5、IL-13 等）的分泌增加。

2）血清免疫球蛋白 IgE 水平显著升高。

3）嗜酸性粒细胞数目显著增加。

4. 肺功能检测：用梯度浓度的乙酰胆碱对哮喘动物模型进行激发，并观察呼吸阻力情况，过敏性哮喘模型动物呼吸阻力明显升高。

三、肺纤维化动物模型

肺纤维化本质上是肺损伤后的纤维性修复反应。凡能造成肺损伤的因素（包括化学因素、物理因素和生物因素等）均可用于建立肺纤维化动物模型。常用的肺纤维化建模因素有射线、二氧化硅、博来霉素、胺碘酮、异硫氰酸荧光素、百草枯、病毒、支原体等，其中以博来霉素应用最多。

（一）模型动物的选择

多种实验动物（如小鼠、大鼠、仓鼠、豚鼠、兔、犬、猫、羊、猪、猴等）都可以用于肺纤维化动物模型的建立，以鼠类应用最多。应用最多的鼠类有六种，即小鼠四种（C57BL/6、BALA/C、KM 和 ICR）及大鼠两种（Wistar 和 SD）。在四种小鼠中，使用同剂量诱导剂时，肺纤维化严重程度的顺序：C57BL/6>KM>BALB/c>ICR。

（二）常用的动物模型

1. 博来霉素诱导肺纤维化：多种途径给药（腹腔注射、尾静脉注射、气管内给药、雾化吸入等）均可造成动物肺纤维化。可单次给药，也可多次给药。

1）气管内给药（以大鼠为例）：腹腔注射麻醉大鼠；将大鼠仰卧固定于实验台，用开口器固定其口腔，拉出舌，用压舌板压舌腹，在动物吸气瞬间迅速行气管插管（直径 2mm，长 4~5cm），缓慢注入 5mg/kg 博来霉素 0.2~0.3mL，立即旋转动物，使药液在肺内均匀分布。28 天建模成功。

2）腹腔注射给药：每天给大鼠腹腔内注射博来霉素（15mg/kg），连续 10 天，28 天后处死动物，即可建模成功。

2. 人源化动物模型：将特发性肺纤维化患者肺成纤维细胞经静脉注射至免疫缺陷的非肥胖糖尿病/重症联合免疫缺陷小鼠中，小鼠肺部出现病理性重构，可能激活小鼠上皮细胞和成纤维细胞增殖，注射后 30～50 天出现显著肺纤维化。

（三）评价

1. 组织病理学检查。

1）HE 染色。

（1）每高倍视野炎性细胞数：每张切片观察 10 个视野，取平均值。初期主要改变为炎症反应，可见炎性细胞增多。

（2）平均肺泡间隔宽度（μm）：用显微测微器测定肺泡间隔宽度，每张切片观察 5 个视野，取平均值。肺纤维化时，肺间隔增宽。

（3）单位面积上纤维化灶所占的面积比：在 100 倍镜下每张切片观察 8～10 个视野，用图像分析仪测量单位面积上纤维化灶所占的面积比。肺纤维化时，纤维化灶所占面积大大增加。

2）Masson 染色：胶原纤维呈蓝色，肺纤维化时，可见较多的呈条索状或斑片状或网状的胶原纤维，以支气管周围和血管周围最为明显。

2. 胶原蛋白及纤维蛋白的代谢产物检测：羟脯氨酸含量升高，是评价肺纤维化程度的特异性指标。

3. 肺干湿重比：将肺烤干至恒重，称量干重，计算器官干湿重比（干湿重比＝肺干重/肺湿重），干湿重比增加表明模型成功。

4. 动物一般状况观察：造模动物多有体重下降、萎靡不振、弓背蜷缩、毛发枯槁无光泽、呼吸急促等表现，且多伴有咳嗽。

5. 有条件者可进行影像学检查：在影像学上，通过高分辨率CT（HRCT）可见肺实变、结节影、血管支气管束异常、胸膜增厚、交界面不规则、磨玻璃样密度影等，部分可见蜂窝肺。

第六节　常见消化系统疾病动物模型

一、反流性食管炎动物模型

反流性食管炎（RE）是指胃、十二指肠内容物反流入食管引起食管黏膜损伤，表现为糜烂性或非糜烂性食管炎症，长期不愈可引发 Barrett 食管，甚至演变为食管腺癌。

（一）模型动物的选择

用于建立反流性食管炎动物模型的实验动物有多种，包括小鼠、大鼠、豚鼠、兔、小型猪、犬等。

（二）常用的动物模型

1. 外科手术法：用手术造成贲门扩张或幽门狭窄或将食管下端与十二指肠、空肠吻合，均可造成反流性食管炎。下面以大鼠贲门钢管置入固定术为例：

1）麻醉后将大鼠固定于手术台上。

2）打开腹腔，在胃底部胃大弯侧横向切开约 0.5cm，放入预先制作的钢管（内径

0.35cm，高 0.5cm~0.6cm）置于大鼠贲门处，用无创缝合线缝合固定，缝合胃大弯侧横向切口。

3）关腹前向腹腔内注入生理盐水 1mL 及硫酸庆大霉素 2 万单位。

4）术后禁食 24 小时，不禁水，观察大鼠的活动表现、摄食量、进水量。

5）4 周后，即可出现典型的反流性食管炎症状。

2. 酶消化法：用兔为例。将胃管插入动物食管至胃食管接合处，用注射泵持续注入酸化胃蛋白酶。根据灌注时间和频率分别建立急性和慢性模型。

1）急性模型：持续以 10mL/min 的速度灌注酸性胃蛋白酶（浓度为 1mg/mL，用 150mmol/L HCl 配制），60 分钟后，可出现急性食管炎。

2）慢性模型：持续以 1mL/min 的速度灌注酸性胃蛋白酶（浓度为 1mg/mL，用 150mmol/L HCl 配制），每天 2 次，每次 60 分钟，连续灌注 10 天，可形成重度黏膜损伤。

（三）评价

主要评价依据为病理学检查。

1. 一般情况：毛发光泽、精神状态、进食及饮水量、对外界刺激反应及体重变化。模型动物的饮食量减少、毛发干枯晦暗、精神差、对外界刺激不敏感、体重可有下降。

2. 组织病理学检查。

1）大体形态变化：纵行剖开食管，可见食管下段不规则扩张、食管壁增厚、黏膜粗糙，散在分布糜烂及浅表溃疡，糜烂及溃疡分布较广泛，呈现白斑状，有的溃疡深达肌层，部分食管下端黏膜缺失，部分黏膜增生。若发生癌变，可见黏膜皱褶消失，食管壁变硬，颜色变浅。

2）组织病理学标准。

（1）炎症：上皮组织内可见炎性细胞浸润，包括中性粒细胞、淋巴细胞和浆细胞，伴有食管壁组织水肿。

（2）上皮过度增生：食管上皮增厚，超过正常的两倍以上，上皮乳头延长，角化不全，上皮复层结构完整。

（3）基底层细胞增生：鳞状上皮基底层增厚，超过正常的 15%。

（4）溃疡：上皮缺失伴炎性细胞浸润。

（5）鳞状上皮异型增生：细胞出现异型性，核深染及核分裂相增加。鳞状细胞异型增生局限于黏膜层，不涉及黏膜下层。

（6）Barrett 食管：食管鳞状上皮被柱状上皮取代，可见刷状缘的吸收细胞和杯状细胞，有时可见类似于幽门腺的黏膜腺体、潘氏细胞和分泌细胞。

（7）腺癌：可见排列呈腺管状的癌细胞，并向黏膜下组织浸润。

3）食管 pH 值监测，可见 pH 值下降。

二、胃溃疡动物模型

（一）模型动物的选择

小鼠、大鼠、兔、小型猪等多种实验动物可用于胃溃疡造模。

（二）常用的动物模型

1. 磷酸组胺诱发法：每天在同一时间用 8mg/mL 磷酸组胺溶液对小鼠进行灌胃，剂量为 80mg/kg，每天 1 次，连续灌胃 2 周即可。

2. 乙醇诱发法：以小鼠为例，灌胃 75％乙醇 10mL/kg，2 天后处死动物，可见胃溃疡病变。

3. 水浸应激性动物模型：将实验动物置于水中，使其发生应激反应，可出现应激性胃溃疡。将动物固定于铁笼子里，使其头朝上置于 10～20℃的水中浸泡 8 小时后，即可复制胃溃疡模型。

（三）评价

模型动物可出现一系列改变，主要诊断依据为病理学改变。

1. 肉眼观察：动物胃黏膜有大小不等、深浅不一的缺损灶。

2. 组织病理学检查：病变部位黏膜缺失，深达黏膜下层，溃疡部位表层有坏死组织及炎性细胞，3 天以内，以中性粒细胞为主，3 天以后以淋巴细胞、单核细胞为主。

三、溃疡性结肠炎动物模型

溃疡性结肠炎（Ulcerative colitis，UC）是一种目前病因不明确的慢性非特异性炎症性疾病，临床表现主要包括腹痛、腹泻、黏液脓血便和里急后重等，其病因和发病机制尚不完全清楚。

（一）模型动物的选择

小鼠、大鼠、豚鼠、兔、犬、仔猪等动物均可用于建立溃疡性结肠炎动物模型，其中以大鼠应用频率最高，其次为小鼠。

（二）常用的动物模型

1. 化学因素建模法：多种化学药物用于诱导动物溃疡性结肠炎，包括葡聚糖硫酸钠（Dextran sodium sulfate，DSS）、2，4，6－三硝基苯磺酸（2，4，6－trinitro－benzenesulfonicacid，TNBS）、噁唑酮（Oxazolone，OXA）、2，4－二硝基氯苯、甲醛和乙酸等。以 DSS 为例：5％DSS 水溶液任大鼠饮用连续 7 天，然后改为蒸馏水自由饮用 10 天，此为 1 个循环，即溃疡性结肠炎急性期。如此反复 4 个循环后，转变为慢性期。

2. 混合因素建模法：取健康的兔结肠黏膜组织，用无菌生理盐水匀浆，4℃离心（3000r/min）30 分钟。取上清，加入等体积的完全弗氏佐剂，制成抗原乳化液，采用双缩脲法进行蛋白定量。分别于第 1、14、21 天在大鼠足跖、腹股沟、背部注射蛋白8mg，在第 30 天时用三硝基苯磺酸灌肠。于 40 天时造模成功，病变可持续 8 周。

3. 基因改造模型。

1）基因敲除模型：目前比较成熟的溃疡性结肠炎模型敲除基因有 IL－2、IL－10、TCR 基因等。小鼠 IL－2 基因敲除模型可在小鼠 4～9 周龄时发生巨脾、自身免疫性溶血等并发症；6～15 周龄时，模型小鼠远端结肠有明显溃疡形成和肠壁增厚；18 周龄后小鼠有明显腹泻和便血；28 周龄后死于溃疡性结肠炎。

2）转基因模型：$IL-7$ 转基因模型是目前较为成熟的溃疡性结肠炎模型，$IL-7$ 过度表达可以使黏膜淋巴细胞大量激活而导致炎症。此外还有 $STAT-4$、$HLA-B27$ 转基因模型等。

（三）评价

1. 一般情况：动物常出现毛色无华、毛发变脆、活动减少、厌食、大便次数增多、软便或稀便、血便、黏液便等表现。

2. 疾病活动指数（DAI）：以实验动物的体重、大便性状改变及隐血作为观测指标，对 3 项指标分别评分，以 3 项指标评分之和的均值作为评价指标，即 DAI =（体重下降分数＋粪便性状分数＋便血分数）/3。在造模前后不同时间段进行评估。DAI 评分表见表 3-1。

表 3-1　DAI 评分表

大便性状	便血情况	体重下降（％）	评分
正常	正常	0	0
松散	大便隐血弱阳性	1～5	1
	大便隐血阳性	5～10	2
稀便	大便隐血强阳性	10～15	3
	肉眼血便	>15	4

3. 血清细胞因子：$IL-4$、$IL-6$、$IL-10$、$IL-8$、$IL-17$、$TNF-\alpha$、$IFN-\gamma$、CRP、IgG 等。溃疡性结肠炎时，这些细胞因子都不同程度升高。

4. 形态学检查。

1）肉眼观察：结肠充血水肿、肠壁增厚，严重者尚可见散在分布的溃疡灶。结肠黏膜损伤评分：将福尔马林固定后的结肠标本肠黏膜层向上平铺于硬纸板上，用大头针固定，并保持在生理盐水中，用放大镜观察黏膜急性损伤程度，可按下列标准评分（表 3-2）。

表 3-2　结肠黏膜损伤肉眼评分表

评分	损伤情况
0	无损伤
1	局部充血、水肿，但未出现溃疡
2	有溃疡，但没有明显炎症
3	有溃疡，仅有一处出现炎症
4	有多处溃疡和炎症，溃疡大小<1cm
5	有多处溃疡和炎症，至少有一处溃疡>1cm

2）组织病理学检查：一般表现为肠黏膜充血水肿、上皮脱落、坏死，溃疡形成，黏膜下层有大量炎性细胞浸润（主要为淋巴细胞、单核细胞，有时可见中性粒细胞）；杯状

细胞减少或消失；有隐窝脓肿和溃疡形成，溃疡可深可浅，溃疡底部有肉芽组织形成；随着时间延长，可出现瘢痕组织。溃疡性结肠炎动物模型的组织学评分方法见表3-3。

表3-3　溃疡性结肠炎动物模型的组织学评分方法

损伤范围	炎症反应程度	病变深度	隐窝损伤	分数
无	无	无病变	无	0
1%～25%	轻度	至黏膜层	基部1/3受损	1
26%～50%	中度	达黏膜下层	基部2/3受损	2
51%～75%	重度	达肌肉层	仅上皮细胞完好	3
76%～100%		达浆膜层	隐窝上皮全部丢失	4

四、克罗恩病（Crohn's disease）动物模型

（一）模型动物的选择

SD大鼠、Wistar大鼠和BALB/c、SJL/J、WT、C57BL/6J小鼠以及地鼠等多种动物可用于建立克罗恩病动物模型，也有少数人用大型动物来建立克罗恩病动物模型。

（二）常用的动物模型

克罗恩病动物模型以化学药物如碘乙酰胺、吲哚美辛、乙酸、葡聚糖硫酸钠等诱导的模型多见。

1. 自发性动物模型：常用SAMP1/Yit小鼠和SAMP1/YitFc小鼠。SAMP1/Yit小鼠在20周龄时出现轻度至中度回肠炎；在30周龄时，其回肠末端形成不连续的透壁性炎症。SAMP1/YitFc小鼠在4周龄时即可测得高水平IFN-γ，在10周龄时即可出现回肠炎，在慢性回肠炎病变部位可发现肌肥大和局部胶原沉积。肠系膜淋巴结中的淋巴细胞活性表型与疾病进展有关，大约5%的小鼠可产生肛周病变，如溃疡或瘘管。

2. 三硝基苯磺酸（Trinitrobenzene sulfonic acid，TNBS）/乙醇诱导：三硝基苯磺酸是一种半抗原物质，与大分子蛋白结合成一种抗原物质，可引起机体免疫反应，诱发T细胞依赖介导的细胞免疫反应。乙醇可直接对结肠黏膜造成刺激与损伤，破坏黏膜屏障。造模方法：

1）先将大鼠禁食不禁水24小时，再进行腹腔注射麻醉。

2）在液体石蜡润滑的情况下，将橡胶软管插入肛门深8cm，然后推入0.8mL药物（100mg/kg的三硝基苯磺酸与等体积50%乙醇混合），再注入0.5mL空气，将大鼠倒置1分钟（防止漏液），然后等其自然醒。每周1次，连续5周，即造模完成。

3）造模后1～3周，动物出现精神萎靡、活动减少、毛发色泽暗淡、食量下降、稀便或黏液脓血便等症状。

（三）评价

1. 一般状况：动物会有不同程度的厌食，精神状态较差，活动度较差，反应稍迟

钝，毛色黯淡，腹泻、黏液便，甚至脓血便，肛周可见较多粪便附着，体重增长缓慢。

2. 病理学改变。

1）肉眼观察：病变主要位于回肠末端及邻近结肠。

（1）急性期：可见模型动物病变部位的肠黏膜充血、出血、糜烂，偶见线性溃疡。

（2）慢性期：病变呈节段性或跳跃性，不连续；黏膜溃疡增大，可形成匐行性溃疡和裂隙状溃疡，将黏膜分割成鹅卵石样外观；肠壁增厚变硬，肠腔狭窄。若溃疡穿孔可引起局部脓肿或穿透至其他肠段、器官。肠壁浆膜可有纤维素渗出，慢性穿孔可引起肠粘连。

2）组织病理学检查：

（1）急性期：肠上皮细胞坏死、脱落，可见中性粒细胞、淋巴细胞浸润，严重者全层坏死。

（2）慢性期：可见淋巴滤泡形成、隐窝变形，可出现非干酪样坏死性肉芽肿，由类上皮细胞和多核巨细胞构成，可见于肠壁各层和局部淋巴结。肠壁全层炎症，伴充血、水肿、淋巴管扩张，淋巴组织增生和纤维组织增生。可出现裂隙状溃疡，深者可达黏膜下层，甚至深肌层。

五、肝硬化动物模型

肝硬化是由各种因素引起的肝脏损伤的终末期病变，其病理变化为进行性、弥漫性肝细胞变性坏死，肝细胞结节性再生，纤维组织增生，纤维组织环绕再生结节形成假小叶，肝脏原有结构被破坏，肝脏组织变硬、变形。临床表现为肝功能严重障碍和门脉高压症。

（一）模型动物的选择

1. 小型动物：目前最常用的小型动物是小鼠。但小鼠肝脏解剖结构与人的肝脏相差甚远，肝硬化的发生发展过程与人类也存在差异。此外，小鼠的体积较小，血液样本较少，不能同时完成多项指标测定，也不适合于外科手术操作。

2. 中型动物：比如兔，更合适外科研究（如肝移植），简便经济，成功率高。

3. 大型动物：猴子、猪、犬等，适合外科术式研究。饲养简单，采样方便，可观察多项指标。大型动物的肝脏结构接近人类，其解剖结构清晰、操作方便。大型动物对实验耐受性强，但成本高。

（二）常用的动物模型

1. 化学性肝硬化模型。

1）二甲基亚硝胺诱导模型：二甲基亚硝胺在肝内代谢，生成一些对肝脏有损害作用的物质（如甲烷亚硝胺），可引起肝细胞坏死、纤维组织增生，甚至肝硬化。用1％二甲基亚硝胺溶液1mL/kg（用生理盐水稀释）腹腔注射大鼠，每天1次，连续4周，便可形成肝硬化。

2）酒精性肝硬化模型：以35％乙醇按每天10g/kg的剂量给大鼠灌胃，连续2周，然后增加至每天14g/kg继续灌胃10周，即可建模成功。

2. 四氯化碳、乙醇复合高脂饮食法：以大鼠为实验对象，用高脂低蛋白食物（玉米面饲料，加 0.5％胆固醇，实验前 2 周加 20％猪油）饲养，以 30％乙醇为唯一饮料，并皮下注射四氯化碳（用玉米油配成 40％），第 1 次用 5mL/kg，以后每隔 3 天皮下注射 3mL/kg，连续 6 周，第 8 周末即可形成肝硬化。

（三）评价

1. 一般状况：动物可表现为呕吐甚至呕血，腹泻，食欲下降，体重增长不明显，腹膨隆，腹壁静脉明显迂曲，大便呈咖啡渣样。

2. 生化检查。

1）代谢产物：透明质酸（HA）、Ⅲ型前胶原肽或其代谢片段、Ⅳ型胶原及其代谢产物和层粘蛋白（LN）水平均逐渐增加，其中 HA 在早期即开始升高。

2）凝血障碍指标：凝血酶原时间（PT）、活化部分凝血活酶时间（APTT）、血浆凝血酶时间（TT）、血浆纤维蛋白原（FIB）值均增加。

3）丙氨酸氨基转移酶（ALT）、天冬氨酸氨基转移酶（AST）明显增高，白蛋白/球蛋白（A/G）明显降低。

3. 形态学检查。

1）肉眼观察：肝体积缩小，表面凹凸不平，肝脏颜色晦暗，边缘变锐。胃底静脉明显曲张，有明显腹水。脾脏明显增大。

2）组织病理学检查：肝小叶结构失去，肝细胞排列紊乱，可见大小不等的肝细胞结节及其周围大量纤维增生，形成假小叶；炎性细胞散在分布，主要为淋巴细胞和单核细胞。Masson 染色可见大量蓝色胶原纤维包绕肝细胞结节。

4. 超声或影像学检查：可见肝脏体积缩小，肝脏表面凹凸不平。

第七节　常见肾脏疾病动物模型

一、尿路结石动物模型

（一）模型动物的选择

以大鼠使用频率最高，小鼠次之，也有用中大型动物造模的报道，但成本高。近来亦有用果蝇造模的报道，其优势在于成本低，实验周期短。

（二）常见的动物模型

1. 草酸钙结石模型：在各种不同的结石种类中，草酸钙结石比例最高，占 80％左右。

1）乙二醇诱导大鼠肾结石模型：乙二醇是草酸的前体，可在体内转化为羟乙酸，进一步氧化，可形成草酸。氯化铵可使尿液酸化并可直接损害肾小管上皮，有利于草酸钙晶体形成。让大鼠自由饮用 1％乙二醇 4 周，并在实验开始后 5 天内联合氯化铵灌胃，即可造模成功。

2）果蝇模型：果蝇的马氏管相当于哺乳动物的肾脏，在解剖结构、生理功能、基因组成与细胞分子水平上与人肾小管高度相似。

（1）制模方法：在标准培养基中添加乙二醇（EG），使其终浓度为 0.5%，然后用它饲养果蝇成虫，饲养 3 周后可造模成功。若用它饲养幼虫，2 周即可造模成功。

（2）标准培养基配方：玉米粉 85g、琼脂 4.6g、蔗糖 50g、酵母 15g 及对羟基苯甲酸甲酯 2.5g。

（3）标准培养基的配制：取适量的水将玉米粉、琼脂及蔗糖混合拌匀，加热煮沸至糊状，常温下冷却至 50℃ 左右时，加入酵母和对羟基苯甲酸甲酯，搅拌混匀后分装到 50mL 培养瓶中，控制厚度为 2~3cm。

2. 磷酸铵镁结石模型：尿路感染变形杆菌、大肠埃希菌、铜绿假单胞菌等产尿素酶的细菌时，可以形成典型的磷酸铵镁结石。制模方法（以变形杆菌为例）：将大鼠麻醉后，将 0.2mL（含 $1×10^7$CFU）变形杆菌生理盐水经腹腔注入膀胱，感染后 7 天，即可在膀胱内发现大小不一的晶体。

（三）评价

1. 一般状况：动物食欲减退，体毛光泽进行性变暗，行动迟缓。

2. 尿钙测定：用 EDTA 络合滴定法进行测定，模型动物尿钙浓度显著升高。

3. 尿草酸测定：若为草酸盐结石，尿液草酸浓度显著升高。

4. 形态学检查。

1）肉眼观察：若出现肾盂结石、输尿管结石甚至膀胱结石，相应部位就可见到结石。肾盂结石时，肾盂扩张，肾皮质变薄，甚至有肾积水。

2）组织病理学检查：皮质和髓质的肾小管管腔内可见不规则结晶，大小不等，肾小管扩张，肾小管上皮细胞萎缩，肾间质纤维组织增生，可见淋巴细胞浸润；可出现肾皮质萎缩。

3）偏光显微镜下：可见肾小管管腔内折光性物质。若用果蝇为模型动物，可在马氏管内见折光性物质。

二、肾盂肾炎动物模型

肾盂肾炎为泌尿道感染性疾病，晚期可引起肾衰竭。

（一）模型动物的选择

兔、猴、猪、大鼠、小鼠等动物均可用于制作急性肾盂肾炎动物模型，包括血源性肾盂肾炎和经尿道逆行性肾盂肾炎。

（二）常用的动物模型

1. 急性肾盂肾炎动物模型。

1）输尿管结扎模型：常用兔或大鼠造模。结扎一侧输尿管，同时静脉注射大肠埃希菌菌液（也可直接肾内注射），通常 1~3 天即可诱导肾盂肾炎。

2）小鼠尿道注射菌液模型：用镊子将小鼠尿道部皮肤向上提起，将经消毒的 24G 静脉留置针插入尿道，并缓慢注入大肠埃希菌菌液 20μL（浓度为 $1×10^6$ 个/mL），注射完毕后用镊子轻柔地夹住尿道口约 20 秒（以防菌液流出），3 小时后重复注射菌液一次，3~4 天即可建模成功。

3）直接注射菌液到肾皮质：打开动物腹腔后将菌液（浓度为 $1×10^6$ 个/mL）直接注射至两侧肾皮质，在 3~4 天内即可出现肾盂肾炎。

2. 慢性肾盂肾炎动物模型（以大鼠为例）：将细菌注射到肾脏或膀胱，均可建立慢性肾盂肾炎动物模型。

1）肾脏注射：在无菌操作下，在右后肋下做 1cm 长切口，充分暴露右肾，向肾皮质注入大肠埃希菌，3 周后建模成功。

2）膀胱内注射：向膀胱内灌注大肠埃希菌菌液（浓度为 $1×10^6$ 个/mL），同时用缝合线将输尿管固定于腹壁外，24 小时后拆除缝合线，连续灌注 6 周即可。

（三）评价

1. 细菌学检查：血液、尿液、肾脏和脾脏均可培养出细菌。

1）将血液或尿液接种于平板培养基。

2）脾脏断面在培养基上涂抹。

3）取 300mg 肾组织制成匀浆液后倾注培养。

4）在 37℃温箱中培养 24 小时后，急性肾盂肾炎时培养基上可见菌落生长。

2. 形态学检查：

1）肉眼观察。

（1）急性肾盂肾炎：肾脏肿大，肾表面可有脓点，切面可见化脓灶。

（2）慢性肾盂肾炎：肾脏体积缩小，表面凹凸不平，切面可见白色纤维组织增多，肾盂缩小，皮质可变薄。

2）组织病理学检查。

（1）急性肾盂肾炎：肾盂、肾盏黏膜下及肾小管周围可见弥漫性中性粒细胞浸润，甚至可见脓肿。根据一个高倍视野下白细胞数目进行严重程度分级。急性肾盂肾炎分级见表 3-4。

表 3-4　急性肾盂肾炎分级

分级	一个高倍镜视野下细胞数目
0	未见或<10 个白细胞
1	10~30 个白细胞
2	31~50 个白细胞
3	>50 个白细胞或有脓肿形成

（2）慢性肾盂肾炎：可见淋巴细胞、单核细胞散在分布，间质纤维组织显著增生；肾小球萎缩，肾小管扩张及蛋白管型。

第八节　内分泌系统疾病动物模型

一、糖尿病动物模型

糖尿病可分为1型糖尿病、2型糖尿病、特殊类型糖尿病和妊娠期糖尿病。

（一）模型动物的选择

大鼠、小鼠、犬、猴、小羊、地鼠、兔等均可被诱发出糖尿病。雄性大鼠制备模型的成功率要比雌性高出不少。

（二）1型糖尿病模型

1. 化学损伤性动物模型：用化学药品破坏胰腺β细胞，导致胰岛素产生急剧减少，从而引发模型动物糖耐量异常，产生一系列症状。常用试剂有两种，即链脲佐菌素（Streptozotocin，STZ）和四氧嘧啶（Alloxan，ALX）。

1）链脲佐菌素造模法（以大鼠为例）。

（1）单次大剂量注射：剂量为150～200mg/kg。

（2）多次低剂量注射：剂量通常为50mg/kg，连续5天，即可制模成功。低剂量注射可逐步损伤胰岛细胞，模型动物逐步出现血糖调节失代偿，出现多饮、多食、多尿、血糖持续偏高等症状。相比而言，多次低剂量注射的成模率高，且死亡率低。

2）四氧嘧啶造模法（以大鼠为例）。

（1）单次大剂量注射：剂量通常为100～200mg/kg，缺点是对机体其他器官毒性大。

（2）多次低剂量注射：剂量为37.5mg/kg，分3次隔天注射，对胰腺β细胞的损伤作用较为缓和，血糖逐步上升，可明显降低动物死亡率并提高成模率。

2. 自发性动物模型。

1）NOD小鼠：NOD小鼠是JCL－ICR品系的糖尿病小鼠，是经近亲杂交而得到的非肥胖型小鼠，其特征是多饮、多食、多尿、高血糖，与人类1型糖尿病症状十分接近。

2）BB大鼠：BB大鼠的自身免疫系统（如T细胞、B细胞和巨噬细胞）会毁坏胰岛β细胞，引起胰岛炎，导致胰岛素分泌缺乏。与NOD小鼠不同的是，BB大鼠会因胰岛素缺乏而引发酮血症，并很快死亡，且CD8＋和CD4＋淋巴细胞会减少。

（三）2型糖尿病动物模型

2型糖尿病是由胰岛素抵抗及胰岛素分泌不足所致，常伴有明显的遗传因素，但遗传机制尚未阐明。

1. 特殊膳食诱发法：通过对动物给予特殊饮食使之出现肥胖，胰岛素需要增加，β细胞因过度分泌致细胞退变，最终产生高血糖、高血脂等典型糖尿病症状。常用啮齿类动物和小型猪作为实验对象。

1）啮齿类动物模型：连续10天给动物灌胃脂肪乳（含20％猪油、1％甲基硫氧嘧啶、5％胆固醇、1％谷氨酸钠、5％蔗糖、5％果糖、20％吐温、30％丙二醇），即可建立大鼠 2 型糖尿病动物模型。

2）小型猪模型：用高脂高蔗糖（含 37％蔗糖、10％猪油）饲料饲喂贵州小香猪，连续 3 个月，即可建立 2 型糖尿病动物模型。

2. 链脲佐菌素法：用链脲佐菌素建立 2 型糖尿病动物模型，所需剂量较 1 型糖尿病动物模型小一些。

1）一次性大剂量注射模型：给予小鼠链脲佐菌素（65mg/kg）腹腔注射，可致空腹血糖明显上升，可造成不同程度的 2 型糖尿病。

2）多次小剂量链脲佐菌素注射造模：多次对恒河猴静脉注射链脲佐菌素（45mg/kg）后，动物血糖升高，并呈进行性发展，糖代谢紊乱。视网膜微血管发生扭曲、变形甚至破裂，进而形成微血管瘤，与人类 2 型糖尿病及其并发症类似。

3. 自发性动物模型（ob/ob 小鼠）：ob/ob 小鼠缺乏瘦素基因，由 C57BL/6J 小鼠 6 号染色体单基因隐性遗传突变产生。糖尿病症状的程度与遗传背景密切相关。*ob/ob* 表达于 C57BL/6J 小鼠时，表现为饮食过量，3~4 周龄出现明显肥胖、高血糖、轻度糖耐量受损、高胰岛素血症和胰岛素抵抗。*ob/ob* 表达于 C57BL/KS 品系小鼠，导致糖尿病症状更严重，胰岛退化，早期死亡。

（四）评价

1. 症状。

1）1 型糖尿病：典型症状为"三多一少"（即多饮、多食、多尿，体重减轻）。

2）2 型糖尿病：表现为多饮、多尿，体重不减少，甚至增加。

2. 血糖：由于所选造模方法和造模时所用动物和试剂不同，目前，判断模型成功与否的血糖标准尚未统一。从众多文献报道看，多以空腹血糖高于 11.1mmol/L、非空腹血糖高于 16.7mmol/L 等作为大鼠糖尿病的判断标准。

3. 组织病理学检查。

1）1 型糖尿病：胰腺外分泌部可见大量散在的单核细胞和淋巴细胞，胰岛形状不规则，边缘不整齐，胰岛 β 细胞排列紊乱，个别胰岛只剩下几个细胞环绕，有的胰岛内 β 细胞所剩无几，几乎成为空泡状。胰岛毛细血管扩张、充血，胰岛细胞减少。

2）2 型糖尿病：胰岛萎缩，胰岛边缘皱缩，胰岛数目减少，胰岛内细胞数量亦减少，多数细胞呈梭形，细胞核呈杆状。胰岛周围少量淋巴细胞浸润，出现空泡变性等典型病变。

二、甲状腺功能亢进症动物模型

（一）模型动物的选择

大鼠、小鼠、家兔、恒河猴、食蟹猴、豚鼠等动物均可用于制备甲状腺功能亢进症动物模型，其中鼠类最常用。

（二）常用的动物模型

1. 外源性甲状腺素补充法：通过口服或注射甲状腺素，模拟 T_3、T_4 分泌过多，抑制下丘脑分泌 TSH，从而使动物表现出相应的症状。具体操作如下（以大鼠为例）：购置成年大鼠，适应性喂养 7 天。将甲状腺素片研磨成粉末，用生理盐水配成 40mg/mL 的悬浊液，每天给每只动物灌胃甲状腺素片悬浊液一次（200mg/kg），连续给药 30 天。每 5 天称量一次体重并记录动物一般情况。测定摄食量、饮水量、体温、心电图以及血清 T_3、T_4 含量。

2. 免疫诱导法：利用表达 TSHR 的细胞或质粒 DNA 来免疫动物，诱发动物产生针对 TSHR 的特异性抗体 TRAb，可使动物产生类似人格雷夫斯病（GD）的临床表现，多用小鼠为模型动物。举例如下：

1）细胞免疫：用丝裂霉素 C 对转染了 hTSHRcDNA 的小鼠成纤维细胞进行预处理后，再将其注射到 7 周龄雌鼠体内，每 2 周注射一次，共 6 次。在最后一次注射后 2 周时，建模成功。

2）核酸免疫：选择 hTSHR 膜外区氨基端一个片段的基因序列，进行 RT-PCR，然后将其与 pcDNA3.1 载体连接，构建重组质粒 pcDNA3.1/hTSHR。将构建的 pcDNA3.1/hTSHR 质粒载体免疫 6~8 周龄 BALB/c 雌性小鼠（于第 1、4、7、9、10 周进行股四头肌注射，每只 100μg/次；注射前一天在相同部位注射 0.25% 布比卡因 30μL）。第 6 周和第 11 周眼眶采血，检测血清 T_4、TRAb、TSAb、TSH 受体阻断性抗体（TBAb）水平。第 12 周处死小鼠，取甲状腺进行组织病理学检查。

（三）评价

1. 临床表现：具有与人 GD 相似的临床表现，包括摄食量、饮水量增加，体温升高，心率增快，出汗过多和体重减轻。

2. 实验室检测指标如游离的 T_4、TSH 含量升高。

3. 病理改变：甲状腺弥漫性增生，滤泡细胞增生，滤泡内充满红染分泌物，滤泡腔边缘有吸收空泡。

第九节　阿尔茨海默病动物模型

阿尔茨海默病（Alzheimer's disease，AD）是一种以认知障碍和记忆力损害为临床特征的中枢神经系统疾病，其病理变化表现为神经元和突触丢失、细胞外 β-淀粉样肽（Amyloid-beta，Aβ）聚集形成老年斑（Senile plaques，SPs）和细胞内高度磷酸化的 Tau 蛋白形成神经原纤维缠结（Neurofibrilly tangles，NFTs）。

一、模型动物的选择

多种动物可用于制备 AD 动物模型，包括黑腹果蝇、秀丽隐杆线虫、鸡、青蛙、斑马鱼、小鼠、大鼠、叙利亚仓鼠、豚鼠、北极地松鼠、兔、犬、猫、山羊、狼獾、绵羊、黑熊、狐猴、恒河猴和黑猩猩等，其中以大鼠和小鼠应用频率最高。

二、常用的动物模型

建立模型的依据包括两个方面，即临床症状和病变特点。可单纯根据症状学造模，但更多的是根据其病变特点造模。每种模型各有其优缺点，尚无一种模型可以完全再现 AD 的临床表现和病理改变，其中化学性损伤模型使用频率最高。

（一）模拟 AD 症状的模型

1. 胆碱能损伤模型：AD 患者脑内乙酰胆碱（Acetylcholine，ACh）含量减少是导致记忆力下降的主要原因。破坏动物脑内的胆碱能系统，可以重现 AD 的临床特征和部分病理特征。东莨菪碱、海人酸、鹅膏蕈氨酸（Ibotenic acid，IBO）、N－甲基－D－天冬氨酸、使君子酸、1－乙基－1－（2－羟乙基）氯化氮丙啶等化学药品均可损伤胆碱能神经元。

1）东莨菪碱诱导模型：常选用 KM、ICR 或 C57BL/6J 小鼠为研究对象，腹腔注射东莨菪碱 3mg/kg，连续 60 天，可建模成功。

2）鹅膏蕈氨酸诱导模型：实验动物以 SD、Wistar 等纯系大鼠为宜，大鼠体重 300g 左右，鼠龄以 3~5 个月为宜。予以鹅膏蕈氨酸（$10\mu g$/只）进行双 Meynert 基底核注射（前囟后 3.3mm，中线旁 1.5mm，深 3.3mm），每侧注射时间 5 分钟，留针 5 分钟，缝合切口后肌注适量庆大霉素。2 周后，即可出现行为学改变和病理改变。

2. 铝中毒模型：选用大鼠、小鼠均可。一般以 $AlCl_3$ 溶液（300mg/kg）给动物连续灌胃 12 周，动物脑组织可出现 Aβ 聚集，神经元变性坏死，空间学习和记忆能力损害。

（二）模拟 AD 病变的模型

AD 的病理特征主要为脑内淀粉样蛋白斑块沉积、神经元丢失及神经纤维缠结形成。

1. Aβ 损伤模型：一般采用雄性 ICR 小鼠或雄性 Wistar 大鼠，将人工合成的 Aβ25-35 肽在微渗透泵的推动下注射入动物的侧脑室或海马组织中（1g/L，$1\mu L$）。该模型可以出现 SPs，而无 NFTs。操作举例如下：

1）麻醉大鼠后，头顶去毛，消毒皮肤并切开。

2）在颅骨上开两个孔（前囟后 3.0mm，中线左右 2.2mm，硬膜下 2.8mm），选择双侧海马区为注射靶区，采用微量注射器将 $5\mu L$（$10\mu g$）聚集肽 Aβ25-35 注入海马组织（每侧各 $5\mu L$），在 5 分钟内注完，并留针 5 分钟后缓慢撤针。

3）用牙托粉填补针孔，缝合皮肤并消毒。术后第 8 天开始行为学测试，测试结束后进行病理学检查。

2. 冈田酸（OA）致 Tau 蛋白损伤模型：Tau 蛋白的错误折叠和病理改变是神经系统退行性疾病的基础。冈田酸是一种磷酸酯酶抑制剂，可诱导 Tau 蛋白过度磷酸化。通常采用 Wistar 雄性大鼠为模型动物，向其侧脑室注入冈田酸（0.4mmol/L，$1.5\mu L$），可使磷酸化的 Tau 蛋白呈现双螺旋细丝状，形成 NFTs，引起神经元变性、突触损失和记忆障碍。这种模型只有 Tau 蛋白的病理表现，即 NFTs，而无 SPs 改变。

三、评价

1. 行为学观察：AD 的主要临床表现是行为学改变，即认知功能下降、学习记忆能力明显减退。目前常用的行为学检测方法有 Morris 水迷宫实验、电迷宫实验、高架十字迷宫实验、穿梭箱、旷场实验、爬杆实验、跳台实验、避暗实验等，其中 Morris 水迷宫实验应用最广，主要用于评价啮齿类动物的空间学习、记忆能力和短期记忆能力。

2. 形态学检查。

1）肉眼观察：皮质最早受累，脑沟变深，脑回变窄。

2）组织病理学检查：出现 SPs 和 NFTs，神经细胞内神经原纤维变粗或粗细不等、排列紊乱，海马 CA1、CA3 区和齿状回锥体细胞减少、颗粒空泡变性、细胞层数减少、排列紊乱，胞核深染、固缩、碎裂、溶解，Nissl 小体减少甚至消失，神经胶质细胞增生等。

3. 脑脊液检查：脑脊液中 β 淀粉样蛋白（Aβ42）水平可下降，总 Tau 蛋白或磷酸化 Tau 蛋白水平升高。

4. 神经生化观察：尽管尚未形成统一标准，但成模动物的很多神经生化指标通常都会呈现一定程度的下降，这些指标包括乙酰胆碱及其受体、胆碱乙酰转移酶活性、胆碱酯酶活性、谷氨酸、N-甲基-D-天冬氨酸受体、多巴胺、去甲肾上腺素和 γ-氨基丁酸等。

第十节　抑郁症动物模型

抑郁症主要表现为持续性情绪低落和精神障碍。常用的抑郁症造模方法主要包括应激造模（急、慢性应激）、药物造模、手术造模等。

一、模型动物的选择

啮齿动物、非人灵长类动物、斑马鱼，树鼩、转基因动物等均可用于建立抑郁症模型，以啮齿类动物最常用，主要为大鼠和小鼠。

二、常用的动物模型

慢性不可预知温和刺激模型（Chronic unpredictable mild stress，CUMS）指在一定时间内将动物连续暴露于多种不可预测的温和性刺激（如光照、隔离、剥夺食物或者水、噪声等），诱导动物产生抑郁行为。CUMS 常用的动物有 SD 大鼠、Wistar 大鼠、ICR 小鼠、KM 小鼠、C57BL/6J 小鼠、BALB/c 小鼠。制模操作如下：

1. 选择质量合格动物（小鼠或大鼠），适应性喂养 1~2 周。随机分为实验组和对照组，每组 10 只。

2. 造模时间 3 周，每天随机实施 1 种应激刺激，同种刺激在 48 小时内不重复使用。对实验组施以慢性不可预见性温和刺激，包括禁食 24 小时、禁水 24 小时、水平震荡 5 分钟、昼夜颠倒 24 小时、45°笼具倾斜 24 小时、45℃烘箱热烘 5 分钟、湿笼 24 小时、束缚 4 小时、4℃冷水游泳 5 分钟、4℃寒冷刺激 1 小时、夹尾 5 分钟、频闪照明 12 小时。

3. CUMS 的对照组给予每日抚摸处理，正常摄食摄水。

4. 在整个应激过程中，应及时记录实验组动物的行为及体重变化，并与对照组动物进行对比。

三、评价

1. 行为学实验：新奇抑制摄食实验（Novelty-suppressed feeding test，NSFT）、旷场实验（Open field test，OFT）、悬尾实验（Tail suspension test，TST）、强迫游泳实验（Forced swimming test，FST）、糖水偏好实验（Sucrose preference test，SPT）可用于分析动物的行为学状态。行为学实验操作详见第九章。在同一个研究中通常采用 2 种以上行为学实验来判断抑郁模型是否建立成功。动物在抑郁状态下表现为：

1）NSFT 中动物摄食减少，摄食量与体重的比值降低。

2）OFT 中动物穿越横格数和直立次数均减少，不动时间增加。

3）TST 中动物挣扎次数减少，不动时间增加。

4）FST 中动物爬壁、游泳动作减少，不动时间增长。

5）SPT 中动物对糖水的摄取量降低。

2. 生化指标和分子生物学指标。

1）神经化学指标：5-羟色胺（5-HT）水平和去甲肾上腺素（NE）水平均明显下降，而多巴胺（DA）水平升高。

2）分子水平的变化：脑源神经营养因子（BDNF）和环磷腺苷效应元件结合蛋白（CREB）等神经因子的表达水平明显下降。

3. 组织病理学检查：模型动物神经细胞明显减少；锥体细胞排列紊乱，伴随轻中度核固缩；神经突触减少；胶质细胞固缩等。

第十一节　常见口腔疾病动物模型

一、龋齿动物模型

龋病（Caries）与细菌感染及宿主的生活习惯不良有关。通常认为，致龋性食物（特别是蔗糖和精制碳水化合物）紧紧贴附于牙面，为细菌的繁殖提供了温床，细菌分解食物并产酸，使牙齿脱钙，并进而破坏有机质。不同部位龋的细菌种类组成不同。建立龋病动物模型主要围绕细菌和食物两大致病因素。

（一）模型动物的选择

大鼠、仓鼠、猴以及猪等动物均易患龋病。猴与猪的生理结构和人类接近，是最理想的实验动物，但不易获得，且价格高。大鼠和仓鼠具有体积小、致龋快、经济等特点，被广泛用。

（二）常用的动物模型

在抑制实验动物口腔固有菌群生长的基础上，定期接种人类致龋微生物，可以较真实地模拟人类龋病的发生过程。现以对大鼠接种变形链球菌 S. sobrinus 建立龋病模型为例。

1. 培养菌株及制备细菌悬液：

1) 复苏菌株（S. sobrinus）。

2) 将细菌接种于胰蛋白胨酵母固体培养基，在 37℃的厌氧条件下培养 18 小时，涂片检查为单一菌菌落后，继续培养，使其最终浓度达到 $1×10^8$ CFU/mL，备用。

2. 选取 22 日龄健康 Wistar 大鼠（SPF 级）。

3. 先对动物饲以普通饮食，并在饮水中加青霉素及链霉素抑菌 4 天。

4. 口腔接种 S. sobrinus（1mL/只）：用棉签蘸取菌液涂抹于大鼠磨牙的各牙面，连续 3 周，每周接种一次。

5. 持续致龋饲料及 5%蔗糖溶液饲养 3 个月，即可形成龋坏。

（三）评价

形成龋齿。

二、牙周炎动物模型

牙周炎的发病因素包括外源性和内源性两大因素。前者主要包括口腔卫生差、牙结石、食物嵌塞等，可促使牙菌斑积聚。后者主要包括免疫缺陷、内分泌失调、代谢紊乱等，它与外源性因素共同参与发病过程。建立牙周炎动物模型围绕内、外源性因素。

（一）模型动物的选择

大鼠、豚鼠、金黄地鼠、田鼠、猫、犬、雪貂、兔、羊、小型猪和各种非人灵长类动物均可用于建立牙周炎动物模型，以鼠类应用最为广泛。

（二）常用的动物模型

磨牙结扎法模型：

1. 取牙列完整、无龋、无牙周病大鼠，体重 170～200g，适应性饲养 1 周。

2. 对动物进行麻醉后，用丝线结扎大鼠上颌左第二磨牙牙颈部（右侧第二磨牙不结扎，作为对照），尽量将丝线压入龈沟，但不损伤牙龈组织。

3. 以牙周炎食谱（100g 食物中含蔗糖 56g、全脂奶粉 28g、全麦粉 6g、酵母粉 4g、肝 1g、食盐 2g、新鲜蔬菜 4g）饲养。

4. 每周 1 次在麻醉下检查结扎情况，同时在结扎丝线部位涂布牙龈卟啉单胞菌，连续 8 周。

（三）评价。

1. 肉眼观察：牙周组织出现红肿。

2. 组织病理学检查：可见炎性细胞浸润，主要为淋巴细胞和单核细胞、巨噬细胞；可见纤维组织增生。

三、口腔溃疡动物模型

制备口腔溃疡动物模型有多种方法，包括免疫诱导法、化疗法、化学烧灼法、氧自由基法、细菌感染诱导法、创伤法及放射法等，其中以免疫诱导法和化学烧灼法最常用。所选动物主要有兔、大鼠、豚鼠、金黄地鼠等。以免疫诱导法为例：用口腔黏膜组织为抗原诱导实验动物产生口腔病损，造模动物常选用新西兰兔。

1. 制备组织匀浆：处死正常兔，提取口腔黏膜组织，并将其研磨成糊状；用同样的方法制备心脏、肝脏组织匀浆，置-70℃低温冰箱备用。

2. 免疫动物：

1) 在上述组织匀浆中加入等量完全弗氏佐剂。在脊柱两侧皮内注射上述组织乳化液 1mL，共注射 20 点。

2) 每隔 2 周注射 1 次，共注射 5 次。于第 3 次注射抗原后，兔口腔内出现病损。

3. 结果评判：溃疡多发生在下唇和上唇，其次是牙龈和口底黏膜。溃疡呈圆形或椭圆形，边缘较整齐，表面有黄色假膜覆盖。溃疡直径为 2~5mm，一般 2~3 天愈合。

参考文献

[1] 燕苗苗，赵亚昆，王搏，等. 博来霉素诱导大鼠与小鼠肺纤维化模型的评价 [J]. 中国实验动物学报，2023，31（2）：179-186.

[2] 裴天仙，郭景玥，王春雨，等. 6 种 2 型糖尿病动物模型中生化和病理改变的比较 [J]. 药物评价研究，2020，43（2）：1740-1746.

[3] 何建明，曾高峰，宗少晖. 阿尔茨海默病大鼠动物模型的建立和评价 [J]. 广西医科大学学报，2012，29（5）：691-693.

[4] 李志钢，杨晋翔，张伟，等. 肝纤维化实验动物模型的建立与评价 [J]. 北京中医药大学学报（中医临床版），2009，16（4）：43-46.

[5] 龙友明，陈垦，兰雷，等. 大鼠 Crohn 病模型制备的改进 [J]. 广东医学院学报，2004，22（1）：4-7.

[6] 卢文丽，方肇勤，潘志强，等. 6 种胃溃疡小鼠模型的证候特征及比较 [J]. 上海中医药杂志，2007，41（8）：163-168.

[7] 焦文超，罗慧，苏聪平，等. 3 种溃疡性结肠炎动物模型的对比 [J]. 中华中医药杂志（原中国医药学报），2020，35（11）：5821-5823.

[8] 史琦，李春雷，孔艳华，等. SD 大鼠哮喘模型建立方法及评价的比较研究 [J]. 世界中医药，2019，14（11）：2887-2892.

[9] 常伟，饶玲，张稳稳，等. 肝癌动物模型常用致癌化合物及其机制研究进展 [J]. 海峡药学，2018，30（11）：9-11.

[10] 温欣，张琪. 高血压病实验动物模型的应用概况与评价 [J]. 中国医药导报，2021，18（17）：36-39.

[11] 刘迪，张洪春. 慢性阻塞性肺疾病动物模型的造模方法 [J]. 中国比较医学杂志，2020，30（3）：108-114.

[12] 杨文慧，郭涛，杨莉，等. 大鼠急性心肌梗死模型的建立 [J]. 中国老年学杂志，2015，35（21）：6019-6021.

[13] 郭鱼波，马如风，王丽丽，等. 骨质疏松动物模型及其评价方法的研究进展 [J]. 中国骨质疏松杂志，2015，21（9）：1149-1154.

第四章　常规形态学检查技术

在动物实验中，常规形态学检查是最基本且最重要的研究技术与手段。正确的取材、合适的固定和良好的染色是形态学检查的基础。

第一节　动物组织取材

取材是形态学检查的关键环节。取材不当不但影响切片质量，而且直接影响对病变的判断，可能导致漏判，甚至错判。因此，我们要准确地选取病变组织并及时固定。

一、取材前的准备

1. 为每只动物准备合适数量的盒子及标签。
2. 取材器械：解剖木板、解剖刀、镊子、剪刀。
3. 熟悉器官组织的结构，选好组织块的切面，并根据观察目的决定采用横切还是纵切。

二、取材的一般原则

1. 材料新鲜，争取在动物安乐死后半小时内处理完毕。
2. 有病变的，应选取病变组织，且带有部分正常组织。对于无明显病变的器官，常规取材：每个器官按最大切面取材，最少一块。
3. 所取组织块要厚薄均匀，尽量保持组织原有形态，一般厚度为 0.2～0.3cm，大小为 1.5cm×2.0cm；对于冰冻切片，组织块可略厚，用于免疫组织化学染色的组织块，以 1.0cm×1.0cm×0.2cm 为好。
4. 取材刀片锋利，切割组织时不可来回牵拉，夹取组织时动作应轻柔，以免损伤组织，引起结构变形。
5. 要注意清洁材料、刀片和操作台面，标本之间不可以发生交叉污染，对残留于组织上的血液、黏液、粪便等污物，应用生理盐水冲洗干净，然后取材。
6. 新鲜组织如需保存，应将组织用锡箔纸包裹后放入液氮速冻，随后置于−80℃冰箱中保存。

第二节　动物组织标本的固定及常用固定液

所取新鲜组织需充分固定后才能进行制片。组织标本的固定是指将组织浸泡在适当的化学试剂（固定液）中，使组织细胞内的物质尽量保持生前的形态结构和位置。

一、组织固定

选取适合的固定方式和良好的固定液，可以使组织固定均匀、收缩小、结构清晰，利于保存组织的抗原性，为后期染色、观察等奠定基础。

（一）固定目的

1. 终止或抑制外源性酶和内源性酶活性，防止组织、细胞自溶和腐败，保持组织和细胞形态与生活时基本一致。

2. 使细胞内蛋白质、脂肪、糖等各种成分转变成不溶性物质，有助于固定后物质的确切定位。

3. 使组织中的各种物质沉淀或凝固，产生不同的折光率，造成光学上的差异，以便观察、鉴别。

4. 防止细胞在低渗或高渗状态下过度膨胀和收缩。

5. 增加组织硬度、便于制片，且经过固定的组织对染料能产生不同的亲和力而使其着色清晰，便于辨认。

（二）注意事项

在进行组织固定时，影响固定效果的因素有很多，如固定液的选择、固定时间、固定方法等，因此在组织固定时应注意以下几点：

1. 对新鲜组织进行固定时，必须将其及时放入固定液中。

2. 防止材料因固定液的作用而发生变形，对含气、易浮组织（如肺等），可以缚以重物使其下沉，或抽出肺内气体等；对柔嫩轻薄组织，可先平摊于吸水纸上，再放入固定液。

3. 固定组织时，固定液必须足够多，至少为组织块总体积的 5 倍以上。

4. 应该根据组织的不同类型、性质、大小以及固定液的种类决定固定时间。

5. 若用甲醛溶液固定，所有组织应在 4% 甲醛溶液里固定至少 48 小时。

（三）固定方法

1. 浸泡固定法：为最常用的动物组织固定方法。

2. 蒸汽固定法：比较细小而薄的标本，可采用锇酸或甲醛蒸汽固定。其主要用于血液或细胞图片以及某些薄膜组织的固定。

3. 灌注固定法：用于固定体积过大或固定液难以渗透内部的组织标本，或需要对整个器官或整个动物进行固定，分为局部灌注固定和全身灌注固定。

4. 滴加法：用于细胞涂片的固定。

5. 微波固定法：经微波固定的组织具有核膜清晰、染色质均匀、分辨清晰等特点，但是由于组织自身成分特点不一，在进行固定时需要严格控制固定温度。

二、固定液的选择

用于固定组织的化学试剂称为固定液。固定液的种类很多，根据固定液中起固定作用的化学成分的种类多少，可分为单一固定液和复合固定液。除溶剂外，固定液中仅含一种化学物质，称为单一固定液；除溶剂外，若固定液中含两种及以上化学物质，称为复合固定液。每种固定液各有其优缺点，可根据实验需要选择。

（一）单一固定液

1. 甲醛（Formaldehyde）：最常用的单一固定液，它可与氨基酸基团形成羟甲基衍生物和稳定的亚甲基桥，使大部分蛋白质分子（包括酶）发生广泛交联而沉淀，因而蛋白质失去活性。它可防止细胞裂解和组织自溶，较好地保持组织细胞的形态结构。甲醛对组织穿透力强，固定均匀，组织收缩小，可长期保存标本。它对复合脂、神经及髓鞘均有良好的固定效果，也可固定高尔基体、线粒体和糖类，适合多种特殊染色。但甲醛不能使白蛋白和核蛋白沉淀，亦不能固定中性脂肪。用于固定标本的甲醛浓度为 3.7%～4.0%，通常用饱和甲醛溶液（甲醛浓度为 37%～40%，即福尔马林）来配制，即将一份饱和甲醛溶液与九份水混匀即可。

2. 乙醇（Ethanol）：乙醇能沉淀白蛋白、球蛋白和核蛋白，但不利于染色体的固定，同时也易造成核抗原的减弱和丢失，它具有硬化、固定、脱水等作用，组织渗透力较弱。若用高浓度乙醇对组织进行长时间固定，可使组织硬化，细胞核变形，细胞质收缩，蛋白质变性，糖原沉淀。无水乙醇的穿透速度快，主要用于固定糖原（如需对肝组织、阿米巴原虫和尤文肉瘤进行糖原染色，用它作固定液），70%乙醇可用于较长时间保存组织，95%乙醇常用于细胞涂片固定。固定组织标本一般不采用乙醇，只有在没有甲醛的情况下才临时使用，作为固定液使用时以 80%～95% 的浓度为宜。

3. 乙酸（Acetic acid）：又称冰醋酸，是可溶于水、无色、带有刺激性气味的液体，它能使核蛋白沉淀（使未分裂细胞核的染色质沉淀成块状），可以清楚地显示细胞核的结构。乙酸渗透性强、固定快，可使组织膨胀，经乙酸固定的组织不会硬化。乙酸很少单独使用，常跟乙醇、福尔马林、铬酸等容易引起组织变硬和收缩的物质混合配成复合固定液（如甲醛乙酸液：10mL 甲醛、5mL 乙酸、85mL 水）。乙酸固定液的常用浓度是 0.3%～5.0%。

4. 重铬酸钾（Potassium dichromate）：一种强氧化剂，其组织穿透力极强，对蛋白质及细胞器（线粒体、高尔基体等）固定效果好，能固定脂肪及类脂物，为髓鞘和嗜铬细胞的优良媒染剂。其缺点是可使染色质溶解，经重铬酸钾固定的组织必须经流水冲洗 12 小时以上方可包埋。重铬酸钾的备用液通常为 5% 水溶液，固定液使用浓度为 1%～3% 水溶液。也可用作复合固定液的成分。

5. 锇酸（Osmic acid）：白色或淡黄色晶体。它对蛋白质、脂肪、脂蛋白固定良好，有较强的电子染色作用，能极好地保存单个细胞或小块组织的细微结构。1%锇酸（水溶液）是电镜观察标本的最佳固定液。锇酸是一种强氧化剂，有剧毒，在使用时要注意对眼睛、呼吸器官、皮肤的保护。

6. 戊二醛（Glutaraldehyde）：带有刺激性气味的无色透明油状液体，它对糖蛋白、糖原、微管、内质网和细胞基质等都有较好的固定作用，能保存某些酶的活力，适合电镜和酶组织标本的固定，即使长时间固定，也不会使组织变脆。戊二醛固定液的浓度一般为 2%～4%。

7. 其他单一固定液：丙酮、氧化汞、铬酸、苦味酸等，亦可单独使用。

（二）复合固定液

1. 中性甲醛（4%）：常以 pH 值 7.2～7.4 的磷酸盐缓冲液（Phosphate buffer solution，PBS）为溶剂配制，它可使蛋白质、核酸等大分子在细胞内原位凝固沉淀，防止这些物质崩解和弥散流失，对大多数抗原和基因保存较好，能完好地保存组织形态；同时，中性甲醛可显著增加对铁离子的检出速度，并避免形成福尔马林色素，是免疫组织化学和分子病理学检查最常用的固定液，固定时间以 24～72 小时为宜。

配方：甲醛 100mL，蒸馏水 900mL，磷酸二氢钠（$NaH_2PO_4 \cdot H_2O$）4g，磷酸氢二钠（Na_2HPO_4）6.5g，用 1mol/ L NaOH 调整 pH 值至 7.2～7.4。

2. A－F 液（乙醇－甲醛液）：此固定液兼具固定和脱水的作用，待组织固定后可将其置入 95%乙醇脱水，适用于皮下组织中肥大细胞的固定。

配方：无水乙醇或 95%乙醇（A）90mL，40%甲醇（F）10mL。

3. Bouin 固定液：Bouin 固定液渗透力强，对组织的收缩性小，固定均匀，不会使组织变硬变脆，适用于固定骨髓、睾丸、结缔组织等，尤其是 Masson 三色染色时更为理想。固定液偏酸（pH 值为 1.7 左右），对抗原有一定的损害，不宜用于长期保存标本。固定时间为 8～24 小时（8 小时以内对免疫组织化学影响较小），经 Bouin 固定液固定后的组织，经流水冲洗后需用 75%乙醇再浸泡 2 小时以上。

配方：饱和苦味酸水溶液 75mL（将 1.5g 苦味酸固体溶于 100mL 蒸馏水），40%甲醛水溶液 25mL，乙酸 5mL。

4. Zenker 液：对免疫球蛋白、病毒包涵体的固定效果较好，经它固定的组织标本，镜下细胞核和细胞质染色比较清晰，但它不适用于固定含血量较多的标本。固定时间为 12～36 小时，加热可加快固定。经 Zenker 液固定后的组织必须去除重铬酸钾（常用流水冲洗 12 小时，也可用 0.5%亚硫酸钠溶液或 1%氨水溶液洗涤）后再进行后续处理。在染色前要先用 0.5%碘酒（70%乙醇加入碘配制）进行脱汞处理。

配方：Zenker 液由重铬酸钾 2.5g、氯化汞 5g、蒸馏水 100mL 组成，使用时再加入乙酸 5mL。将重铬酸钾和氯化汞加入蒸馏水，加温至 40～50℃，使之溶解，冷却后过滤，保存于棕色玻璃磨砂瓶内。此液不能用金属容器盛放，组织固定后也不能用金属镊子夹取。如果此配方中的乙酸用甲醛代替即为 Helly 液。

5. Helly 液：又称 Zenker 甲醛液，它对细胞质固定效果较好，特别是对细胞质内的特殊颗粒，它对胰岛以及心肌闰盘的保存亦有良好的效果。因其含有汞成分，故在染色前应先用 0.5%碘酒进行脱汞处理。

配方：重铬酸钾 2.5g，氯化汞 5g，蒸馏水 100mL，甲醛 5mL。

6. Carnoy 液：渗透力强，它能很好地固定细胞质和染色质，特别适用于固定外膜致密的组织。用它固定组织的同时，也能溶解大部分脂肪，亦适用于糖原及尼氏小体的固定，显示 DNA 和 RNA 效果好。它的固定速度快，厚度为 3mm 的组织块一般固定 1 小时左右即可，较厚的组织最好也不要超过 4 小时。

配方：乙酸 10mL，氯仿 30mL，无水乙醇 60mL。

7. Kanovsky 液：常用于免疫电镜标本的前固定，它对细胞抗原性、微细结构的保存较单纯使用戊二醛效果好。用它固定时，一般采用先灌注固定再浸泡固定的方法。浸泡固定时间为 10～30 分钟，然后用缓冲液漂洗，最后用蔗糖液浸泡，恒温冰冻切片。

配方：25％戊二醛 10mL，40％甲醛 5mL，0.2mol/L 二甲胂酸钠缓冲液 49mL，无水氯化钙 50mg，蒸馏水 33.5mL（最后加入），pH 值为 7.3。

8. B−5 固定液（乙酸钠−氯化汞−甲醛固定液）：渗透力较强，多用于固定淋巴组织、胰腺组织，对鉴别胰岛细胞效果较好。凡使用 B−5 固定液等具有汞成分的固定液固定的组织，在染色前必须用 0.5％碘酒进行脱汞处理。

配方：无水乙酸钠 2g，氯化汞 6g，甲醛 10mL（用时加入），蒸馏水 90mL。如果在此配方中不加甲醛，即为 B−4 固定液。

9. 4％多聚甲醛液：常用于免疫组织化学组织的固定。通常先用此液对动物进行灌注固定再取材，然后再用该液浸泡固定 2～24 小时。该液可用于对组织样本较长时间的保存。

配方：将 40g 多聚甲醛溶于 1000mL 蒸馏水（或 1000mL PBS），加温至 60℃，搅拌溶解。

第三节　石蜡包埋与切片

一、组织脱水

组织标本经固定后，组织内含有大量水分，采用某些溶剂逐步将组织块中的水分置换出来，以利于后续透明剂渗入，这个过程就叫脱水。常用的脱水剂包括乙醇（Alcohol）、丙酮（Acetone）、正丁醇（N−butyl−alcohol）和叔丁醇（Tertiary butyl−alcohol），其中乙醇为最常用的脱水剂。

二、组织透明

大多数脱水剂不能和石蜡相混溶。组织在脱水后，必须经透明剂作用才能透蜡。透明剂既可与脱水剂相混溶，又可与液体石蜡相混溶。染色后的切片也要进行透明，有利于光线透过，便于在显微镜下观察。使用最多的透明剂为二甲苯，其他透明剂包括甲苯、氯仿、香柏油、冬青油等。

三、组织浸蜡和包埋

组织经过脱水和透明后，要使用石蜡、火棉胶、明胶或碳蜡等包埋剂渗入组织内部，使其变硬，以利于切片和观察，这个过程称为浸蜡。将经浸蜡后的组织标放入包埋框，然后滴加已融化的石蜡，待其完全覆盖组织标本后，将包埋框迅速置于冰块上，使液蜡凝固，这个过程，称为包埋。石蜡是应用最为广泛的包埋剂，其熔点为 56～58℃。

四、组织切片

切片为组织制片的主要步骤之一，不仅需要完备的工具，还要有熟练的技术。用于光学显微镜观察的组织切片，其厚度一般为 $4\sim8\mu m$，且必须完整全面地切出，必要时必须连续切片才能满足要求。

（一）石蜡切片

经石蜡包埋的组织块可长时间保存，且切片操作简单，能连续切片及大批量制片。

1. 设备：石蜡块切片机、展片机、毛笔、眼科镊。

2. 制片过程：

1）将遇冷的石蜡包埋组织块装在切片机固定器上。

2）调整切片厚度。

3）左手持毛笔，右手旋转切片机把手，转动切片机，切片切出后，用毛笔托起，再用眼科镊夹取，轻轻放入展片机温水池中（温度约为 40℃），待切片摊平整后用载波片捞片。

4）切片附着后，放在空气中稍晾干即可烤片，烤片温度为 $56\sim60℃$，烤片 30 分钟～1 小时后可染色。

（二）冰冻切片

冰冻切片应用范围较广，多用于新鲜组织、甲醛固定组织和低温冰箱冷藏组织等。冰冻切片可以很好地保存酶类及各种抗原活性，对于显示特定成分具有巨大优势。某些特殊染色（如苏丹Ⅲ染色显示脂滴、酶组织化学染色）、免疫组织化学染色及核酸分子的原位杂交，常需用到冰冻切片。

1. 设备：冰冻切片机、毛笔、眼科镊。

2. 冰冻切片方法包括直接冰冻切片法（恒冷箱切片法、半导体制冷冰冻切片法、二氧化碳冰冻切片法）、明胶冰冻切片法和冰冻切片粘片法，可根据组织类型、操作具体条件选择，其中恒冷箱切片法最为常用。

第四节　组织切片的常用染色技术

未染色的切片在显微镜下只能看到细胞或组织的轮廓，不能看到细微结构。对组织切片染色后，使细胞/组织的不同成分被染上不同颜色，从而产生不同的折光率，可以更好地辨识组织细胞的形态结构。

一、苏木素－伊红染色

苏木素－伊红染色（Hematoxylin－eosin staining，HE 染色）是组织形态学研究常用的染色方法。苏木素经过氧化后变成酸性染料苏木红，苏木红与二价或三价的金属盐或氢氧化物结合形成带正电荷的蓝色色素，能与细胞中带负电荷的脱氧核糖核酸（DNA）结合而使细胞核着色，较好地显示细胞核成分。伊红是一种化学合成的酸性染料，在水中分解成带负电荷的阴离子，可与蛋白质的氨基正电荷（阳离子）结合，使细胞质、红细胞、肌肉组织、嗜伊红颗粒、结缔组织等被染成不同程度的红色或粉红色，与蓝色的细胞核形成鲜明的对比。组织切片经 HE 染色时，细胞核呈蓝色，细胞质呈淡红色。

（一）HE 染色步骤

1. 脱蜡及水化。

1）脱蜡：用二甲苯脱蜡 3 次，每次 5 分钟。

2）除去二甲苯：无水乙醇 2～10 分钟。

3）逐级水化：95％乙醇、85％乙醇、75％乙醇各 1 分钟。

4）自来水洗 1 分钟。

2. 染色。

1）苏木素染色 5 分钟左右。

2）自来水洗 1 分钟。

3）分色（除去过多的苏木素）：1％盐酸乙醇 15～30 秒，自来水洗 1 分钟。

4）稀氨水（1％）返蓝 30 秒或自来水流水返蓝 30 分钟。

5）蒸馏水 1 分钟。

6）伊红染色 1～2 分钟，自来水洗 1 分钟。

3. 脱水、透明和封片。

1）梯度脱水：70％乙醇 20 秒，85％乙醇 30 秒，95％乙醇 1 分钟，无水乙醇 1 分钟。

2）透明：二甲苯 2 次，每次 2 分钟。

3）中性树胶封片。

（二）注意事项

1. 脱蜡应彻底，完全脱蜡后必须放入无水乙醇中完全洗去二甲苯成分，方可进行后续操作。

2. 染色可根据组织不同、染片多少、染料新鲜程度等，适当增减染色时间。苏木素染色后，盐酸乙醇分色必须严格掌握时间，分色后立即放入自来水中冲洗。伊红染色后进行脱水时乙醇应从低浓度到高浓度，低浓度乙醇对伊红有分色作用，放置时间不应过长，而在高浓度乙醇中脱水时间应适当延长，保证脱水充分。

3. 封好的切片应放置在通风处，待中性树胶充分凝固，以便于切片的保存。

二、特殊染色

HE 染色虽然可满足大部分形态学研究需要，但组织切片中的某些特殊成分不易被识别出来，而用一些特殊染色方法可弥补不足之处。

（一）结缔组织染色

结缔组织染色主要用以显示或区分各种纤维成分，可以显示动物器官组织的病变程度和修复情况。

1. 胶原纤维染色：胶原纤维由成纤维细胞产生，常常被酸性染料染色。在动物实验中，可用胶原纤维染色来鉴定心肌梗死形成的瘢痕灶、早期肝硬化以及其他纤维组织增加或减少性疾病，还可用于鉴定梭形、纤维形细胞肿瘤的组织来源。目前常用的胶原纤维染色方法有 Masson 三色染色法、Van Gieson 苦味酸酸性复红法和 Sirius red 染色法。

Masson 三色染色法可对细胞核、嗜银颗粒、神经胶质纤维、胶原、角质、细胞间纤维等进行染色。

Masson 三色染色结果判定：胶原纤维呈蓝色，弹力纤维呈棕色，肌纤维、纤维素、红细胞呈红色，细胞核呈蓝褐色。用此法染色时，组织标本最好用 Zenker 液或 Bouin 固定液固定，也可用 4%甲醛固定。

1）试剂配制：所需的主要试剂为 Masson 复合染色液、2%苯胺蓝溶液或亮绿染色液，其配方如下。

（1）Masson 复合染色液：酸性复红 1g，丽春红 2g，橘黄 G 2g，0.25%醋酸 300mL。

（2）2%苯胺蓝溶液：苯胺蓝 2g，冰醋酸 2mL，蒸馏水 98mL。

（3）亮绿染色液：亮绿 SF 0.1g，0.2%醋酸 100mL。

2）染色步骤：

（1）切片脱蜡及水化，若固定液为 Zenker 液，需除汞处理。

（2）Masson 复合染色液染 5 分钟。

（3）0.2%醋酸水溶液稍洗。

（4）5%磷钨酸 5～10 分钟。

（5）0.2%醋酸水溶液浸洗 2 次。

（6）2%苯胺蓝溶液 5 分钟，0.2%醋酸水洗 2 次。

（7）无水乙醇脱水，二甲苯透明，中性树胶封片。

3）注意事项：

（1）用磷钨酸分化时，需在显微镜下控制至肌纤维清晰为止。

（2）2%苯胺蓝溶液可用亮绿染色液替代，此时胶原纤维染成绿色。

2. 网状纤维染色：网状纤维细而有分支，交错排列穿行于细胞之间，大量堆积时呈致密网状，在 HE 染色下不易辨认，但用银氨溶液浸染能使之染成黑色。用网状纤维染色可识别坏死组织的结构和类型，也可用于观察肝脏病变处的网状纤维支架形态、分布特点及破损情况等。此外，网状纤维染色可应用于上皮性和非上皮性肿瘤的鉴别，以及各种间叶性肿瘤的鉴别等。

网状纤维染色方法有很多，包括 Perdran 染色法、Gorden－Sweets 染色法、Wilder 染色法、Foot 染色法和 Gomori 染色法等，此处仅介绍最为常用的 Gomori 染色法。经甲醛溶液、乙醇或其他固定液固定的组织均可采用 Gomori 染色法。

Gomori 染色法结果判定：网状纤维呈灰黑色，胶原纤维呈红色，基质呈黄色。

1）试剂配制。

甲液：硝酸银 10.2g，蒸馏水 100mL。

乙液：氢氧化钠 3.1g，蒸馏水 100mL。

取甲液 5mL，滴加氨水至溶液清亮为止，再加入 5mL 乙液，此时该液突然变成紫黑色，再滴加氨水至清亮为止。补加 4 滴氨水，用蒸馏水补足 50mL。

2）染色方法（以石蜡切片为例）：

（1）常规脱蜡及水化。

（2）入 0.5％高锰酸钾中，加入 5mL 3％硫酸，5 分钟，自来水洗。

（3）用 2％草酸漂白，水洗 2 分钟。

（4）入 2％硫酸铁铵媒染 1 分钟，水洗，蒸馏水洗 2 次。

（5）入银氨溶液中 1 分钟，蒸馏水洗 2 次。

（6）入 20％甲醛液中 5 分钟，蒸馏水洗 2 次。

（7）入 0.2％氯化金溶液中 2 分钟。

（8）用 2％硫代硫酸钠固定 2 分钟，自来水洗，蒸馏水洗 2 次。

（9）丽春红 S 苦味酸染色液复染 3～5 分钟。

（10）直接用无水乙醇脱水，二甲苯透明，中性树胶封片。

3）注意事项：

（1）所用玻璃器材及载玻片均需达到洁净程度，再用粘附剂处理载玻片，防止脱片。配制银氨溶液时，最好用双蒸水。

（2）银氨溶液遇光或受空气作用后易析出银盐，需使用棕色瓶盛装并密封避光保存。银氨溶液宜新鲜配制，储藏在冰箱中可保存数天至数周。

（3）用丽春红复染时，一般将其滴加于组织切片上。

（4）染色时，应防止染液在切片上分布不均，导致染色不均。

（5）脱水后应及时封片，不宜在空气中停留过长时间，以免产生色素颗粒。

3. 弹力纤维染色：弹力纤维广泛分布于全身各处，在肺泡、动脉壁和皮肤等处尤为丰富。有些病变表现为弹力纤维的破坏、增生、断裂与崩解等，HE 染色时，弹力纤维显示不佳，需用弹力纤维染色来显示。弹力纤维染色方法包括 Gomori 醛品红法、Weigert 间苯二酚复红染色法、维多利亚蓝法、Uana 地衣红法等，后三种方法染色时间较长，此处仅介绍最常用的 Gomori 醛品红法。经各种固定液固定的组织标本均可进行 Gomori 醛品红染色，对经甲醛生理盐水固定液固定的组织染色效果最佳。

Gomori 醛品红染色结果判定：细胞核呈深蓝色，弹力纤维呈深棕色到黑色，胶原纤维呈粉红色到浅蓝色，黑色素呈绿色到棕色，嗜伊红颗粒呈红色至紫色。

1）试剂配制。

（1）Lugol 碘液：碘片 1g，碘化钾 2g，蒸馏水 100mL。

（2）5％硫代硫酸钠水溶液：硫代硫酸钠 5g，加蒸馏水至 100mL。

（3）醛品红染液：碱性品红 0.5g，70％乙醇 100mL，浓盐酸 1mL，三聚乙醛 1mL。将碱性品红溶于 70％乙醇中，然后加入浓盐酸和三聚乙醛，轻轻摇动使之混合均匀，于室温下静置 1～2 天（低温时需 3～4 天），待变成深紫色时即为成熟。过滤后置于小口磨砂瓶，冰箱内保存备用。

（4）橙黄 G 染液：橙黄 G 2g，蒸馏水 100mL，磷钨酸 5g。

2）染色步骤：

（1）常规切片脱蜡及水化。

（2）Lugol 碘液处理 5 分钟，水洗。

（3）5％硫代硫酸钠水溶液处理 5 分钟，流水冲洗 5 分钟。

（4）70％乙醇浸洗 10 秒。

（5）入醛品红染液 10 分钟。

（6）70％乙醇浸洗 2 次，每次约 30 秒，至切片不再脱色为止，稍水洗。

（7）橘黄 G 染液滴染约 1 秒，蒸馏水洗 1~2 分钟。

（8）乙醇梯度脱水，二甲苯透明，中性树胶封片。

3）注意事项：

（1）醛品红染液成熟后置于冰箱内保存，用时需要恢复至室温。此液可以保存 6 个月。若保存时间过长，则染色时间相对延长。

（2）橙黄 G 染液要淡染，否则会掩盖弹力纤维的深紫色。

（二）神经组织染色

神经组织的构造和神经细胞的组成极其复杂，需用特殊染色才能显示神经组织中的不同组分。

1. 神经尼氏体染色（甲苯胺蓝染色法）：尼氏体由许多规则的平行排列的粗面内质网和散在于其间的游离核糖体组成，是神经元的特征性结构之一，其数量和分布与神经元的功能状态密切相关。在代谢功能旺盛的神经元中尼氏体特别丰富。当神经元受到损伤或过度疲劳时，尼氏体可减少、解体甚至消失。在损伤或疲劳恢复过程中，尼氏体又重新出现、增多，并可至正常水平。在形态学研究中常常需要对其进行特殊染色方可显示，其中最常用的染色方法是甲苯胺蓝染色法。

甲苯胺蓝染色法结果判定：尼氏体呈紫蓝色，位于细胞核周围，细胞核呈蓝色。

1）试剂配制。1％甲苯胺蓝染液：甲苯胺蓝 1g，蒸馏水加至 100mL。先用约 50mL 蒸馏水溶解甲苯胺蓝，溶解后定容至 100mL，过滤后可用。

2）染色步骤：

（1）常规切片脱蜡及水化。

（2）入已预热至 60℃的 1％甲苯胺蓝染液中 40 分钟，蒸馏水洗。

（3）70％乙醇、80％乙醇分别清洗。

（4）95％乙醇分化、脱色，显微镜下控制，以尼氏体清晰、背景淡蓝色至无色最佳。

（5）无水乙醇脱水，二甲苯透明，中性树胶封片。

2. 神经元及神经纤维染色：神经组织主要由神经元和神经胶质细胞组成。神经元集中于大脑、小脑皮质、脑干、脊髓的灰质以及神经节内。神经元由细胞体、树突和轴突构成。神经元之间通过突触互相联系，每个神经元有一至多个树突，轴突只有一个。神经纤维由轴索及外面的鞘膜组成，鞘膜主要由施万细胞的胞膜组成，外层有很薄的结缔组织膜。

神经元及神经纤维的特殊染色方法包括 Glees 和 Marsland 染色法、甘氨酸银镀法、Holmes 染色法及 Golgi 染色法。下面详细介绍 Holmes 染色法，其结果判定：神经元及轴突呈黑色，背景呈蓝灰色。

1）试剂配置。

缓冲液 A：硼酸 12.4g，蒸馏水 1000mL。

缓冲液 B：硼酸 19g，蒸馏水 1000mL。

浸润液：缓冲液 A 55mL，缓冲液 B 45mL，1%硝酸银 1mL，10%吡啶 5mL，蒸馏水 394mL。

还原液：对苯二酚 1g，硫酸钠 10g，蒸馏水 100mL。还原液可反复使用，但保存不得超过 1 周。

2）染色步骤：

（1）石蜡切片脱蜡及水化。

（2）浸入 20%硝酸银，室温下于暗处作用 2 小时，更厚的切片可过夜。

（3）蒸馏水洗 3 次，共 10 分钟。

（4）入浸润液染 12 小时，恒温 37℃。浸润液量不得少于 20mL，盖紧容器，吸干。

（5）入还原液 10 分钟（还原液预温至 25℃时效果更好）。

（6）自来水洗 3 分钟，转入蒸馏水洗。

（7）0.2%氯化金调色 3 分钟，或至切片不显棕色为止，蒸馏水稍洗。

（8）移入 2%草酸，镜下观察轴索及背景区分明显为止，蒸馏水洗。

（9）5%亚硫酸钠固定 5 分钟，自来水洗。

（10）乙醇脱水，二甲苯透明，中性树胶封片。

3）注意事项：组织用氯化汞固定能增进染色，该法亦适用于周围神经染色。

3. 神经髓鞘染色：神经纤维分为有髓神经纤维和无髓神经纤维两大类。有髓神经纤维的髓鞘是一层很厚的管状结构，为节段性，含 60%脂质和 40%蛋白质。很多疾病可以引起髓鞘的变化，识别髓鞘是否完整、变性、坏死程度及修复情况，对神经疾病的诊断和研究具有重要意义。

髓鞘染色主要是对脂质染色，一般分为两大类，即正常髓鞘染色和变性髓鞘染色，前者常用的染色方法包括 Loyez 法、Weil 法、Weigert－Pal 法等，后者常用的染色方法有 March 法、Swank 法和 Devenort 法。变性髓鞘是指由于神经系统受到损伤，导致神经纤维脱髓鞘病变，髓鞘脱失可引起神经纤维及神经细胞严重损伤。脱髓鞘过程包含复合脂质崩解成单纯的脂质，被胶质细胞吞噬，最后髓鞘完全消失。变性髓鞘染色时，正常神经髓鞘不着色，仅变性髓鞘才着色。

此处仅介绍正常髓鞘染色法中的 Weil 法。对于石蜡切片，该染色法效果较为满意，镜下可见髓鞘呈蓝黑色，背景呈淡灰色。

1）试剂配置。

Weil 苏木精：10%苏木精乙醇溶液 5mL，4%铁明矾 50mL，蒸馏水 40mL。

Weigert 分化液：硼砂 2g，铁氰化钾 2.5g，蒸馏水 200mL。

2）染色步骤：

（1）石蜡切片脱蜡及水化，蒸馏水洗。

（2）Weil 苏木精 15 分钟，45～50℃，自来水洗 15 分钟。

（3）4%铁明矾分化至灰白质分辨明显，必要时可用 Weigert 分化液补充分化，自来水洗。

（4）乙醇脱水，二甲苯透明，中性树胶封片。

（三）脂质染色

脂质是中性脂肪、类脂以及其衍生物的总称。脂质易溶于有机溶剂，在常规固定、包埋、HE染色过程中，部分脂质被溶解。因而，HE染色镜下观察脂质表现为空泡、空白裂隙或透明状改变，有时不易与糖原沉积、水肿等病变鉴别。脂质染色既可用于证实和区分脂肪变性，又可用于区分病理性脂质沉积（如在动脉粥样硬化斑块内常有大量胆固醇沉积）和糖原沉积及细胞水肿。为了更好地显示脂质，通常用冰冻切片进行脂质染色。经中性甲醛固定的组织标本可进行脂质染色，但单纯用甲醛固定会丢失一些磷脂，加钙后有助于保存磷脂。

苏丹类染料是显示中性脂肪传统而稳定可靠的染色剂，其染色方法有苏丹Ⅱ染色、苏丹Ⅲ染色、苏丹Ⅳ染色、苏丹黑B染色及油红O染色等。此处介绍苏丹Ⅲ染色法。

苏丹Ⅲ染色法结果判定：脂肪呈橘红色，脂肪酸不着色，细胞核呈淡蓝色。

1. 试剂配制。苏丹Ⅲ染液：苏丹Ⅲ 0.15g，60%～70%乙醇100mL，将苏丹Ⅲ充分溶于60%～70%乙醇，形成饱和沉淀液，作为备用液（可保存较长时间）。临时配制溶解后需要过滤才能使用。备用液每次使用不能摇动试剂瓶，轻轻倾倒上清液即可使用。本溶液盛放容器必须塞紧和盖严，避免溶液挥发以致染色时发生沉淀。

2. 染色方法：

1）冰冻切片厚8～10μm，漂浮染色，蒸馏水稍洗。

2）苏木素液浸染约1分钟，自来水洗后，用0.5%盐酸乙醇分化数秒，再用水洗使细胞核返蓝。

3）蒸馏水洗后移入70%乙醇内浸洗数秒。

4）浸入苏丹Ⅲ染液中约30分钟或更长时间。如果置于56℃烤箱中可适当缩短时间。

5）在70%乙醇中分化数秒。

6）将切片浸于蒸馏水底面，待组织片上的乙醇洗净后捞出。

7）待切片在空气中晾干或用冷风机吹干。

8）及时用甘油明胶封片。

（四）糖类染色

糖类包括单糖、双糖、多糖、黏多糖、糖蛋白和糖脂，广泛存在于动植物中。糖类经过碘酸氧化后，可与染色剂结合，被清楚地显示。

1. 糖原染色

正常情况下，糖原存在于细胞质内，在肝脏、心肌、骨骼肌中含量最多。糖原易溶于水，在酶的作用下很容易被分解为葡萄糖。机体死亡后1小时，糖原可崩解为蔗糖。为保证糖原染色获得满意结果，必须趁组织标本新鲜时进行固定或冰冻保存，且固定之前不能用水或生理盐水浸洗。用于糖原染色的组织，必须经特殊固定液（包括Carnoy固定液、单纯性无水乙醇固定液等）固定后再进行石蜡切片，才能使糖原保存下来。

糖原染色的常规方法为过碘酸－Schiff 染色法（Periodic aid－Schiff，PAS），其原理是过碘酸把糖类相邻两个碳原子上的羟基氧化成醛基，再用 Schiff 液和醛基反应，生成紫红色沉淀物。糖原染色可用于糖原沉积病、糖尿病以及某些透明细胞肿瘤的诊断和研究，也可用于鉴别细胞内空泡状变性的病变性质。

PAS 染色结果判定：糖原及其他含糖成分呈红色，细胞核呈蓝色。

1）试剂配制。

（1）5％过碘酸氧化液：高碘酸 0.5g，蒸馏水 100mL。配制此溶液后将其置于冰箱中待用。

（2）Schiff 液：碱性复红 1g，1mol/L 盐酸 20mL，重亚硫酸钠 2g，重蒸馏水 200mL。先将 200mL 重蒸馏水煮沸，加入 1g 碱性复红，再煮沸 1 分钟；冷却至 50℃时加入 20mL 1mol/L 盐酸，待降温至 35℃时加入 2g 重亚硫酸钠；室温中放置 2 小时，之后见稍带红色，5 小时之后变为无色液体；然后将其倒入棕色瓶内装好，封口，放入冰箱中保存待用。

2）染色方法：

（1）组织切片脱蜡及水化，蒸馏水洗。

（2）入 5％过碘酸氧化液 10～20 分钟，充分蒸馏水洗。

（3）Schiff 液染色 10 分钟（如果室温在 15℃以下，可稍加温以加快反应）。

（4）流水冲洗 10 分钟（对着色较深的切片可缩短时间）。

（5）用 Mayer 明矾苏木素液染核 3～5 分钟。

（6）0.5％盐酸乙醇分化。

（7）无水乙醇脱水，二甲苯透明，中性树胶封片。

3）注意事项：

（1）除了糖原颗粒以外，也可见到黏蛋白、透明质酸、部分网状纤维、纤维蛋白、玻璃样变、脑垂体细胞、甲状腺胶样物质、类淀粉以及其他呈阳性反应的物质呈不同深度的红色或紫红色。

（2）所需重亚硫酸钠的质量必须优良，不能使用陈旧的带刺激性的试剂。

（3）染 Schiff 液后，不可用自来水冲洗过久，防止返红；切片变红适中后应立即封片。

（4）Schiff 液应放于冰箱中保存，染色前将试剂取出，恢复至室温后再进行染色；染色时间视室温而定，夏季 10 分钟，冬季可延长至 20 分钟。

2．黏液物质染色：动物的各种腺体及其他许多组织、细胞都能制造或分泌黏液物质，且所分泌的黏液物质基本相同，统称为黏液。由于组织细胞的功能状态与代谢活动不同，黏液的化学结构和物理性质并不完全相同，所以染色反应的结果各有差异。在病理状态下，结缔组织、心肌、肾脏等一些实质器官可出现黏液性水肿、黏液变性和黏蛋白增多，可以采用黏液物质染色进行证明或区分。此外，黏液物质染色还可应用于黏液性上皮肿瘤的鉴别和证明肿瘤内是否含有黏液。

黏液物质染色法有很多，如可特异性显示酸性黏液物质的阿先蓝（Alcian blue，pH 值 1.0）法、胶体铁或高铁二胺阿先蓝法、阿先蓝和 PAS 联合法（AB－PAS 染色法）等。AB-PAS 染色法可显示中性、轻度酸性及高度酸性黏液物质，是最好的广谱黏液染色法。

AB-PAS 染色法结果判定：中性黏液物质呈红色，酸性黏液物质呈蓝色，中性和酸性黏液物质的混合物呈紫红色。

1）试剂配制。阿先蓝染色液：阿先蓝 8GS 1g，冰醋酸 3mL，蒸馏水 97mL。用前过滤，在溶液中加入麝香草酚 2 粒防腐，pH 值为 2.6~3.0。

2）染色方法：

（1）切片脱蜡及水化，蒸馏水浸洗 1 分钟。

（2）入 3% 醋酸液中 3 分钟。

（3）入阿先蓝液中 30 分钟或更长时间。

（4）3% 醋酸液 3 分钟，蒸馏水冲洗多次。

（5）入 0.5% 过碘酸氧化液 10 分钟，自来水冲洗，蒸馏浸洗 2 次。

（6）在 Schiff 液中 10~20 分钟（根据室温可适当延长或缩短时间），流水冲 2~5 分钟，蒸馏水洗（不宜在水中停留过长时间，以免过于深红）。

（7）如欲染核，可做 Harris 苏木素淡染（再经 0.5% 盐酸乙醇处理数秒钟），蒸馏水洗多次。

（8）95% 乙醇、纯乙醇脱水，二甲苯透明，中性树胶封片。

3）注意事项：

（1）用阿先蓝染色时，不能用明胶或火棉胶作为防脱片剂，因为这些胶体中含有糖类物质，容易与染色试剂结合而使背景着色。

（2）使用 Schiff 液时，一般采取滴染法，已浸染过的试剂不能再回收使用，以免影响染色效果。对于剩余的 Schiff 液，可将其保存于冰箱中备用。

（五）含铁血黄素染色（普鲁士蓝染色法）

含铁血黄素可少量存在于正常骨髓、肝脏和脾脏，但大量出现则属于病理现象，见于陈旧性出血灶、肺淤血、脾淤血等长期慢性淤血性疾病。组织内发生出血、长期慢性淤血和其他病变时，红细胞释放的血红蛋白被分解、破坏的产物或者是红细胞释放出的血红蛋白被吞噬细胞吞噬后，在某些溶酶体酶的作用下，血红蛋白被分解为不含铁的橙色血质和含铁血黄素。HE 切片镜下，含铁血黄素为金黄色或黄棕色、大小不等、形态不一的颗粒，它具有折光性，不溶于碱性溶液和有机溶剂，但溶于酸性溶液。

一般认为，含铁血黄素是由氢氧化铁和铁蛋白所组成的复合物。因铁蛋白分子含高铁盐，用亚铁氰化钾和盐酸处理后呈现蓝色变化，称为普鲁士蓝反应。

普鲁士蓝染色法结果判定：组织中三价铁和二价铁均呈蓝色，细胞核呈红色。

1. 试剂配制。

1）Perls 溶液：

甲液（2% 亚铁氰化钾水溶液）：亚铁氰化钾 2g，蒸馏水加至 100mL。

乙液（2% 盐酸水溶液）：盐酸 2mL，蒸馏水 98mL。

临用前甲、乙两液等量混合，静置 5 分钟后即可使用，但需现用现配。

2）0.5% 中性红水溶液：中性红 0.5g，蒸馏水加至 100mL。

2. 染色方法：

1）石蜡切片脱蜡后，浸入蒸馏水。

2）入新鲜配制的 Perls 溶液，作用 20～30 分钟，蒸馏水洗 5～10 秒。

3）入 0.5％中性红水溶液染色 1～2 分钟，蒸馏水洗 5～10 秒。

4）95％乙醇、无水乙醇脱水，二甲苯透明，中性树胶封片。

3. 注意事项：

1）因含铁血黄素易溶于酸性溶液，故用甲醛固定组织标本的时间不宜太长。

2）操作中应避免使用铁质器皿和与含铁质的溶液接触，铁反应前的各步骤应以蒸馏水冲洗，以防出现假阳性。

（六）组织中的钙质显示法

钙盐沉着见于结核及其他各种坏死灶和某些肿瘤组织内。组织中的钙盐沉着多呈颗粒状，亦有呈片状或块状，多为磷酸钙、碳酸钙或羟基磷灰石。组织中钙盐的显示方法很多，较为常用的为 McGee-Russell 核固红法。组织标本经 4％甲醛溶液固定或乙醇固定后，均可用该染色法显示组织中的钙盐。

McGee-Russell 核固红法染色结果判定：钙盐沉积呈红色，其他组织呈深浅不同的粉红色。

1. 试剂配制。核固红染色液：核固红 2g，蒸馏水 100mL 洗涤 2 次，然后把残留物（约 0.25g）溶于 100mL 蒸馏水中备用。

2. 染色方法：

1）组织切片脱蜡及水化。

2）在核固红染色液中染色 2～10 分钟，蒸馏水洗。

3）乙醇脱水，二甲苯透明，中性树胶封片。

3. 注意事项：组织中钙盐易被酸性溶液溶解，固定组织标本时应选用中性缓冲甲醛。

参考文献

[1] 龚志锦，詹镕洲. 病理组织制片和染色技术［M］. 上海：上海科学技术出版社，1994.

[2] 刘增辉. 病理染色技术［M］. 北京：人民卫生出版社，2000.

[3] 李甘地. 组织病理技术［M］. 北京：人民卫生出版社，2004.

第五章　电子显微镜技术

第一节　概述

对于细胞的超微结构，需用电子显微镜（Electron microscopy，EM）进行观察。根据成像方式，电子显微镜可分为透射电镜（Transmission electron microscopy，TEM）和扫描电镜（Scanning electron microscopy，SEM）两大类，可分别用于观察细胞内部结构和表面结构。

一、透射电镜

1. 成像原理：投射电镜成像原理与光学显微镜相似。光学显微镜以可见光（包括自然光或灯光）为光源，光线通过聚光器时被汇聚到透明物体上，然后经过物镜等一系列透镜形成放大的图像。电子显微镜则以电子束（具有波的性质，且波长极短）穿透标本后经电磁透镜聚焦而成像。透射电镜的成像可分为三种。

1）吸收像：当高速电子流射到标本时，与标本中的原子核或核周围的轨道电子发生互动，电子由于弹性和非弹性散射作用改变了运动方向（散射角的大小与标本的质量密度相关），穿过标本的电子束携带了标本本身的结构信息，经过物镜在其像平面上形成明暗不同的影像，再经过多级放大，最后在荧光屏上呈现出标本超微结构的图像。标本上质量密度大的地方，透过的电子较少，像的亮度较小；质量密度小的地方，则透过的电子较多，像的亮度较大。透射电镜放大倍数是各级成像透镜放大倍数的乘积，可达上百万倍，具有原了级别的分辨率。日前最先进的透射电镜分辨率已达 0.05nm。

由于电子束穿透力弱，且易散射或被物体吸收，只能穿透极薄的切片，因此，组织样本必须被制成超薄切片（通常为 50～100nm）。

2）衍射像：电子束本质上具有波的性质，穿过标本时会发生衍射。标本中晶体物质各部分的衍射能力不同，衍射波振幅也不同。当晶体出现缺陷时，缺陷部分的衍射能力与完整区域不同，从而使衍射波的振幅分布不均匀，反映出晶体缺陷的分布。

3）相位像：当标本薄至 100Å 以下时，电子可以穿过标本，波的振幅变化可以忽略，成像来自相位的变化。

2. 基本结构。

1）电子光学系统：透射电镜的核心部分，主要作用是成像，按功能可分为照明系统、标本室、成像放大系统和观察记录系统。

（1）照明系统：由电子枪与聚光镜组成，其作用是产生高强度、高稳定度的电子束。

（2）标本室：用于放置待测标本。

（3）成像放大系统：由物镜、中间镜及投影镜组成，其作用是将透过标本的电子束成像后经过多级放大，最终在荧光屏上形成放大像。总的放大倍数是物镜、中间镜、投影镜放大倍数的乘积，即 $M_{总} = M_{物} \times M_{中} \times M_{投}$。

（4）观察记录系统：包括荧光屏、照相机、数据显示。荧光屏的作用是将电子信号转化为可见光，形成可供观察的图像。

2）真空系统：由机械泵、扩散泵、真空测量仪器及真空管道组成，其作用是排出镜筒内气体，使镜筒真空度至少要在 $1.33 \times 10^{-3} Pa$ 以下。目前最好的真空度可以达到 $1.33 \times 10^{-7} \sim 1.33 \times 10^{-8} Pa$。

3）电学系统：主要由高压直流电源、透镜电源、偏转器线圈电源、电子枪灯丝加热电源、真空系统控制电路、真空泵电源、照相驱动装置及自动曝光电路等组成。

二、扫描电镜

用扫描电镜观察标本时，所需电子束能量小，对标本损伤小，标本制备过程较为简单。

1. 成像原理：高能入射电子轰击标本表面时，产生二次电子、背散射电子、吸收电子、俄歇电子、阴极荧光和特征 X 射线等信号，通过对这些信号的接收、放大和显示成像，可分析标本表面的形貌、结构、成分等特征。二次电子指被入射电子激发出来的标本原子中的外层电子。二次电子能量很低，只有靠近标本表面几纳米深度内的电子才能逸出表面。因此，它对标本表面的状态非常敏感，主要用于标本表面形貌的观察。图像的放大倍数由显像管屏幕尺寸和电子探针扫描区的尺寸之比决定。放大倍数：$M = L/I$，其中 L 是显像管屏幕尺寸，I 是光栅扫描时相邻两点间距。若加载了除接收二次电子信号以外的信号探测器（附件），则可对标本做综合分析。

2. 基本结构。

1）电子光学系统。

（1）电子枪：其作用是产生高能量的电子束。

（2）电磁透镜：其作用主要是把电子枪的束斑逐渐缩小，使原来直径约为 50nm 的束斑缩小成一个只有数纳米的细小束斑。

（3）扫描线圈：其作用是提供入射电子束在标本表面上和阴极射线管内电子束在荧光屏上的同步扫描信号。改变入射电子束在标本表面的扫描振幅，以获得所需放大倍数的扫描像。

（4）试样室：较大，观察标本可大到 200mm，高为几十毫米。

2）信号收集及处理系统：该系统的作用是检测标本在入射电子作用下产生的物理信号。不同的物理信号需要不同类型的检测系统，大致可分为三类，即电子检测器、阴极荧光检测器和 X 射线检测器。在扫描电镜中最普遍使用的是电子检测器，它由闪烁体、光导管和光电倍增器组成。

3）真空系统：高真空度能减少电子能量损失，减少电子光路污染并提高电子枪使用寿命。扫描电镜类型不同，所需的真空度不同，一般在 $10^{-3}\sim10^{-8}$ Pa。

4）计算机控制系统：方便测试人员对电镜进行控制和操作。

5）附件：可加载多个附件（备用信号收集及处理系统），包括背散射电子探头、X射线能谱仪、背散射电子衍射仪、阴极荧光谱仪等，可接收和处理相应的信号。除获得标本形貌信息外，还可对标本进行成分、晶体结构特征、阴极荧光谱等指标的分析。

3. 扫描电镜具有如下特点：

1）观察范围较宽，可直接观察表面积较大的标本。

2）放大倍数连续可调（从几十倍到几十万倍），分辨率高。

3）景深（也称为焦深）大，比光学显微镜的景深大几百倍，比透射电镜的景深大几十倍，可以获得清晰的立体图像。

4）电子束打在标本上产生的信息种类多，可与多种附件配合使用，在观察标本形貌的同时，可进行成分分析和晶体学分析。

5）电子照射对标本的污染和损伤小。

6）标本制备较为简单，一般不损坏标本。

7）只能观察标本表面形貌，不能探测表面以下结构。

8）分辨率不及透射电镜和原子力显微镜。

第二节　透射电镜标本制备

用透射电镜观察细胞的超微结构时，电子束必须穿过标本才能成像。电子束穿透能力很弱，只能穿透极薄的材料，因此需将标本制成超薄切片。生物组织样本在制成超薄切片后，还需经一定的处理才适用于透射电镜观察。

一、取材

1. 尽早尽快取材。为了能够观察到接近生活状态的生物组织或细胞，组织在离体后应立即予以固定，时间间隔越短越好，以避免细胞内溶酶体膜破裂而引起组织自溶。

2. 微量取材。透射电镜观察视野很小，所取组织块体积要小。另外，电镜技术所用固定液的渗透力较弱，若组织块过大，则固定不佳。通常，所取组织块体积为 1mm³。

3. 在低温下取材。低温环境下，各种酶活性低，组织不易自溶，超微结构可保持原有状态较长时间。取材过程应尽量在冰盒上进行，所用固定液及容器都应预冷，以降低酶活性，减少细胞内结构的破坏。

4. 取材部位要准确。某些组织有方向性，如肠道、皮肤、气管、血管、神经、眼组织等，取材时注意区分方向。

5. 组织标本表面需用缓冲液冲洗，避免血液、黏液残留。

6. 尽量减少取材时的人为损伤。解剖器械要锋利，避免牵拉和挤压。

二、固定

固定是电镜标本制备过程中最重要的环节。固定良好的标本，细胞结构保存完整。固定液的成分和浓度、缓冲液及其 pH 值、离子组成等对标本的固定效果有很大影响。此外，环境温度、固定时长、标本大小等也是影响超薄切片质量的重要因素。

（一）固定液

制备超薄切片所用的固定液，以戊二醛和锇酸最为常用。

1. 戊二醛（1%～5%）：戊二醛可与组织发生交联作用，使细胞成分得以稳定，特别是对细胞内某些易变的结构，如微管、有丝分裂过程中的纺锤丝以及细胞基质有较好的固定作用。它对组织渗透力较强，固定速度较快（0.4mm/h），能很好地固定蛋白质和糖原，也能保存酶活性。经戊二醛固定的组织块可在固定液中保存较长时间（可达1～2个月）。但戊二醛不能保存脂质，无电子染色作用，不能增加图像反差。

2. 锇酸（0.5%～1.5%）：锇酸为强氧化剂，对氮具有极强的亲和力，能与蛋白质形成交联，稳定各种蛋白质而不产生沉淀。它能与不饱和脂肪酸链结合成复合物，对脂质也有良好的保护作用。此外，高密度的含锇离子与被固定的组织成分结合，受到电子束照射时能散射大量电子，使图像反差增大，起到"电子染色"的作用。锇酸的主要缺点是对组织的渗透速度缓慢（0.1～0.3mm/h），易产生固定不均，因此要求组织块体积不超过 1mm³。此外，锇酸蒸汽有强烈刺激性，对人眼、鼻、喉黏膜有毒性作用，操作时应注意防护，最好在通风柜内操作。

（二）固定阶段

对于用透射电镜观察的标本，其固定分为两个阶段，即按照时间先后，分为前固定和后固定。

1. 前固定：组织标本在离体后被迅速投入固定液中进行固定，常用固定液为 2.5% 戊二醛（用 0.1mol/L 磷酸盐缓冲液配制），固定时间至少 4 小时。

2. 后固定：包埋前对经前固定处理的标本进行充分漂洗后再次固定。常用后固定液为 1% 锇酸溶液（使用前将 2% 锇酸溶液与 0.2mol/L 磷酸盐缓冲液等体积混合）。在 4℃下，充分浸洗经前固定的标本后，将它放入 1% 锇酸溶液。后固定时间因组织大小不同而异，一般不超过 2 小时。有些标本不一定需要后固定。

（三）特殊组织的固定

1. 脑：对缺氧较敏感，需要先经灌流固定后再取材。

2. 管状组织：沿长轴方向取 0.5cm 左右固定。

3. 肺：组织密度小，用纱布包裹后放入固定液。

4. 视网膜：易脱离、皱褶，需经灌流固定，再剪开角膜注入固定液。

5. 睾丸：应先在白膜上面划若干小口，固定一段时间后再取材（因白膜下的精曲小管在常规取材时易散开）。

6. 细菌或细胞：取材 $3 \times 10^6 \sim 5 \times 10^6$ 个细胞即可，用吸管吹散使之充分接触固定液，自然沉降，切勿离心。

7. 两种灌流固定操作。

1）血管灌流固定方法（以 Wistar 大鼠为例）：

（1）向 Wistar 大鼠腹腔注入 2% 肝素抗凝，注入量为 1000U/kg。

（2）腹腔注射麻醉。

（3）麻醉后剖开腹腔，剥离出腹主动脉。

（4）将连有固定液的输液针头迅速准确地插入左心室或主动脉，使固定液进入血流，同时将下腔静脉切开，使血液及固定液畅通流出。灌流压力为 $100\sim150cmH_2O$，灌流速度为每分钟 80～90 滴，固定液为 2% 戊二醛（用磷酸盐缓冲液配制）。

（5）待静脉切口端流出液接近无色时，取下所需器官浸泡在 2% 戊二醛中。

2）经气管灌注固定肺组织：

（1）向 Wistar 大鼠腹腔注入 1% 戊巴比妥钠水溶液麻醉，剂量为 5mL/kg。

（2）剖开颈部，暴露出气管，并用生理盐水冲洗颈部血液，防止血液进入气管及肺内。

（3）将固定液经气管注入肺内。固定液为 2% 戊二醛，灌注压力为 $20\sim30cmH_2O$，灌注 10～20 分钟。

（4）打开胸腔，取出整肺浸泡于 2% 戊二醛中。

三、漂洗和脱水

（一）前固定后漂洗

用配置该固定液的缓冲液（如 0.1mol/L 磷酸盐缓冲液）充分漂洗经前固定处理的标本，以除去多余的戊二醛，防止它与后固定液发生反应。

（二）后固定后漂洗

用缓冲液清洗经后固定处理的标本，以防止固定液与后续用到的脱水剂反应。

（三）脱水

1. 脱水剂：用适当的有机物取代经固定处理的组织标本中的游离水。大多数包埋剂不溶于水，包埋前应先使用脱水剂去除组织中的游离水，便于包埋剂均匀渗入组织块内。常用的脱水剂有乙醇和丙酮。

2. 梯度脱水：将脱水剂（乙醇或丙酮）配制成系列浓度，如 30%、50%、70%、80%、90%、100%（重复 3 次），由低到高逐级脱水，每级间隔 5～15 分钟。

3. 注意事项：如果需要加快脱水过程，缩短脱水时间，可通过轻轻振荡或使用微波炉提高脱水效率，但必须注意控制温度，不能超过 40℃。

四、包埋

包埋是指用合适的包埋剂对已脱水的组织标本进行浸透和包裹，从而使之获得一定的硬度和良好的切割性能，以便制作超薄切片。

（一）包埋剂

环氧树脂是一种比较理想的包埋剂，对组织损伤小，耐电子轰击。目前常用的环氧树脂包埋剂有 Epon 812、Spurr、国产树脂 618 等。

（二）操作流程

1. 一般标本的后固定、脱水与包埋流程：

1）经 2.5％戊二醛固定的标本，用 0.1mol/L 磷酸盐缓冲液漂洗 10 分钟。

2）入 1％锇酸固定液 1 小时。

3）0.1mol/L 磷酸盐缓冲液漂洗 10 分钟。

4）梯度脱水（脱水剂为乙醇或丙酮）：浓度分别为 50％、70％、90％的脱水剂各脱水 15 分钟，再用 100％的脱水剂处理 3 次，每次 10 分钟。

5）入包埋剂与丙酮或乙醇混合液（3∶1）30 分钟（35℃）。

6）入纯包埋剂 12 小时（35℃）。

7）将标本放到包埋模具（如胶囊、小离心管等）中，灌入包埋剂。

8）加温聚合 12 小时（75℃），形成固体包埋块，使标本获得坚固的支架，可供切片机切割。

2. 液体标本固定、脱水与包埋流程（也适用于穿刺活检标本）：

1）将液体标本移入离心管，离心（1500r/min）10 分钟。

2）小心吸去上清液，弃去。

3）沿管壁往沉淀物中加入 2.5％戊二醛固定 1 小时（室温）。

4）离心（1500r/min）10 分钟（室温）。

5）后固定：入 1％锇酸固定液 1 小时（室温）。

6）脱水及包埋剂浸泡，均按一般标本的包埋流程操作。

7）注意事项：

（1）如包埋前组织或细胞团依然松散，可离心（1500r/min）5 分钟。

（2）包埋时先吸取多余的脱水剂，灌入包埋剂，用细竹签剥离离心管底部的细胞团，使其悬浮于包埋剂中；也可用吸管吸取含有细胞团块的包埋剂移至包埋模具中，然后再滴加包埋剂于其上。

3. 石蜡块的包埋流程：

1）根据病理切片中所需位置，找出石蜡组织块上的相应部位，将其依次切成 1mm³ 小块。

2）二甲苯脱蜡 4 小时以上，甚至过夜。

3）水化：

（1）梯度水化：先 100％丙酮 30 分钟（换 2 次），再浓度分别为 90％、70％、50％、30％的丙酮各处理 5 分钟。

（2）0.01mol/L 磷酸盐缓冲液漂洗 1 小时。

4）入 1％锇酸固定液 1 小时（25℃）。

5）0.1mol/L 磷酸盐缓冲液漂洗 30 分钟（换 2 次）。

6）脱水、包埋剂浸泡，包埋、聚合可按一般标本的操作流程进行。

4. 石蜡组织切片包埋流程：

1）从切片上选出所需部位，并用钻石笔在切片的背面做好标记，将切片水化至磷酸盐缓冲液。

2）入 1% 锇酸固定液 30 分钟（室温）。

3）0.1mol/L 磷酸盐缓冲液漂洗 30 分钟（室温）。

4）脱水、包埋剂浸泡，按一般标本的相应操作流程进行。

5）用棉球蘸取少许丙酮，擦去切片周围的包埋剂，再滴一层包埋剂于切片上，水平置于烤箱中。

6）聚合 12～24 小时（75℃）

7）将聚合后的玻璃切片置于 80～100℃烤片台上，用手术刀片沿聚合标本的边缘边滴加蒸馏水边剥离。

8）将剥离完整的包埋片放置在载玻片上放入 70℃的烤箱，使其展平。

9）选择所需观察部位，将包埋片切成约 1mm² 大小，用快干胶粘于空白标本上。

5. 注意事项：

1）戊二醛固定液可在 4℃下保存 3 个月至半年。

2）2% 锇酸固定液可在 4℃下保存 1～2 个月。

3）包埋剂可在冰箱冷冻室中保存 8 个月。

五、超薄切片

电子束穿透能力弱，要求标本必须制成 0.1μm 以下的超薄切片。超薄切片的厚度通常只有石蜡切片的 1%（50～70nm）。

（一）切片机和切片刀

1. 超薄切片机：控制切片厚度的方式有两种，一种采用热胀冷缩的原理来控制切片厚度，另一种通过齿轮组控制标本的推进程度来控制切片厚度。

2. 切片刀：经环氧树脂包埋的组织块较硬，一般的钢刀不能胜任，需使用玻璃刀和钻石刀。

（二）制作切片

1. 制作半薄定位切片：将标本在立体显微镜下修成正梯形，充分暴露组织，切片厚 0.5～1.0μm。

2. 制作超薄切片：经 2 次修整的标本，用玻璃刀或钻石刀在超薄切片机上制作超薄切片，切片厚度为 50～70nm。

3. 超薄切片的基本要求：

1）切片厚度通常为 50～70nm。

2）具有良好的反差。

3）耐电子束轰击，包埋介质不会发生变形或升华。

4）细胞结构保存良好，没有明显的物质凝集、丢失等人工假象。

5）切片厚薄均匀，没有污染、皱褶、刀痕及染色剂沉淀等。

六、染色

未经电子染色的生物组织和细胞成分用电镜观察时，不同结构之间的反差偏低，图像不清晰。电子染色是指用重金属盐对组织标本进行处理，使标本不同区域（或不同结构）对轰击电子的散射能力出现明显差异，在成像时使不同结构清晰地显示出来。电子染色剂为重金属盐。

（一）染色原理

重金属盐（如醋酸铀、柠檬酸铅等）中的金属离子可选择性地与标本中的物质成分结合，从而形成对轰击电子散射能力不同的区域，可增加电镜图像中不同区域（或不同结构）的对比度。

（二）染色方法

1. 组织染色。

1）组织块染色：在脱水剂中加入染色液，在脱水过程中对组织块进行电子染色。

2）切片染色：最常用，即将载有切片的金属载网漂浮或浸没在染色液中进行染色。一般情况下，用铀盐和铅盐对超薄切片进行双重染色。为显示某种特殊结构，可采用与该结构特异性结合的选择性染色液。

2. 颗粒物染色。

1）正染色：超薄切片上，染色后的标本电子密度被加强，在图像中呈现黑色，而背景因未被染色而较亮，这种染色称为正染色。

2）负染色：染色后，在电镜下观察时，被观察的对象为亮的，背景为暗的。通常用金属盐对铺展在载网上的标本进行染色时，使整个载网都铺上一层重金属盐，而有凸出颗粒（待测结构）的地方则没有染料沉积。

对于病毒、细胞、细菌等颗粒状标本，为了增加颗粒物和背景的对比度，需要使用负染法。最常用的负染液是磷钨酸、磷钨酸钾和磷钨酸钠、乙酸铀、甲酸铀、硅钨酸、钼酸铵等，以磷钨酸钾最常用。

（1）负染液的配制：

磷钨酸、磷钨酸钠、磷钨酸钾溶液通常用双蒸水或磷酸盐缓冲液配制成 1％～3％ 溶液，使用时应用 1 mol/L NaOH 溶液将负染液的 pH 值调至 6.4～7.0。

乙酸铀：通常使用双蒸水配制成 0.2％～0.5％ 水溶液（pH 值 4.5）。乙酸铀染色液应新鲜配制，它在黑暗中能稳定几小时，使用前用 1mol/L NaOH 溶液将 pH 值调至 4.5。

甲酸铀：用双蒸水配制成 0.5％～1.0％ 水溶液，pH 值为 3.5，使用时用 1mol/L NaOH 溶液调整 pH 值至 4.5～5.2。

钼酸铵：用双蒸水配制成 2％～3％ 水溶液，使用前调整 pH 值至 7.0～7.4。钼酸铵对有界膜的生物材料具有特别良好的染色效果。

（2）染色流程如下：①将标本悬浮液用毛细吸管或移液枪滴一滴附着于载网上，呈液珠状。②静置数分钟后再用滤纸的边角在液珠的边缘吸走多余的液体。③滴上一种合适浓度的负染液静置数分钟，染色时间因标本不同而异。④待染色结束，自然风干，便可用透射电镜观察。

（三）染色液

1. 铀染色液（50％乙醇－乙酸铀饱和溶液）：可与大多数细胞成分结合，特别易与核酸结合，而且不易出现沉淀颗粒。但铀具有放射性，使用时要特别注意防护。此外，染色时，铀染色液需静置取上清液。

2. 铅染色液（0.5％柠檬酸铅水溶液）：对细胞和组织各种结构都有亲和力，易与蛋白质结合，尤其是对不能被锇酸染色的糖原具有染色作用。但铅染色液易和空气中的二氧化碳结合形成不溶性的碳酸铅沉淀。因此，在染色时要尽量避免铅染色液与空气中的二氧化碳接触，通常在加盖的染色平皿内放置一些氢氧化钠，以减少铅染色液与空气中的二氧化碳接触。染色时，铅染色液要过滤。

（四）常规流程

1. 临用前以50％乙醇等体积稀释饱和乙酸铀（50％乙醇－乙酸铀饱和溶液）。
2. 定性滤纸过滤静置过夜的乙酸铀工作液。
3. 将超薄切片标本置于铀染色液30分钟（室温）。
4. 铀染后不晾干立即铅染，滴加0.5％柠檬酸铅水溶液3～5分钟（室温）。
5. 铅染后用10％乙酸冲洗。

第三节　扫描电镜标本制备

一、一般扫描电镜标本制备

在固定和脱水等程序方面，扫描电镜标本处理与透射电镜基本相似，也需要防止标本细胞皱缩、变形。此外，对于非导电或导电性较差的标本，尚需在其表面镀一层导电膜，以避免电荷积累。同时，镀膜要有很好的稳定性，避免在电子束作用下标本分解。然而，镀膜（金属层大约厚20nm）会掩盖或破坏标本表面的一些精细结构。

（一）标本清洗、固定

扫描电镜主要用于观察标本表面形貌结构，若研究材料是从活体取下的组织，标本表面通常附有黏液、组织液、血液及其他细胞成分或被灰尘等杂质污染，需通过清洗去除这些附着物，以免它们掩盖标本表面微细结构。常用清洗液有蒸馏水、生理盐水、各种缓冲液等，有时需用蛋白水解酶、氯仿、二甲苯、加酶缓冲液等特殊清洗液。

固定时要尽可能保存标本组织的各种成分和保持其原生态结构。离体新鲜标本要尽快放入固定液中。常用固定液有戊二醛固定液、锇酸固定液和高锰酸钾固定液等。

1. 戊二醛固定液（2.5％）：取25％戊二醛10mL和蔗糖磷酸盐缓冲液90mL混合（稀释10倍）。蔗糖磷酸盐缓冲液的配制方法：取25g蔗糖放入100mL磷酸盐缓冲液（0.2mol，pH值7.2）中，溶解后静置。

2. 锇酸固定液（1％～2％）：用0.1mol/L的pH值为7.2～7.4的磷酸盐缓冲液配制。

3. 高锰酸钾固定液（3％）：取3g高锰酸钾溶于100mL磷酸盐缓冲液（0.2mol，

pH值7.2），使用前配制。高锰酸钾是强氧化剂，可破坏蛋白质的α-螺旋和四维结构，不宜用于固定以蛋白质为主要成分的标本。

（二）脱水

脱水是指用脱水剂取代标本中的游离水，以便后续干燥处理。常用脱水剂有乙醇、丙酮、叔丁醇、乙腈、六甲基二硅胺脘、正丁醇等。选择脱水剂时，要考虑后续的干燥方法。

（三）干燥

脱水后的标本仍然含有少量水分，若直接观察，会造成如下不良后果：第一，标本因表面张力作用容易发生皱缩、变形。第二，标本受电子束轰击时，水受热蒸发，水蒸气遭遇高能电子流会产生电离和放电，引起电子束流大幅度波动，使图像模糊，出现雾状，或者根本不能成像。第三，灯丝碰到水蒸气可发生氧化变质乃至熔断。第四，造成物镜、镜头、光阑等污染。因此，绝大多数生物标本均需经过干燥处理才能镀金、观察，仅有少数含水量极低的标本（如毛发、牙齿、角质以及昆虫等）可以直接喷镀观察。

干燥生物标本时，既要求标本干燥彻底，又要求标本干燥后结构不发生变形。工农业生产中，对物品进行干燥处理的方法很多，但不是每一种干燥方法都适用于动物实验中的标本处理。现将动物实验中常用的扫描电镜标本干燥方法介绍如下。

1. 临界点干燥法（Critical point drying）。

1）原理：根据玻意耳定律（Boyle's law），在一定温度下，当气体压力增加时其体积减小。某气体在某个温度 Te 以下可被压缩成液态，而温度在 Te 以上时，无论怎样压缩，也不能使之成为液态，此温度 Te 即为临界温度。在此等温线上水平变动的点，称为临界点。在临界点上，气体和液体不易区别，这种状态称为临界状态。临界状态的特性：气、液密度相等，气液相界面消失；液体变成气体，液体的表面张力消失。

临界点干燥法是指在临界状态下除去标本中水分的方法，该方法可防止标本表面残存的水分产生表面张力而导致标本变形。为实现临界点干燥，需要用到两种液体，即中间液和置换液。中间液是用来置换脱水剂而后又被置换液所置换的液体，如醋酸异戊酯。置换液是指在临界点干燥器中起临界干燥作用的液体，如液态二氧化碳、氟利昂或一氧化二氮等。

2）操作流程：

（1）将经脱水的标本放入中间液中静置10~15分钟。

（2）将其放入临界点干燥器中，注入置换液（如液态二氧化碳）。

（3）加热密闭容器中的置换液，使其达到一定的温度（临界温度），维持临界压力。

（4）维持临界状态（二氧化碳的临界状态为31℃、72.8个大气压），让标本干燥。

此法不足之处：需专用的临界点干燥器和中间液及置换液，且干燥后的标本脆而易碎。

2. 冷冻干燥法：在低温和真空条件下，标本中的水分可直接由冰升华，或可经某种升华介质由固相升华，标本从而变得干燥。冷冻干燥法可以分为直接冷冻干燥和经有机溶剂干燥。有机溶剂在冷冻后形成非晶体固态，不会产生冰晶，且能以最快的速度从固态升华，大大缩短了干燥时间。冷冻干燥过程使水分（及冷冻介质）从固态直接转化为气态，不经过液态阶段，避免了液体因产生表面张力而使标本变形。

此法不足之处：需要专门的冷冻设备，也可能对标本造成冷冻损伤。

3. 真空干燥法：将经脱水的标本置于真空容器中进行干燥的方法，它需用有机溶剂（叔丁醇、乙腈、六甲基二硅胺烷、正丁醇等）作为升华介质。真空干燥法既保留了冷冻干燥法的优点，又不需对标本进行冷冻处理，不会造成冷冻损伤，且操作简单。最常用的有机溶剂是叔丁醇。

4. 自然干燥法：标本表面水分在大气中自然蒸发，或标本经脱水处理后，残余水分及脱水剂自然挥发而干燥。对于含水量较多的动植物组织及游离细胞等标本，不能直接进行自然干燥，必须经脱水后才能用自然干燥法。若对未经脱水的标本进行自然干燥，标本会发生变形，故此法仅适用于含水量少的标本。

上述干燥方法各有优缺点，一般认为，临界点干燥法对动物标本干燥效果最好，其次是冷冻干燥法、真空干燥法。尽管临界点干燥法被认为是最理想的干燥方法，但仍存在大约5％的形变。有研究表明，用叔丁醇进行真空干燥在大鼠红细胞、人体干细胞、人杯状细胞、鼠肠黏膜细胞等的扫描电镜中取得满意效果。叔丁醇进行真空干燥的优点有二：第一，叔丁醇作为脱水剂进行真空干燥，不易污染标本，结果安全可靠。第二，不需要临界点干燥器，常规实验室均配备所需仪器，且操作简便。

（四）增加标本导电性的方法

生物标本经脱水、干燥后，其表面不导电，导热性能亦差。在扫描电镜成像过程中，入射电子束打到标本表面导致电荷不断积累而产生充电现象，会影响图像清晰度。另外，生物标本的二次电子发射率很低，严重影响成像质量，甚至无法成像。为了获得高质量的标本图像，需要增加其导电性。常用增加标本导电性的方法包括金属镀膜法和导电染色法。

1. 金属镀膜法：在标本表面喷镀一层极薄的金属膜可增加其导电性，同时镀膜还能增加标本发出二次电子的数量，可提高标本图像质量。通常采用特殊装置使电阻小的金属（如金、铂、钯、银等）蒸发喷镀于标本表面，形成一层金属膜。金属膜厚度以100～200Å为宜，喷镀后的标本即可观察。常用金属镀膜法有两种，即真空蒸发喷镀法和离子溅射镀膜法。

1）真空蒸发喷镀法：在真空度不低于10^{-2}Pa的环境中，用电阻加热或电子束和激光轰击等方法，把要蒸发的材料（如金、铂、钯、银等）加热到一定温度，使材料中分子或原子的热振动能量超过表面的束缚能而逸出，并直接沉淀在待测标本表面形成薄膜。此法所形成的膜不够均匀，金属颗粒较粗，操作较复杂且费时，目前已经较少使用。

2）离子溅射镀膜法：在低真空状态下，在阳极与阴极两个电极之间加上几百至上千伏的直流电压时，电极之间会产生辉光放电。放电过程中，气体分子被电离成带正电的阳离子和带负电的电子。在电场力作用下，阳离子加速跑向阴极，而电子加速跑向阳极。离子冲击阴极金属表面时，就会将其表面的金属粒子打出，这种现象称为溅射；溅

高
射出的金属粒子是中性的，不受电场力的影响，而靠重力作用下落。如果将标本置于阴极下方，被溅射的金属粒子就会落到标本表面，形成一层金属膜。

离子溅射镀膜法具有以下优点：第一，从阴极上飞溅出来的金属粒子方向不一，能够进入标本表面的缝隙和凹陷处，使标本表面均匀地镀上一层金属膜，对于表面凹凸不平的标本，也能形成很好的金属膜，且颗粒较细。第二，受辐射热影响较小，对标本损伤小。第三，消耗金属少。第四，所需真空度低。

2. 导电染色法（又称组织导电法）：金属镀膜法可导致待测标本表面热损伤和变形，以及镀膜会掩盖标本表面小于 100～200Å 的细节，从而影响标本表面细微结构的观察。研究发现，将标本放入某些导电的液体中浸泡，亦可增加其导电性，用扫描电镜观察时亦取得满意效果，这就是导电染色法。

导电染色法的原理：导电液与标本中的蛋白质、脂质及淀粉等发生化学作用或吸附作用，使标本表面离子化或产生导电性良好的金属化合物（金属盐被还原而析出金属沉积于标本表面），从而提高标本耐受电子束轰击的能力和导电率。由于不经过金属镀膜，采用此法不仅能节省时间，而且可以提高分辨率，还具有坚韧组织、加强固定效果的作用。在前固定或后固定之后进行导电染色均可。组织导电液有多种，现介绍几种常用的导电液配制方法。

1）碘化钾导电液：以 2g 碘化钾、0.2g 碘溶于 100mL 双蒸水中。

2）四氯化锡导电液（5%）：用 75% 乙醇配制。

3）硝酸铅-柠檬酸钠混合液：1mol/L 硝酸铅 2mL，10% 硫酸铜 0.5mL，4.6% 柠檬酸钠 19mL，1mol/L 氢氧化钠 4mL。

4）乙酸双氧铀溶液：取 0.5g 乙酸双氧铀溶解于 25mL 50% 乙醇中，搅拌 10 分钟后静置，次日取上清液使用。

5）丹宁酸水溶液（2%～4%）：用蒸馏水配制。

（五）扫描电镜标本制备的常规流程（金属镀膜法）

1. 取材后冲洗标本表面：新鲜组织或细胞用 0.1mol/L 磷酸盐缓冲液（pH 值 7.4）或生理盐水洗净。

2. 前固定：室温下在 2.5% 戊二醛磷酸盐缓冲液（pH 值 7.2～7.4，用 0.1mol/L 磷酸盐缓冲液配制）中放置 2 小时。固定时间不能过长，否则标本变脆而易于损坏。

3. 冲洗：用双蒸水（或 0.1mol/L 磷酸盐缓冲液）冲洗标本，洗去表面的固定液。

4. 后固定：在 2% 锇酸固定液（用蒸馏水或 0.1mol/L 磷酸盐缓冲液配制）中浸泡 2 小时。

5. 漂洗：用磷酸盐缓冲液或蒸馏水充分洗净固定过的标本，2～3 次。

6. 脱水：将漂洗过的标本依次放入 50%、70%、80%、90%、95% 的乙醇（用蒸馏水配制），最后放入无水乙醇进行脱水。每步脱水时间根据标本大小而定，一般为 5～10 分钟。如果标本大小为 5mm³，每步脱水 10 分钟。

7. 置换：用乙酸异戊酯置换标本中的乙醇。先用乙醇：乙酸异戊酯＝1：1 的混合液置换 30 分钟，再将标本放入 100% 乙酸异戊酯中置换 10～15 分钟。

8. 干燥（根据实验条件，选用合适方法）：此处采用自然干燥法，将置换后的组织

标本置于事先放有滤纸的培养皿内展平，然后放在较密闭的干燥器内，使组织标本内的溶剂逐渐蒸发干。

9. 喷镀：将干燥标本放入真空镀膜机内喷镀金属膜，或用离子溅射镀膜仪给标本镀上金属膜。

10. 扫描电镜观察。

（六）扫描电镜导电染色法标本制备流程：以丹宁酸水溶液为例

1. 取材、清洗及戊二醛固定（同上）。

2. 导电染色：将标本放入 2%～4% 丹宁酸水溶液中浸泡 30～60 分钟。

3. 清洗及再固定：用磷酸盐缓冲液充分清洗，然后放入 1% 锇酸固定液中固定 2～4 小时，再用磷酸盐缓冲液清洗。

4. 脱水、干燥：乙醇梯度脱水、干燥（同上）。

5. 扫描电镜观察。

二、特殊扫描电镜标本制备

扫描电镜可用于观察细胞与组织的表面。若观测目标为细胞与外界接触的游离面，标本经固定、脱水、干燥等程序后，可直接观察。若要观察非游离面或那些不直接与外界接触的组织或细胞，则需去除覆盖于细胞或组织的附着物。

（一）正常细胞与组织的非游离面观察方法

为了观测细胞或组织的非游离面结构，必须用消化液（可以是酸、碱和蛋白酶）破坏和去除被观测目标周围的附着物（可以是细胞或细胞间质）。若酸（或碱）可消化、彻底去除外周组织，也可略去酶消化步骤，其操作步骤如下（以 HCl 消化为例）：

1. 标本经戊二醛及锇酸固定，同一般标本处理法。

2. 将标本置于盛 8mol/L HCl 的烧杯中，然后将标本连同烧杯一起于 60℃ 的水浴，不断振动 20～40 分钟（时间长短取决于组织块的大小）。

3. 水洗、脱水、干燥、金属喷镀、镜检，同一般标本处理法。

（二）基板显示法

1. 戊二醛固定，同一般标本处理法。

2. 缓冲液漂洗，同一般标本处理法。

3. 室温下在 2% 锇酸固定液中浸泡 2～4 天。

4. 在锇酸固定液或缓冲液内轻轻振荡，上皮组织即可剥脱（或用镊子轻轻撕去）。

5. 水洗、脱水、干燥、金属喷镀、镜检，同一般标本处理法。

（三）微血管铸型标本制备法（以用 NaOH 消化为例）

此法用于研究微血管微细的表面特征。

1. 用加有肝素的复方氯化钠注射液（配方：氯化钠 8.6g、氯化钾 0.3g、氯化钙 0.28g、蒸馏水 1000mL）从动物的左心室或主动脉灌注。

2. 用加压泵灌注低黏度的树脂（Mercox）。

3. 将整只动物加温至 60℃，使树脂聚合，一般约需 30 分钟。

4. 解剖出需观察的组织或器官。

5. 置入 20％ NaOH 液中数日，使组织软化。

6. 将血管铸型水洗，并在空气中干燥。

（四）细胞器显示法

细胞器的三维结构、外形和排列等应用下列方法均能得到充分显示。

1. 以锇酸固定，同一般标本处理法。

2. 进行系列等级固定，依次在 5％、30％、50％ 的二甲基亚砜（DMSO）中固定 30～60 分钟。

3. 将标本浸于二甲基亚砜中，然后将标本置于液氮中使其冷冻和断裂。

4. 在室温中将冰溶解，水洗。

5. 置于 0.1％ 锇酸固定液中 1～3 天.

6. 脱水、干燥、金属喷镀，同一般标本处理法。

第四节　电子显微镜在生物医学领域的应用

电子显微镜可用于观察各种动物的细胞及各种病原微生物（病毒、细菌、立克次体、支原体、真菌等），使得细胞和病原微生物的超微结构特征以及形态可视化，对于医学和生物学研究都有重要意义。此外，电子显微镜与其他技术结合，产生了许多新技术（如免疫电镜技术），拓宽了应用范围。

一、在病毒学中的应用

电子显微镜技术已成为研究病毒的形态结构以及病毒引起疾病机制的重要手段，为病毒的发现、分类和致病机制研究提供了直观的依据。用电子显微镜可观察病毒的形状和大小、衣壳的对称性、壳微粒数和排列方式、核衣壳在细胞内复制组装的部位等，可用于病毒的鉴别。此外，电子显微镜也可用于研究病毒－宿主细胞的相互作用。电子显微镜在病毒学研究方面的优势在于：

1. 可明确病毒大小，初步判断病毒种类。负染色标本中，人类病毒大小不一：①细小病毒、肠道病毒和杯状病毒等的直径为 22～35nm；②多瘤病毒和人乳头瘤病毒等的直径为 40～55nm；③呼肠孤病毒、轮状病毒和腺病毒等的直径为 70～90nm。

2. 用于观察病毒包膜。一些有包膜的病毒具有清晰可辨的表面突起，例如正黏病毒、副黏病毒和冠状病毒等。

3. 用于观察病毒在细胞内的分布。有包膜的 DNA 病毒多数在细胞核出芽，然后转移到细胞质或小泡结构，最后从细胞膜出芽。而无包膜的 DNA 病毒往往在细胞核开始降解时出现在细胞质内。RNA 病毒一般不出现在细胞核内，只有一个例外，螺旋形的副黏病毒核衣壳（不是整个带包膜的病毒颗粒）会偶尔出现在细胞核里。有包膜的 RNA 病毒往往直接在细胞质或从细胞膜出芽。

4. 用于观察病毒形态特征。除了观察常见的结构特征（如壳粒、刺突等），三维结构分析也可提供更精细的病毒蛋白特征和数据信息。

二、在细胞学中的应用

利用透射电镜可清楚地识别细胞和细胞间质中的超微结构及其正常和病理条件下的形态结构改变，从而分析研究细胞结构和功能的关系；通过透射电镜还可研究细胞内各种成分在超微结构水平上的分布情况，其中最主要的是蛋白质（尤其是酶的细胞内定位），其次是核酸、脂类、碳水化合物及无机离子的定位，将细胞形态学和生物化学结合起来，阐明细胞内各成分的生化功能。根据这些成分在细胞活动过程中的动态变化，推断细胞的通信与运输、分裂分化、增殖调控等生命活动规律。

扫描电镜可用于观察细胞表面的精细结构及复杂的立体形态。通过对生命周期中不同时段细胞的表面形态进行观察，研究生命规律。此外，扫描电镜与现代冷冻技术结合（通过标本冷冻断裂暴露不同层面，如膜之间、细胞之间和细胞器之间的结构）可以获得生物标本完整的剖面，对研究一些生物标本的内部结构提供了支持。

用电子显微镜可以观察细胞的形态学改变，如细胞运动（如细胞内吞、胞吐及趋化运动等）、细胞器肿胀、细胞核病理状态、细胞凋亡等。凋亡细胞的特征性形态改变为核染色质凝聚，常见于核周，有的呈新月形，核质逐渐脱落于胞质内或细胞外，成为凋亡小体的一部分。凋亡小体有完整的双层膜包裹，质膜及细胞质中的细胞器尚好；同时细胞质浓缩，胞体减小，与周围细胞分离。

三、在疾病诊断中的应用

透射电镜在各种疾病的早期诊断、鉴别诊断、预后和治疗监测中具有重要意义。

1. 通过寻找组织和细胞的分化标志物，可判断肿瘤的类型。举例如下：

1）急性髓系白血病的诊断：不同亚型的急性髓系白血病的细胞核和线粒体形态学改变不一，透射电镜有助于其诊断及分型。

2）横纹肌肉瘤：有粗细肌丝，尤其是 Z 带和肌节。

3）恶性间皮瘤：具有细长毛发样的微绒毛，借此和低分化腺癌相区别。

4）骨肉瘤和尤文肉瘤的鉴别：骨肉瘤细胞器多于尤文肉瘤；前者细胞表面有小突起，后者细胞半直增厚呈并指状；骨肉瘤含高电子密度羟基磷灰颗粒骨基质，以及靶样小体和小致密体，而尤文肉瘤则在细胞质内含大量糖原湖。

2. 对于遗传性疾病和代谢异常导致的疾病，发病早期在光镜下并不能观察到细胞结构改变，而用透射电镜可观察到先天性肝代谢异常患者肝线粒体病变；对代谢储积性疾病（特别是溶酶体储积病）的诊断作用亦不可替代。

3. 有些肾病，比如免疫复合物性肾炎、膜性肾炎等，光镜下无明显结构改变，免疫荧光有时定位不准或抗体效价降低，只能通过透射电镜观察上皮细胞、系膜细胞的超微结构和间质改变，确定有无电子致密物沉着及沉着部位。

4. 病毒性疾病的鉴别诊断，常用透射电镜负染色技术。负染色的特点是反差强，可以看到病毒亚单位结构。根据形态学变化，可与细菌感染、支原体感染相鉴别。透射电镜是病毒性致病因子的快速诊断方法之一，能够发现和识别病毒，为病毒的分类、复制过程、病毒与宿主之间的关系等提供直观图像依据。

四、在免疫学中的应用

透射电镜与免疫学技术相结合形成免疫电镜技术，通过标志物可以精确定位和检测细胞表面及细胞内部的抗原或抗体，以了解免疫球蛋白、抗原－抗体复合物的分布情况，以及免疫损伤引起细胞的病理变化等。常用的免疫电镜技术主要有两种。

1. 免疫凝集电镜技术：在抗原－抗体凝集反应后，再进行负染色，然后在电镜下观察。免疫凝集电镜技术也提高了病毒快速诊断的灵敏度和特异度。

2. 免疫电镜定位技术：利用带有特殊标记的抗体与相应抗原相结合，在电镜下观察。有些肾病单靠透射电镜不能确诊，如 IgA 肾病合并膜性肾炎，而用胶体金标记特异性抗体 IgA 和 IgG 后，再用电镜观察肾小囊脏层上皮下和系膜区免疫复合物沉积分布情况和电子致密物的成分，可以对肾病分型。

五、扫描电镜在肿瘤学中的应用

在肿瘤细胞的体外培养实验中，扫描电镜可以观察肿瘤细胞的体外生长情况及生长特性。如在肿瘤细胞侵袭性实验中，以新剥离的羊膜作为支架，可见肿瘤细胞贴在羊膜上皮生长，从单个细胞到细胞团，并伸出伪足固定在羊膜上皮间隙，在羊膜断面上可见肿瘤细胞侵袭。在研究抗肿瘤药物和细胞毒性的体外实验中，将药物作用于体外培养的细胞后，可用扫描电镜观察细胞表面超微结构的变化。

扫描电镜结合血管塑料铸型或冷冻割断技术，可对肉瘤血管分布及肿瘤转移侵袭、分布进行定位。

六、在医学材料学中的应用

如何使机体组织与植入物更好地结合以及寻找品质好、组织排异反应小的材料是医学材料学研究的重要任务。电子显微镜技术对于纳米材料的颗粒形状、大小、颗粒间缔合方式等的分析鉴定有着非常重要的作用。

参考文献

[1] 尚卫娜，谢礼，王贝贝，等. 电子显微镜的生物标本包埋前块染色技术探究 [J]. 实验技术与管理，2022，39（4）：14－18.

[2] 肖媛，刘伟，汪艳，等. 生物试样的扫描电镜制样干燥方法 [J]. 实验室研究与探索，2013，32（5）：43－53，172.

[3] 张莹，洪涛，宋敬东，等. 电子显微镜技术——病毒结构与形态研究及快速诊断的基础平台 [J]. 中国科学：生命科学，2013，43（9）：719－729.

[4] 郭素枝. 电子显微镜技术与应用 [M]. 厦门：厦门大学出版社，2008.

[5] 丁明孝，梁凤霞，洪健，等. 生命科学中的电子显微镜技术 [M]. 北京：高等教育出版社，2021.

[6] 孙计桃. 电子显微镜技术在生物医学领域的应用 [J]. 内蒙古科技与经济，2012，2（252）：127－128.

［7］秦健，杜荣．电子显微镜技术在临床疾病诊断中的应用［J］．中国畜牧兽医，2005，32（1）：57—58.

［8］张黎，吴旭锦，杨鸣琦．电子显微镜技术在肿瘤学中的应用［J］．动物科学与动物医学，2003，20（2）：5—6.

第六章　酶组织化学技术

组织化学技术（Histochemistry）是指利用特异性显色反应对组织内存在的特定物质进行定性、定量、定位的分析方法，用于判断细胞/组织的功能状态或用于研究特定物质的分布。酶是生物体内具有催化作用的特殊蛋白质，细胞的各个部位都有酶存在，组织内酶的含量和活性可反映机体的状态。酶组织化学技术（Enzyme histochemistry）是研究细胞/组织内酶的定位，以及在不同生长发育阶段、不同生理状态和病理状态下酶活性变化的技术。酶组织化学技术利用沉淀反应和电子转移的方法，将酶反应的产物变为可见物，以显示酶在组织、细胞中的分布，并可对其进行定性、定量研究。

酶组织化学技术把组织的结构特点和功能状态紧密地结合起来，可在同一标本上对结构和功能两个方面进行研究。

第一节　基本理论

酶可与底物结合，并催化底物形成新的产物。各种酶常定位于细胞超微结构的不同部位。人体内的酶种类繁多，大体可以分为六类：①氧化还原酶，通过转移电子催化反应物发生氧化还原反应，这类酶包括细胞色素氧化酶、琥珀酸脱氢酶等。②水解酶，如碱性磷酸酶、酸性磷酸酶，催化水解反应。③转换酶或转移酶，如磷酸化酶、γ-谷氨酰转酞酶，催化不同物质分子之间某些基团的转换或转移。④裂合酶，催化一种物质分裂为两种化合物或由两种化合物分成多种化合物。⑤催化同分异构体互相转化的酶，如6-磷酸葡萄糖异构酶。⑥ATP酶，催化两分子相互结合，同时使ATP的高能磷酸键断裂而分解。

一、酶促反应

酶促反应是酶催化底物转化为产物的过程。

（一）酶的底物特异性

酶活性中心对它所作用的底物有一定的选择性，称为酶的底物特异性，其可分为结构特异性和立体异构特异性两类。

1. 结构特异性：酶对底物的化学键及其两端基团的选择性。一个底物的结构，可以认为是由某种化学键及其两端的基团三部分组成。根据酶对这三部分的选择性，可将结构特异性分为三种。

1）键特异性：该特异性是指酶仅对底物结构中的化学键有选择性，而对键两端的基团无特殊要求，为酶对底物选择性最低的一类，如酯酶，其催化酯键水解，而对含酯

$$\overset{\displaystyle O}{\overset{\|}{}}$$

键的底物 R—C—OR′ 中的 R 和 R′ 两个基团无特殊要求，故既能催化甘油酯类、简单酯类水解，也能催化乙酰胆碱、丙酰胆碱或丁酰胆碱水解。只是不同酯酶的水解速度不同。值得注意的是，属于该种特异性的酶并不多。

2）基团特异性：这种特异性是指酶对底物化学键和键两端的基团之一有严格选择性，而对另一基团无严格要求，因此，又称相对特异性，如磷酸酶。它要求底物具有酯键，同时要求基团之一是磷酸基，对另一基团则无严格要求。根据这一原理，可人工合成多种不同结构的底物，建立不同酶组织化学染色方法，如金属沉淀法、偶氮偶联法。

3）绝对特异性：酶的这种特异性对底物的化学键及其两端的基团都有严格选择性。因此，这类酶只有一个底物，故称为绝对特异性。例如，琥珀酸脱氢酶，只作用于琥珀酸，对结构十分接近的丙二酸也不起作用，且被丙二酸所抑制。组织化学技术中，对这类酶的检测只能用天然底物。

2. 立体异构特异性（也称立体化学专一性）：酶对底物立体化学性质的选择性。

1）光学特异性（也称旋光异构特异性）：当底物有旋光异构体时，酶只能作用于异构体中的一种，对另一异构体则不起作用。例如，乳酸脱氢酶和氨基酸氧化酶都是具有光学特异性的酶，只对 L－乳酸和 L－氨基酸有作用，对 D－乳酸和 D－氨基酸则无作用。

2）几何特异性：立体化学中的几何异构包括顺式（Cis－form）和反式（Trans－form）两种构象的异构体。有些酶对这两种几何异构体有选择性。例如，琥珀酸脱氢酶，只催化琥珀酸（丁二酸）脱氢，生成反－丁烯二酸或催化反－丁烯二酸加氢生成琥珀酸，不能催化生成顺－丁烯二酸及加氢。

（二）酶促反应的动力学

1. 酶浓度对酶促反应速度的影响：在酶促反应中，如果底物浓度远高于酶的浓度，则反应速度与酶的浓度成正比。也就是说，反应速度只与酶浓度有关。

组织化学技术中，以显色反应后的色度来判断酶活性，色深则酶活性高。在比较几个待测标本中酶活性的高低时，应注意酶活性高的标本可能首先出现酶活性下降的情形，故反应时间过长，可能会影响待测标本间酶活性的比较。

2. 底物动力学：酶促反应中，酶与底物首先要结合形成复合物，因而会出现酶被底物饱和的现象。在酶浓度恒定的条件下，当底物浓度很低时，酶不能被底物饱和。因此，反应速度取决于底物浓度，两者成正比的直线关系。随着底物浓度的增加，酶逐渐被底物饱和，反应速度的增加逐渐变慢，与底物浓度增加呈现曲线关系，当底物浓度增加到一定值时，所有酶分子均与底物结合，达到饱和程度，此时的反应速度达最大值，即使再增加底物浓度，反应速度也不会进一步增加。

酶组织化学技术中，以一定的反应时间内终产物形成的量来衡量酶活性高低。为比较待测标本中的酶活性，应使反应速度不受底物浓度的影响，也就是加入足量的底物。

3. pH 值对酶促反应速度的影响：通常酶仅在一定 pH 值范围内才具有活性，只有在一定 pH 值内，反应速度才达最大值。pH 值在偏酸或偏碱环境中，酶反应速度均降低。酶促反应速度最大时，反应体系中的 pH 值称为最适 pH 值。动物体内，酶的最适 pH 值一般为 6~8。但在体外条件下，最适 pH 值可能有较大变化，如酸性磷酸酶的最适 pH 值为 4.5~5.5，碱性磷酸酶的最适 pH 值为 9.0~9.6。同一酶的亚类对 pH 值有不同反应，如肌原纤维 ATP 酶，其最适 pH 值为 9.0，但有酸性稳定的 I 型肌纤维（红肌纤维）ATP 酶，也有碱性稳定而酸性不稳定的 II 型肌纤维（白肌纤维）ATP 酶。

酶组织化学操作中，控制反应体系的 pH 值是极其重要的。一切条件相同而只是 pH 值不同，可能导致完全不同的酶促反应，如酸性磷酸酶和碱性磷酸酶。有的酶对 pH 值变化十分敏感，其改变可导致假阴性反应。因此，在酶组织化学操作时，应避免 pH 值的剧烈变化。

4. 温度对酶促反应速度的影响：降低反应系统的温度，酶和底物分子的活化能均降低，酶促反应减弱。低温冷冻可使酶灭活。但是，这种灭活不是永久性的，在温度复升后，分子的活化能又增加，酶活性可以恢复。根据这一原理，骤冷组织于−80℃以下可使酶在组织和细胞内保持原位，并较为完好地保存其活性。

高温（56℃以上）会使酶蛋白变性，导致酶活性下降，甚至完全丧失。因此，在酶组织化学的一切操作中应避免高温。

5. 激活剂对酶促反应速度的影响：能提高酶活性的物质称为激活剂。激活剂与辅因子有区别，表现在两方面：一方面，辅因子是全酶的组成部分，其存在或缺乏，使酶活性完全存在或完全丧失，而激活剂的存在与否，只影响酶活性高低；另一方面，激活剂的作用机制与辅因子不同，前者与活性中心外的某些部位结合，使酶活性中心更适宜与底物结合并促进底物转化，而辅因子则与活性中心结合，从而利于酶与底物的结合及酶的催化作用。激活剂大部分是离子或简单的有机化合物。

6. 抑制剂对酶促反应速度的影响：抑制剂可导致酶促反应速度减慢，但引起酶促反应速度减慢的因素很多，机制各异，抑制作用只是其中的一种。使酶促反应速度减慢的机制包括下列四种。

1）失活作用：某些物理或化学因素引起酶的构象发生改变（导致酶蛋白变性），从而引起酶活性下降或完全丧失。这些因素（包括各种蛋白变性剂）对酶没有选择性。

2）去激活作用：某些酶（如肽酶或激酶）在有金属离子（如 Mg^{2+}、Mn^{2+}）存在时才有活性，若用金属螯合剂 EDTA 除去金属离子，则可引起酶活性下降或丧失。

3）阻抑作用：某些因素可抑制细胞内的蛋白合成，当然也使酶蛋白合成减少，从而降低酶促反应速度。

4）抑制作用：酶的必需基团的性质受到某些化学物质的影响而发生改变，从而导致酶活性下降或丧失，这些化学物质称为抑制剂。此时，酶蛋白没有变性，酶分子也未减少。抑制作用分为不可逆抑制作用与可逆抑制作用两类。

（1）不可逆抑制作用：抑制剂与酶的某些必需基团以共价键的方式牢固结合，引起酶活性丧失，而且不能通过透析、超滤或凝胶过滤等物理方法除去抑制剂来恢复酶活性。

（2）可逆抑制作用：抑制剂与酶以非共价键结合，使酶活性降低或丧失。这种结合是可逆的，用物理方法除去抑制剂可使酶活性恢复。

7. 一些重要的抑制剂及其在酶组织化学技术中的应用

1）不可逆抑制剂

（1）有机磷化合物：可与酶活性中心的丝氨酸残基上的羟基牢固结合，从而抑制丝氨酸酶活性。在酶组织化学染色中，有机磷化合物常用作酯酶类的抑制剂，如非特异酯酶、乙酰胆碱酯酶以及碱性磷酸酶。

（2）有机汞、有机砷化合物：与巯基作用，抑制巯基酶活性。在酶组织化学染色中，对氯汞苯甲酸可作为很多巯基酶的抑制剂，如单胺氧化酶、琥珀酸脱氢酶、α－甘油磷酸脱氢酶、异柠檬酸脱氢酶、苹果酸脱氢酶、谷氨酸脱氢酶、乳酸脱氢酶、葡萄糖－6－磷酸脱氢酶、磷酸化酶、葡萄糖激酶、肌酸激酶、A 酯酶、脂肪酶、ATP 酶和β－葡萄糖胺酶等。

（3）重金属：Ag、Cu、Pb、Hg 等的盐能使大多数酶失活。

（4）氰化物：与含铁卟啉的酶中 Fe^{2+} 结合，使酶失活。在酶组织化学染色中，氰化物常作为细胞色素氧化酶、过氧化物酶、过氧化氢酶的抑制剂。

2）可逆抑制剂：最重要的是竞争性抑制剂。在酶组织化学染色中常用的有：①毒扁豆碱，其结构与乙酰胆碱类似，可作为乙酰胆碱酯酶（AchE）的抑制剂。②丙二酸，与琥珀酸结构类似，可作为琥珀酸脱氢酶的抑制剂。

二、酶在细胞内的定位

细胞的各种代谢活动在细胞的不同部位（或结构）进行，细胞的每一部分（包括每个细胞器）均有特殊的代谢活动。因此，细胞/组织的不同部位所具有的酶也不相同。

（一）细胞各部分代谢活动及酶的分布

1. 细胞核：DNA 聚合酶、DNA 依赖的 RNA 聚合酶，参与核蛋白的生物合成、核蛋白体合成及辅酶的生物合成。

2. 线粒体：多种酶参与三羧酸循环、氧化磷酸化、电子转递系统、脂肪酸氧化和生物合成、蛋白质生物合成及大部分尿素循环。

3. 细胞质：多种酶参与糖酵解、葡萄糖异生作用、氨基酸激活、脂肪酸合成、部分氨基酸合成及单核苷酸合成。

4. 内质网：多种酶参与脂质合成、类固醇合成、粘多糖合成、甘油三酯生物合成、磷脂合成、硫代谢。

5. 溶酶体：含有酸性 RNA 酶、酸性 DNA 酶、酸性磷酸酶、组织蛋白酶、β－葡萄糖苷酶、β－半乳糖苷酶等。

6. 胞质膜：为主动转运的场所，主动转运需 ATP 酶提供能量。

7. 微粒体：含有过氧化氢酶、胺氧化酶、尿酸氧化酶。

8. 核蛋白体：有多种酶参与蛋白生物合成。

有些酶比较特异地存在于某些细胞器内，被称为亚细胞结构的标志酶。

（二）线粒体的标志酶

线粒体是进行细胞呼吸的场所，有 100 多种酶分布于线粒体的四个部分，即外膜、膜内空间（包括边围空间和峰内空间）、内膜和基质。其中一些酶可作为上述四个部分的标志酶：①外膜，单胺氧化酶；②膜内空间，腺苷酸激酶、肌酸激酶；③内膜，琥珀酸脱氢酶、辅酶Ⅰ脱氢酶、细胞色素氧化酶；④基质，苹果酸脱氢酶、谷氨酸脱氢酶。

第二节 基本原理

酶组织化学染色的主要目的是确定酶在组织和细胞内的定位及其生物活性，以便了解组织、细胞和细胞器的生理功能。其中，最基本的问题是正确的定位。

一、酶组织化学方法的分类

目前已存在的酶组织化学方法复杂多样，但究其基本原理，一般是利用酶的生物催化活性或酶的一些特殊理化性质。

（一）依赖酶催化活性的方法

酶催化底物转化，变成反应产物，用不同方式将反应产物在其产生的部位显示出来，即可反映出酶的定位。此类方法不仅能显示酶的定位，也可根据产物的量反映出酶活性。

在体外检测组织和细胞内酶的定位及活性的方法有两种，即溶解底物法（需固定酶的位置）和底物膜法（需固定底物的位置）。前者将待测酶固定于自然位置，而底物则以溶解状态存在于反应液中，底物因扩散而穿透组织和细胞达到酶所在的部位，在酶的催化下发生反应变为产物，在酶存在部位显色；后者将底物做成固体膜，让待测组织中的酶扩散到底物膜中，催化底物转化变为产物。

1. 溶解底物法：在酶组织化学反应中，反应产物可能是可溶性的，也可能是不溶性的。不溶性反应产物沉淀于酶促反应部位，可清楚地反映酶在细胞/组织内的位置。而可溶性酶促反应产物则不能准确反映酶在细胞/组织内的位置；为确定酶所在位置，必须让酶作用后的产物再与反应液中的其他试剂发生反应，形成不溶性终产物而沉淀于反应部位，这就是酶组织化学中的捕捉反应（Trapping reaction）。因此，溶解底物法又可分为不需捕捉反应的方法和需要捕捉反应的方法两种，前者的酶促反应产物不溶解，后者的酶促反应产物可溶解。

1）不需捕捉反应的方法：将不溶性酶促反应产物变为可见产物的方法，有下述几种。

（1）自身有色底物法（Self-coloured substrate method）：有色的可溶性底物经酶催化反应后，失去可溶性基团而沉淀于酶所在的部位。

（2）分子内重排法（Intramolecular rearrangement）：无色底物经酶催化反应后，发生分子内重排，产生有色的不溶性产物，沉淀于反应部位。

（3）合成法（Synthetic principle）：通过组织切片中所含合成酶的作用，形成大分子物质沉淀于反应部位来证实酶的存在。糖原合成酶（Glycogen synthetase）的定位常用合成法来显示，反应后生成低溶解度的葡聚糖，沉淀于酶所在部位。然后用 Lugol's 液或 PAS 反应使合成的葡聚糖显色，从而定位酶。除糖原合成酶外，合成法还用于定位 DNA、RNA、蛋白质和糖蛋白的合成酶。其方法是分别用放射性同位素标记的胸腺嘧啶、尿嘧啶、甘氨酸和果糖掺入合成的相应大分子物质，这些大分子物质沉淀于酶所在的部位，然后用放射自显影法定位酶。但该方法只能说明这些物质的合成是多种酶作用的综合结果，不能说明其中某种特定的酶的定位，且需使用放射自显影技术，容易造成污染。

2）需要捕捉反应的方法：这类方法所用底物及其他试剂是可溶性的，其产物也有一定的可溶性。因此，要达到酶的定位，至少要经历两个化学反应过程，即酶促反应和捕捉反应：

底物 $\xrightarrow{\text{酶促反应}}$ 初反应产物（Primary reaction product，PRP）$\xrightarrow{\text{捕捉反应}}$ 终反应产物（Final reaction product，FRP）

若捕捉剂对酶活性影响不大或上述两个反应的 pH 值接近，则可在同一反应系统中进行，称为同时捕捉反应（Simultanous capture reaction）。若两个反应需在不同反应系统中进行，即首先完成酶促反应，然后移入另一反应系统中完成捕捉反应，称为后偶联反应（Post-coupling）。

2. 底物膜法：底物膜法以底物本身或者将底物均匀混入一定惰性物质（Inert material）内制成固体膜（底物膜）。在这种条件下进行酶反应，底物是固定不动的，必须使组织切片内的待测酶扩散入底物膜内，才能发生反应。

将新鲜组织切片与底物膜紧密接触，在适当条件下孵育，使酶扩散入膜内，将大分子底物分解为可溶性小分子物质，经酶促反应后生成的小分子物质经水洗脱，然后用一定方法染色未分解的大分子底物，从而在酶作用区域出现不着色的负性图像。

底物膜法必须让待测酶扩散入底物膜中，且为负性图像，故定位极其粗略，只能用于组织水平的定位，不能达到亚细胞水平。一般只用于尚无其他方法定位的酶类。

（二）不依赖酶催化活性的方法

酶的化学本质是蛋白质，与其他蛋白质一样，酶也具有抗原性，可用免疫组织化学方法（Immunohistochemistry）显示。此外，酶具有与抑制剂和底物特异性结合的化学特性，可用标记抑制物法（Labelled inhibitor methods）和标记底物法显示。

1. 免疫组织化学方法：用一般方法难以定位的一些酶，如羧基肽酶原、DNA 酶、RNA 酶、3-磷酸甘油醛脱氢酶、淀粉酶和鸟氨酸转氨酶等，需用免疫组织化学方法定位。首先要提取高纯度的酶蛋白，然后用纯化的酶蛋白作为免疫原免疫动物，获得特异性抗血清，分离出特异抗体，即可用免疫组织化学方法来定位酶。现在，对于大多数酶，已有商业化的抗体。

用免疫组织化学方法定位酶，虽然不依赖酶催化活性，但只能用于确证酶分子是否存在，而不能说明酶分子有无催化活性。

2. 标记抑制物法：酶的抑制物可与酶结合。若用可示踪的物质对酶的抑制物进行标记，再用被标记了的抑制物与酶结合，就可定位酶所在位置。在酶组织化学中，最先应用的标记抑制物是放射性同位素标记的二异丙基氟磷酸（DFP）。该物质能与酶分子活性部位或活性部位附近的丝氨酸残基结合，用放射自显影技术追踪细胞/组织内的标记 DFP，从而定位酶分子。但是，由于很多酶活性部位或其附近均存在丝氨酸残基，故其特异性差。

最近，在定位 Na^+、K^+—ATP 酶时，用标记的毒毛旋花子苷，这种方法具有较高的特异性。

这种方法的优点是可定量研究抑制剂和酶活性部位间发生的反应。

3. 标记底物法：可用放射性同位素、色素和金属等标记酶的底物，在酶的作用下分解后沉淀于酶所在部位，从而定位酶。

二、常见的几种酶的显色方法

对于底物不同的酶，其显色方法也不相同（表 6-1）。

表 6-1　常见的酶的显色方法和主要底物及捕捉剂

酶	显色方法	主要底物及捕捉剂
酸性磷酸酶（ACP）	铅法	硝酸铅、硫化铵
碱性磷酸酶（ALP）	NBT/BCIP 法	NBT、BCIP
ATP 酶	钙-钴法	氯化钙、硝酸钴
非特异性酯酶（NSE）	偶氮法	六偶氮副品红、α-乙酸萘酯
过氧化物酶（POX）	DAB 法	DAB、过氧化氢
琥珀酸脱氢酶（SDH）	四唑盐法	NBT、琥珀酸钠盐
细胞色素氧化酶	Nadi 反应	芳香二胺、α-萘酚
羧酸酯酶、磷酸酶、糖苷酶和肽酶	靛蓝法	吲哚、吲哚胺

第三节　基本操作步骤

一、取材

动物或人体标本离体后，细胞迅速死亡，其溶酶体完整性很快被破坏，溶酶体酶被释放出来导致组织自溶，引起细胞结构破坏并引起酶的定位和活性改变。因此，应尽快取材，并进行恰当的取材后处理。

（一）标本大小和进一步处理

1. 组织块的大小：一般要求组织块不宜太大，以 0.5cm×0.5cm 较为恰当。对于经冷冻处理的组织，可取 1cm×1cm 或更大些。

2. 标本的进一步处理：为了完好地保持组织结构、酶的自然定位和活性，需对取材后的组织块做进一步处理。取材后的处理如下。

1）固定：将组织块直接投入冷固定液中（4℃）。

2）单个组织直接骤冷：用于单一组织取材，取材后立即投入液氮中。

3）多组织合包骤冷：对于需进行酶活性对比的组织，可采用多块组织合包骤冷技术，即把需要对比观察的组织合在一起，经骤冷后形成一个整体，一方面较完善地解决了可比性问题，另一方面减少了工作量。合包骤冷技术包括以下几点。

（1）制备包埋框：根据恒冷切片载物台大小及合包组织的多少，制作铝箔包裹的大小适度的硬纸板，铝箔光面向外，以防止组织粘着过紧。以此为底板，再以较大的铝箔，光面向内，制成小杯状包埋框。

（2）组织处理：多个组织需同时合包在一起，但组织的取样时间不可能相同，因此，对先后不同时间所取标本需做适当处理。其方法是取所需的组织，切成适当大小，置于4℃暂存，待所需组织标本全部取样完成后，再行合包。为排除各组织因取样时间不同造成的组织结构损伤和酶活性改变，最好合理安排轮流取材，从而保证其可比性。应当注意的是，组织块在4℃暂存时，不能让组织表面干燥，这样既可防止结构损伤，又利于合包时相互粘着，冷冻后形成一个整体。

（3）包埋：将各组织块按顺序放入包埋框内，各组织块间用薄的组织（如大鼠膈肌）将其隔开，用非待测组织做好起始端和对照组标记。组织间应紧贴，不留缝隙，冷冻后则形成整块，有利于切片。

（4）骤冷：将装有组织块的包埋框移入液氮内，迅速骤冷，立即切片或保存备用。

（二）电镜酶组织化学的取材

进行电镜酶组织化学研究时，取材的大小取决于取材后的处理。若取材后做切片孵育，则取材可稍大；若取材后做组织块孵育，组织块应小。一般在1mm³以下为好，若标本过大，酶反应所需试剂不能渗入组织块。

（三）硬组织取材

若无硬质切片机，硬组织取材后需经脱钙处理。取材后，应尽量切去不需要的软组织，以使脱钙顺利进行。组织块不宜太大，以免脱钙时间太长，影响酶活性。一般大鼠股骨、下颌骨等体积较小的骨组织，可在1~2周内完成脱钙，无需切小。若为大动物骨组织，则需切小，一般各边长不超过0.5cm，越致密的硬组织，组织块应越小。

二、固定

（一）固定在酶组织化学中的应用

对于未经固定的新鲜组织，用恒冷切片技术制作成组织切片，在做酶活性检查时则会出现严重问题。未经固定的恒冷切片组织中的一些结构成分和可溶性酶可迅速扩散，从而产生假阴性、假阳性或定位不准。如肝组织切片，在缓冲液内预孵10分钟，其葡萄糖-6-磷酸脱氢酶（G-6-PD）和乳酸脱氢酶（LDH）可完全扩散入孵育液内，切片上出现假阴性反应。解决酶在孵育时扩散问题的重要措施之一，是及时固定组织。

值得注意的是，很多酶活性在固定时会受固定液抑制。一般来说，固定液保存组织细胞的效果越好，对酶活性的影响越大。不同的酶对不同固定液的敏感性不同。同一种固定液对某一种酶的作用也受温度、作用时间等因素的影响。

（二）固定液

1. 甲醛：甲醛是最常用的固定液。市售甲醛为37%~40%水溶液，称为福尔马林。福尔马林用作固定液时，常用水或缓冲液按 1∶9 稀释，即 10％福尔马林或 4％甲醛。

甲醛可氧化生成甲酸而影响固定效果。为防止甲醛氧化，市售甲醛中常含 10％～15％甲醇。而甲醇对酶活性有抑制作用，故市售甲醛不宜用于酶组织化学。

2. 多聚甲醛（Paraform aldehyde）是甲醛的聚合体，为稳定的白色晶体。当调整多聚甲醛悬液的 pH 值使之达到 7.2～7.4 时，或加热至 60℃时，多聚甲醛溶于水，大部分又变为单体。一般认为，酶组织化学中，用多聚甲醛较好，常用固定浓度为 4％。由于该溶液中无甲醇作为保护剂，易于氧化形成甲酸，故应当在使用前新配。

3. 戊二醛：戊二醛固定速度较甲醛快，且比甲醛发生的交联更多，故对细胞细微结构的保存效果较甲醛更优。但戊二醛分子量较大，其穿透组织的能力较甲醛弱，因此，应当用小块组织或在取材前对动物进行灌流固定。

戊二醛对酶活性的抑制作用较强，这可能是由于它在蛋白质间发生更多交联反应。由于其保存超微结构较好，短时固定也保存一定酶活性，因而常用于电镜酶组织化学的组织固定。

市售戊二醛商品有 25％和 50％水溶液两种。电镜固定常用 3％戊二醛的二甲肿酸缓冲液溶液（pH 值 7.2～7.4），当浓度高于 5％时，可致组织皱缩。

4. 丙酮：一种脱水剂，其固定作用是使蛋白质失去水化层而产生沉淀，因此，在很大程度上使活性中心的基团处于原状，不干扰蛋白质功能，普遍用来作为酶的固定液。但丙酮也可使蛋白质变性，从而影响酶活性。

（三）固定方法

1. 组织块的固定（浸渍固定）：常用戊二醛和甲醛固定液。

1）甲醛固定：新鲜组织取材后，切成适当大小（厚度一般不超过 5mm），立即投入固定液内，常用缓冲甲醛－蔗糖溶液，在 4℃下固定 16～24 小时，然后在 4℃阿拉伯胶－蔗糖溶液（Holt's 液）内浸泡 12～24 小时，经固定后的组织可直接做恒冷箱切片，也可经丙酮脱水（4℃）、氯仿透明，低温负压浸蜡后，进行石蜡包埋。

Holt's 液（阿拉伯胶－蔗糖溶液）的配制：蔗糖 30g、阿拉伯胶 1.0g、重蒸馏水 100mL，加少许百里酚，置 4℃保存备用。

2）戊二醛固定：常用于电镜酶组织化学，由于戊二醛穿透力弱，故组织块应更小，厚度一般不超过 4mm，固定液常用戊二醛－二甲砷酸缓冲液，在 4℃固定。固定时间应根据酶的敏感性确定，没有统一的方法。

2. 灌流固定：常用于电镜细胞化学技术，通过心血管系统灌注一定量的固定液，使动物体内的活细胞在原位及时固定，再取组织。固定液常用戊二醛缓冲液或多聚甲醛，固定液的浓度不能太高，以免丧失酶活性，故一般用 1％～2％戊二醛或 4％多聚甲醛。

3. 切片固定：新鲜组织恒冷箱切片后，用 4℃冷丙酮或冷甲醛直接固定切片，后用缓冲液洗去多余的固定液备用，固定时间根据酶的敏感性确定。

4. 涂片固定：血液、骨髓、渗出液和细胞培养液制作标本时需经过涂片、推片或离心后再涂片。涂片应迅速在空气中干燥（用电风扇吹干），再行固定。做水解酶时最好用福尔马林蒸汽固定。丙酮固定不仅适用于水解酶，也可用于部分脱氢酶和转移酶。福尔马林蒸汽固定方法：在干燥的玻璃染色缸底部铺上纱布，滴一滴到数滴福尔马林液，放进涂片，密封在冷藏室内固定 7~10 分钟。

（四）固定对酶活性的影响

固定对酶活性的影响取决于酶的特点，固定液的类型、浓度、纯度、pH 值，固定时间和温度等因素。一般而论，水解酶较氧化还原酶和转移酶对固定液的耐受性更强。

1. 组织块固定与恒冷切片固定。

1）固定液可灭活酶活性：一些酶对固定液特别敏感，不能用组织块固定的方法处理组织。因此，新鲜组织经骤冷后做恒冷切片是酶组织化学中最为常用的组织处理方法。

2）若组织未经固定处理，容易出现假阴性和假定位。

（1）假阴性：未经固定的恒冷切片做酶反应时，酶在组织内或向孵育液中扩散，容易造成假阴性。但经短时冷固定后，则出现较强反应和清晰的定位。

（2）假定位：用未固定恒冷切片孵育时，有些酶出现假定位，如肾小管刷状缘和肠上皮纹状缘碱性磷酸酶，除刷状缘和纹状缘着色外，还出现细胞顶部细胞质着色，经固定后孵育，则细胞顶部细胞质着色消失。

3）对于组织块固定与切片固定，酶活性改变有差异。良好的恒冷切片虽能较好地保存组织结构，但水溶性酶容易扩散，因此，仍有必要做孵育前的固定。切片固定酶活性下降比组织块固定更快，因此，固定时间必须短。

2. 固定液对酶活性的影响。

1）不同固定液对酶活性的影响：聚合固定液（醛类）较脱水固定液（如丙酮）对酶活性影响更明显。对醛类固定液而言，戊二醛对酶活性影响较甲醛更大，戊二醛的常用浓度为 1.5%~3%，甲醛的常用浓度为 4%。若高于此浓度，对酶的灭活程度高；若低于此浓度，则不足以防止酶扩散，且结构保存欠佳。戊二醛中常含有戊二酸和多聚物，甲醛中常含有甲醇和甲酸，这些成分对酶活性影响较大，实际应用中有必要提纯。

2）不同酶对固定液的敏感性：有学者观察了组织化学中常用的一些酶对甲醛和丙酮的敏感性。他们采用 8μ 恒冷切片固定，固定温度为 4℃，固定时间为 5 分钟、10 分钟和 20 分钟。结果表明：①对两种固定液均高度敏感的酶为 β–OHBD、ICD、GPDH、MDH。这些酶低温下经短时间固定失去大部分活性；②对甲醛高度敏感而对丙酮有一定耐受性的酶有 SDH、CYT、GDH、MAO；③对丙酮高度敏感而对甲醛有一定耐受性的酶有 β–Gr、β–GA、LDH；④尚有一些酶对两种固定液均有一定耐受性，如 AKP、ACP、G–6Pase、NAE、NADHD、5′–N、CYT、PGM。

也有学者观察到，对于不同种动物或同一种动物不同品系，同一种酶对不同固定液也有不同敏感性。因此，在酶组织化学中很难找出某种适合于所有酶的固定方法，应根据实际研究结果，对不同酶采用不同固定液。

3. 固定液的 pH 值：固定液的 pH 值最好维持在中性范围，一般用缓冲液配制醛类固定液。戊二醛常用 pH 值 7.2~7.4 的二甲胂酸缓冲液配制，也可用磷酸盐缓冲液（不适用于磷酸酶类）。甲醛可用二甲胂酸缓冲液和磷酸盐缓冲液配制。

4. 固定温度：固定温度一般在 4℃ 左右。若温度过高，对酶的灭活作用更强。

5. 固定时间：固定时间取决于酶对固定液的敏感性，一般来说，固定时间越长，对酶的灭活作用越强，组织收缩越明显。

三、冷冻处理

传统的固定和包埋方法容易导致酶失活，因此需对组织进行冷冻。组织标本经骤冷后做恒冷切片，克服了固定使酶活性下降的弱点，在保存形态结构方面也得到类似固定包埋后组织切片的效果，并能阻止组织离体后的自溶过程。冷冻使组织成为固体状态，防止酶扩散。

但冷冻处理可导致细胞内及组织间隙内的非结合水形成冰晶。若冰晶较大，可致细胞膜破裂。细胞内冰晶形成后，细胞器和可溶性物质，特别是酶在其周围沉淀，致重新分布，造成人工假象。此外，若冷冻处理不当，还会因超冷过程使细胞皱缩，破坏组织结构。组织骤冷时，体积收缩 2%，使组织块产生龟裂。

（一）冰晶和超冷

1. 冰晶形成：组织和细胞内形成的冰晶越大，对结构的破坏和产生人工假象的程度越明显；冰晶越小，人工假象越少。有研究证实，液体中加入明胶后，能抑制冰晶的生长速度，1%明胶溶液中冰晶生长速度是纯水中的一半，而在 3%明胶溶液中冰晶生长速度是纯水中的 1/350。

形成冰晶数量与形成晶核数量成正比，而与冰晶生长速度成反比。冰晶生长的速度无法控制，但晶核的形成数量可以通过温度来控制。当温度降到一定的临界点下时，晶核会迅速形成。使组织迅速冷却到晶核形成很快的温度，则组织和细胞内很快形成大量晶核，甚至成为非晶体结构，从而减少对细胞的损伤。为达此目的，必须使组织骤冷。

2. 超冷：在冷冻处理时生物组织的细胞常处于生活状态，当温度低达 $-10℃$ 时，细胞外液因含蛋白质量少而先结冰。由于细胞内蛋白质含量最高，细胞膜能阻止冰晶由外向内生长，故细胞内处于未结冰的超冷状态。由于超冷的水比冰有较高的蒸气压（Vapour pressure），细胞内必然以失水来达到细胞膜两侧的压力平衡。也就是说，细胞在缓慢冷冻（缓冻）时，必然造成细胞脱水，如果细胞被快速冷冻，则由细胞内结冰而达平衡。

3. 冰晶和超冷所致组织结构改变：造成组织结构损伤的大冰晶和超冷致细胞失水都与缓冻有关。将组织置于冰箱或恒冷切片箱内冷冻，组织处于缓冻状态，常出现如下人工假象。

1）大冰晶形成：当组织处于缓冻状态时，细胞间质内因蛋白质含量低而先结冰，且由于温度较高，晶核形成少，有充裕的时间使已形成的晶核生长，形成大冰晶。同时，细胞内处于超冷状态，其游离水转入细胞外，使细胞外冰晶进一步长大。因此，在组织切片上，常出现间质内有大的裂隙，而细胞则被压缩变形，导致整个组织形成不规则网状结构。

当细胞内因缓冻形成大冰晶时，细胞器和可溶性酶沉淀于冰晶的周围。酶组织化学染色切片上可见细胞内有大的空泡（或裂隙），而酶反应产物则存在于空泡周围，形成深色环，使酶的定位发生极大改变，也难以比较酶活性。这种现象在横纹肌细胞最为常见，也可见于表皮细胞等。

2）细胞失水：在缓冻过程中，细胞内不易结冰，导致其处于超冷状态，大量非结合水进入细胞外，导致细胞失水、皱缩。这种状况一方面造成细胞结构失去生活状态时的自然状况，另一方面使细胞器和酶在细胞内浓缩。在切片上表现为细胞体积缩小，形态不规则，酶促反应产物增多，着色加深，因此，不利于酶的准确定位及活性的判断。

3）酶扩散：当细胞内有大的冰晶形成时，可导致细胞膜破裂，在切片后的贴片过程中，组织冻融而发生酶扩散。此外，细胞膜受损后，在孵育过程中酶扩散更为严重。

（二）骤冷方法

较早应用的骤冷液为液态空气（-195℃）。这种物质尽管温度极低，但在标本周围形成了一层气化的空气，有碍导热。

为克服液态空气导热差的缺点，很多骤冷液被用于组织化学中，如液氮冷却的异戊烷（-165℃）、液氮冷却的异戊烷与固体丁烷混合物（-190℃）、液氮冷却的丙烷和异戊烷（3∶1）混合物（-190℃）、氟利昂-12（-158℃）、戊烷和干冰混合物（-125℃）、液态氦Ⅱ（-272℃）以及液氮（-196℃）。

值得注意的是：①关于异戊烷，有人认为它并无优点，它只能冻结很小的组织块。若组织块稍大，冷冻结果不均匀，出现三个带。外带：其中形成的冰晶最少，结构保存良好；中间带：由于出现大冰晶，其结构变形严重；内带：结构稍好，但仍不理想。②在使用氟利昂时，应注意采用一些防护措施，因氟利昂有损于健康。③液态氦Ⅱ温度最低，结构保存最佳，但价格昂贵，一般常用于电镜标本制作。④液氮制备容易、操作方便、冷冻效果也较好，是最常用的冷冻液。

（三）冰冻干燥（Freeze-drying）

骤冷的组织块可直接用于切片，不需要固定，故酶活性保存好。但是，切片后的贴片过程要发生冻融，冻融可造成结构破坏和酶扩散。因此出现了直接使冰冻组织块脱水干燥的方法（冰冻干燥），可避免冻融所造成的不利方面。冰冻干燥已有较多成套设备，其基本原理是将骤冷后的小组织块置于高度真空的低温（-75～-35℃）干燥室内，让冰晶升华为蒸汽从组织内除去。不同组织冻干的时间不一致，一般需几天时间。组织冻干后，可先行固定而后包埋切片，也可直接进行包埋切片后再行固定。直接包埋常用石蜡，也可用树脂包埋。方法是在真空条件下升温、浸蜡。浸蜡适当时间后降温使蜡凝固。固定后包埋还可用碳蜡。

1. 固定方法：固定方法有蒸汽法和浸渍法两种。蒸汽法固定可用甲醛、戊二醛和四氧化锇。可将上述蒸汽直接引入干燥室内，也可将冻干标本移入可发生上述蒸汽的仪器中进行。蒸汽固定用于组织块，也可用于切片。切片的固定还可用浸渍法，但酶的定位不如蒸汽法好。

2. 优缺点：冻冰干燥的优点在于较完好地保存了组织结构。其缺点在于：①冻干标本需要固定，故较适合于水解酶的研究。②需要特殊的仪器设备。③耗时较长。④组织块太小（一般要求1mm³以下，有人建议0.1～0.2mm³大小的组织块）。因此，该法不常用。

（四）冰冻替代（Freeze substitution）

该法达到的目的与冰冻干燥类似，但其原理不同，冰冻替代是通过液体脱水剂替代组织和细胞内的水分，然后浸蜡包埋。脱水剂常用乙醇和丙酮，也可用其他有机溶媒。替代过程在低温下进行，一般为－70～－10℃，替代的同时也起到了固定的作用。该法的优点是不需特殊仪器，耗时也较少。但是，脱水剂有抑制酶活性的作用，故一般只适用于水解酶。

四、硬组织处理

牙和骨组织硬度大，若无硬组织切片机，需脱钙才能制作组织切片。但常规脱钙方法会破坏酶活性，不能用于酶组织化学标本的处理。经改良的脱钙液，可获得满意效果。

（一）脱钙液配制

EDTA 10g，0.1mol/L Tris 液 100mL，用 0.1mol/L 氢氧化钠调 pH 值至 7。

（二）操作程序

1. 将配制好的脱钙液盛于 200mL 烧杯内，于 4℃预冷。

2. 取新鲜待测硬组织放入脱钙液内。

3. 置于电磁搅拌器上，在 4℃条件下缓慢搅拌直至达到脱钙效果。

4. 脱钙程度的判断：以大头针刺入标本，若大头针刺时无明显阻力，即可结束脱钙。

5. 脱钙结束后，标本用液氮骤冷。

上述方法适用于豚鼠耳蜗，小鼠、大鼠股骨、颌骨和兔颌骨的脱钙，4～21 天内可达脱钙效果。最长时间达 3 周。此时，水解酶及脱氢酶活性均适当保存。此外，有人推荐在脱钙液中加入聚乙烯吡咯烷酮（Polyvinyl pyrrolidone，PVP）（浓度为 7%）防止酶扩散，以便更好地保存酶活性。

五、切片制作

在酶组织化学染色操作中，最常用的制片方法是用恒冷箱切片机切片（即恒冷切片）。在无恒冷箱切片机的情况下，也可用冰冻切片机切片（即冰冻切片）。对于固定液耐受的酶（主要是水解酶）也可用石蜡切片。

（一）冰冻切片

用该类切片机时，最好不在标本台上冰冻组织，因其为缓冻过程易破坏组织结构。组织块应在液氮中骤冷，然后再移至标本台上切片。

（二）恒冷切片

1. 恒冷箱切片机：恒冷箱切片机的基本组成为冷箱及装置于冷箱内的切片机，冷箱的温度可在－30～0℃间自动调节。切片机一般为轮转式，附有防卷装置（防卷板）。

2. 切片温度：为获得良好切片，需控制好切片时恒冷箱的温度。不同组织切片时的最适温度不同，对大多数组织而言，$-15\sim-10℃$易于切片。若温度太低，切片易碎；而温度太高，切片粘刀，不能展平。操作者应根据不同组织调节温度。

3. 防卷板的应用和冷滑技术：冰冻切片时，切片有自然向上卷曲的倾向。为此，恒冷箱切片机一般均附有防卷板。

1）防卷板：安放于刀片上方的一块透明板。切片时，使组织切片在刀面与防卷板之间平滑通过而得到平整的切片。使用防卷板时，应注意调节其位置，应使板缘与刀缘平行并处于接近重合的位置，不应超过刀缘。亦应注意防卷板与刀面间的距离。若切片有波纹，说明防卷板与刀面间距离过宽；若切片有裂纹，可能是刀刃有缺口，此时一般为纵向裂纹，也可由防卷板或恒冷箱温度太低引起，应注意检查、调整。防卷板一般适用于单个组织块的切片。

2）冷滑技术：对于较大的多组织合包块，最好使用冷滑技术。冷滑技术是用冷毛刷（常用毛笔）拉动切片，使之在刀面匀速下滑。这种方法需要操作者有熟练的技术。一方面毛刷不能重压切片，以防其粘刀；另一方面毛刷带动切片下滑的速度应与切片速度一致。此法能切出平整切片，但效率不如防卷板高。

4. 恒冷切片的操作过程

1）组织块的处理：新鲜组织或固定后的组织做恒冷切片前需经骤冷，骤冷前组织块可置于放有湿滤纸的标本台上或置于标本盒内。骤冷后，置于标本台上冷冻的组织块可在恒冷箱内放置一定时间，待温度回升到恒冷箱温度时切片。其操作过程如下。

（1）在标本台上滴少量蒸馏水或粘固剂（亦可用3%羧甲基纤维素）。

（2）从标本盒内取出组织块，置于标本台上，放入恒冷箱内。

（3）待组织块牢固冻结于标本台上后，即可切片。

（4）若组织块在骤冷时出现龟裂，应当用少量包埋剂充填裂口，否则切片不成整块，增加冷滑技术操作的困难。

2）切片前的准备：

（1）将标本台装入切片机上时，将标本台卡牢，以免与刀接触时标本台移动而损伤组织块。

（2）标本台装入切片机后，机头应后退，若过度前伸，可出现切片厚薄不匀。

（3）快进修块，达到切片位置后，应丢掉最初数张切片。因快进修块时组织块表面有损伤，最初几张切片上常有空洞（即有组织缺损）。

3）切片：切片时，应正确调节防卷板或恰当使用冷滑技术，使切片平整。

4）贴片：将室温下的盖片或载片置于组织切片上，切片立即融化，并黏附到玻片上。

5）空气干燥及切片保存：应使黏附于玻片上的切片在室温下尽快干燥，常用电风扇吹10~30分钟。空气干燥的目的：一方面，使切片牢固贴于玻片上，以免组织切片在此后的孵育及其他处理中从玻片上脱落；另一方面，具有终止细胞代谢、利于保存酶活性的作用。

（三）石蜡切片

对固定液和较高温度有一定耐受性的酶类，可用石蜡切片方法制备切片。石蜡切片制作过程如下：

1. 组织块固定：酶组织化学中，组织块固定最常用甲醛，常规用缓冲甲醛－蔗糖溶液，该固定液 pH 值在中性范围，且加有抗变性剂蔗糖。蔗糖除有抗变性作用外，可维持固定液的高渗透压，防止细胞肿胀，且增加溶液黏度，可防止酶扩散。

固定时的温度维持在 4℃左右。若温度过高，对酶的灭活作用更强。注意固定液和容器应当预冷。

固定时间取决于所观察的酶对固定液的敏感性和组织块的大小，如边长为 5mm 的组织块，甲醛固定时间为 15～24 小时，戊二醛固定时间为 35 分钟～4 小时。固定时间过长，可导致酶失活及组织皱缩；固定时间太短，结构保存差。一般在固定的最初 10～30 分钟，酶活性下降程度与固定时间平行，此后，酶活性则相对稳定，可延长固定时间。但对一些脱氢酶，由于对固定液十分敏感，只能固定很短时间，如大鼠 SDH 只能耐受冷甲醛固定 15 分钟。

2. 水洗：组织块固定后，充分水洗可增加残存的酶活性。水洗常规用 Holt's 液，温度为 4℃。水洗时间取决于固定时间。固定时间越长，在 Holt's 液内浸泡的时间越长，如固定 2 小时，则水洗 2 小时，固定 12～24 小时，则水洗一天。水洗过程中要更换 Holt's 液。

不同的酶对水洗的耐受性不同，酸性磷酸酶、芳香硫酸酶、糖苷酶和辅酶Ⅰ黄递酶耐受水洗，水洗时间越长，活性恢复越明显，故组织块应在 Holt's 液内浸泡 1 周以上。而另一些酶，如碱性磷酸酶、ATP 酶，仅在水洗的开始阶段活性增强，随后活性逐渐下降。

3. 脱水：脱水前，经 Holt's 液浸泡的组织块应在蒸馏水内漂洗，然后用吸水纸吸干。脱水过程在 4℃进行：

1）50％丙酮 30～45 分钟。

2）纯丙酮 3～24 小时，换 3 次，最后一次 1～2 小时（室温）。

4. 透明：可用苯、甲苯或二甲苯，换液 3 次，每次 10 分钟。

5. 浸蜡及包埋：浸蜡用低温石蜡。浸蜡前，用滤纸吸干透明液，然后将组织置于 56℃（最高温）熔化的石蜡内，浸 30～45 分钟，然后包埋。

6. 切片：用常规石蜡切片方法切 3～5μm 厚切片，但裱片水温不能超过 40℃，裱片后用冷风吹干，不能烘烤。

可用石蜡切片方法测定的酶有非特异酯酶、碱性磷酸酶、酸性磷酸酶、β－葡萄苷酸酶、β－葡萄糖胺酶、肽酶等。

六、孵育

孵育（Incubation）是指在一定条件下，让组织和细胞内的酶作用于底物，形成反应产物，并使之沉淀于产生部位的操作方法。大多数情况下，酶作用的反应产物是可溶性物质，要使之沉淀于反应部位，需捕捉反应。捕捉反应的产物有的具有可见性，有的则不可见。在后一种情况下，尚需显色反应使其可见。因此，孵育过程中发生了一系列化学反应，有的反应是极其复杂的，故孵育是酶组织化学中最关键的操作步骤。

（一）孵育液（反应液）

孵育液的组成取决于所测定的酶和酶促反应产物的性质及是否需要同时进行捕捉反应和显色反应。一般来说，孵育液包含缓冲液、底物、其他试剂（如辅酶、激活剂、抑制剂、捕捉剂、抗变剂及抗酶扩散的试剂）等。

1. 缓冲液：不同的酶促反应的 pH 值不同，且在整个反应过程中要维持 pH 值恒定，因此，缓冲液是孵育液的重要成分。

2. 底物：不同的酶具有不同的底物特异性。

1）具有绝对特异性的酶类，只催化某一种底物发生转化。在这种条件下，组织化学中所用底物与生理过程中底物应一致，即只能用天然底物。

2）有些酶只具有相对特异性，可催化多种底物发生转化。此时则可设计人工合成底物。

3）有些底物可被多种酶催化发生转化，在这种情况下，要取得特异的酶促反应，则需进行鉴别。鉴别方法包括改变孵育液的 pH 值、加入激活剂和特异抑制剂等。

3. 其他试剂：

1）有的酶与细胞结构结合不牢或完全游离于细胞液内，在孵育时易扩散，需加入 PVP、明胶、蔗糖等物质，减弱或防止其扩散。

2）有的酶促反应产物是大分子物质（如糖原合成酶），直接沉淀于反应部位，不需捕捉反应。

3）多数酶的反应产物为可溶性物质，为准确定位，需捕捉反应，在孵育液内必须加入捕捉剂。

4）有的捕捉反应形成的沉淀物具有颜色，而有的则无色，后一种情况下需显色反应。由于捕捉反应的产物已为沉淀物，显色反应一般不需在孵育液内进行，常于终止孵育后在另一反应系统中进行显色反应。

5）此外，有的酶促反应的孵育液中必须加入一些具有特殊功能的成分：糖原合成酶的孵育液内需加入糖原，以防止内源性糖原扩散；细胞色素氧化酶孵育液内需加入过氧化氢酶，以除去内源性过氧化氢（H_2O_2），防止过氧化物酶的干扰；多酶法中，在孵育液中外加其他酶类，这些外加酶以待测酶的产物作为底物，然后定位外加酶的产物，可间接地反映待测酶定位。

（二）孵育的温度

一般情况下，孵育的温度均模拟酶促反应的体内条件，即 37℃。有的酶在所测定的组织内含量（或活性）很高，若在 37℃进行反应，则反应速度太快，引起过量产物形成并扩散，致使定位较差，可在室温（20～22℃）孵育（如非特异酯酶、碱性磷酸酶、肽酶）。若所用偶联剂稳定，还可在 4℃长时间孵育（几小时或过夜），如磷酸酶、糖苷酶、酯酶、肽酶等，此时，背景非特异着色少，可显示活性较弱的部位。

（三）孵育方法

目前所用孵育方法较多，难易程度不一，各有优缺点，应根据需要选用。

1. 盖片染色缸法（缸染）：缸染是简便的常规孵育方法，此法是将贴有组织切片的盖玻片置于盖片染色缸内，再加入孵育液。此法操作简便，没有干涸的危险，不会因为反应试剂耗尽而影响酶促反应，也不会因孵育液浓缩，造成反应试剂对酶促反应的抑制作用。染色缸可置于孵箱、水浴箱或冰浴内，以保持反应所需温度。其缺点是消耗试剂较多（特别是需辅酶的酶类），价格昂贵。

2. 滴染：将孵育液滴到组织切片表面并覆盖整个组织切片，然后将其置于潮湿的容器内，在 37℃ 下孵育。此法消耗试剂少，常用于需昂贵试剂的酶促反应。缺点：①孵育液少，有蒸发干涸的危险；②蒸发可改变孵育液中试剂的浓度；③液滴厚薄不一致，反应试剂分布不匀，出现染色深浅不一，不适于合包组织的大切片；④孵育液少，反应产生的抑制物可达到影响酶促反应的浓度。

3. 框法：本法用适当直径（比切片稍大）的有机玻璃框（高 2～3mm）框住切片。用凡士林封固框与盖片（或载片）接触处，滴加孵育液于框内，加盖防止蒸发。此法也用于试剂昂贵的酶促反应，较滴染更优。

4. 漂染法：将恒冷切片用细毛刷移入含生理盐水或任氏液（在 4℃ 预冷）的容器中，4℃储存。孵育时，用玻棒将切片移入含孵育液的小容器内，在适当温度下孵育。此法使切片的各面与孵育液接触，可缩短反应时间。

（四）孵育时间

不同的酶促反应、不同的酶活性以及不同的反应条件，需要不同的孵育时间。一般以出现满意的阳性反应为宜。捕捉反应和显色反应同时进行的方法，反应时间易于判定；需另进行显色反应的方法，反应时间判断较难，一般应进行预实验，摸索最佳反应时间。

七、举例

（一）肌肉组织的 ATP 酶组织化学染色

1. 主要试剂的配制。

1）巴比妥钠贮存液：巴比妥钠 412mg，氯化钙 200mg，蒸馏水 100mL（储存于 25℃）。

2）巴比妥醋酸缓冲液（0.2mol/L）。A 液：醋酸钠 1940mg，巴比妥钠 2940mg，蒸馏水 100mL。B 液：0.1mol/L 盐酸，用蒸馏水将浓盐酸配置成 0.1mol/L。使用时，按比例配制成缓冲液（A 液∶B 液∶蒸饮水＝5∶10∶8）。

3）预孵液：

（1）pH 值 10.4 预孵液：取需要量巴比妥钠贮存液，用 0.25mol/L 的 NaOH 调 pH 值至 10.4。

（2）pH 值 4.6 预孵液：取需要量巴比妥醋酸缓冲液，用 0.1mol/L 盐酸调 pH 值至 4.6。

（3）pH 值 4.2 预孵液：取需要量巴比妥醋酸缓冲液，用 0.1mol/L 盐酸调 pH 值至 4.2。

4）底物孵育液：巴比妥钠贮存液 10mL，ATP 二钠盐 15mg，调 pH 值至 9.4。

2. 取材与冰冻切片：

1）取新鲜肌肉组织，横断面直径为 5~7mm，长 1cm，不加任何固定液，用生理盐水浸过的纱布包好（不能在室温下过夜）。

2）把盛有异戊烷的 50mL 离心管置于液氮中，见有白色凝结物时，用镊子夹住肌肉组织放入冷冻约 30 秒。

3）装入冻存管中，置于液氮中保存或马上放进−25℃冰冻切片机切片。

4）切片厚度为 6~8μm。

3. 操作步骤。

1）切片预孵：恒冷切片 3 张，分别在不同预孵液中预孵，其操作过程如下。

（1）pH 值 10.4：切片在 pH 值 10.4 预孵液内预孵，25℃，10 分钟，结束后不经水洗入底物孵育液。

（2）pH 值 4.2 和 4.6：两切片分别在 pH 值 4.2 和 pH 值 4.6 预孵液内预孵，25℃，5 分钟，结束后在巴比妥钠贮存液内洗 3 分钟，然后不经水洗入底物孵育液。

2）孵育：经预孵的切片入底物孵育液内孵育，37℃，30 分钟。

3）孵育后，切片直接入 2%氯化钴液，3 分钟。

4）切片充分水洗，每次 1 分钟，共洗 3 次。

5）1%稀硫化铵处理 10~30 秒。

6）水洗。

7）脱水，加拿大胶封固。

4. 结果判断：黑色示酶活性所在部位，该法可区分不同肌纤维类型。人体肌纤维的 ATP 酶组织化学染色见表 6−2。

表 6−2 人体肌纤维的 ATP 酶组织化学染色

酶促反应	Ⅰ型纤维（红肌）	Ⅱ型纤维（白肌）		
		Ⅱa	Ⅱb	Ⅱc
ATP 酶 pH 值 10.4 预孵	0~+	+++	+++	+++
ATP 酶 pH 值 4.6 预孵	+++	0	+++	+++
ATP 酶 pH 值 4.2 预孵	+++	0	0	+~++

5. 注意事项：

1）肌肉活检组织应及时妥当速冻，防止酶活性的丢失及冰晶形成。冰冻切片前应将保存在液氮中的肌肉标本拿出放入−25℃左右恒冷箱内解冻，时间至少 8 小时或者过夜。

2）切片温度要恰当，一般恒冷箱温度为−22℃，冷冻头温度为−20℃。若温度太高，切片容易皱褶；若温度过低，切片容易产生破洞。

3）切好的组织片应置−20℃保存，以免酶扩散或失活，从冰箱取出的切片应立即用冷风吹干，以免产生皱褶，影响观察。

4）需严格并精确调试所用试剂的 pH 值，标准液必须保证新鲜且准确。

5）将肌组织切片事先在不同 pH 值的液体内进行前孵育，可以抑制某一型肌纤维的 ATP 酶活性。碱性前孵育液保存期间 pH 值易发生改变，染色效果变差，一般应现配现用。酸碱前孵育结束可以过水，但切忌用自来水冲洗，因为自来水中的化学离子会影响已经调试好的 pH 值反应环境。

6）过滤：ATP 酶孵育液完全溶解之后，需要过滤，再置于 4℃ 冰箱过夜，否则很容易形成沉淀，导致背景沉积杂质。

7）ATP 酶染色结束后进行常规脱水透明封片时，不宜在二甲苯中浸泡太久，否则容易脱色。

（二）电镜酶组织化学染色显示体外培养细胞的三偏磷酸酶（TMP）活性

1. 细胞原代培养：

1）取胎鼠 4 只，超净台下无菌操作，摘取脊神经节浸泡于 Hank's 液中。

2）剪碎脊神经节至 $1mm^3$ 大小。

3）加入 20～30 倍的 0.25％胰酶于 37℃ 下消化 30 分钟。

4）加入胎牛血清 1 滴终止消化。

5）离心：1000rpm/min，10 分钟。

6）弃上清液，加入 DMEM 培养基至 10mL，吹打，200 目钢筛过滤，滤液为脊神经节神经元的单细胞悬液。

7）用台盼蓝拒染法测定细胞活性后，调整细胞悬液浓度为 $1×10^6$ 个/mL。

8）种植于经多聚赖氨酸处理过的内置聚苯乙烯薄膜的培养板内，每孔 2mL。

9）置于 37℃ 下 5％CO_2 的 CO_2 培养箱中孵育。

2. 三偏磷酸酶染色及电镜标本制备：

1）将培养 7 天的存活细胞从培养孔内取出，用 0.1mol/L 二甲砷酸钠缓冲液（pH 值 7.4）配制含 4％多聚甲醛和 0.25％戊二醛的固定液，固定 1 小时。

2）经 0.1mol/L 二甲砷酸钠缓冲液漂洗 1 小时。

3）置于孵育液中，室温孵育 80 分钟。孵育液配方：0.05mol/L 醋酸缓冲液 20mL（pH 值 3.9）、氯化铈 35.405mg（用 4mL dH_2O 调制）、三偏磷酸酶 15.29g、蔗糖 2.5g、TritonX－100 0.075mL、dH_2O 26mL，总量为 50mL，最终 pH 值 3.9。

4）用 0.1mol/L 二甲砷酸钠缓冲液漂洗 2 次，经 1％锇酸固定液固定 30 分钟。

5）乙醇或丙酮梯度脱水，包埋。

6）在解剖显微镜下进行脊神经节神经元定位、修块。

7）超薄切片厚度 70nm。

8）经醋酸铀染色，透射电镜下观察。

9）结果判定：透射电镜下三偏磷酸酶阳性反应产物为高电子密度的黑色细小颗粒沉淀（磷酸铈盐）。

3. 注意事项：

1）所用器皿一定要用双蒸水冲洗洁净。

2）试剂要按顺序依次加入，必须在前一种完全溶解后方可加入第二种，这样配制的孵育液最终能清澈透明，短暂放置亦不会变混浊。

参考文献

[1] 宋艳，宋美仪，关伟明. ATP酶组织化学染色孵育方法比较［J］. 中国组织化学与细胞化学杂志，2018，27（3）：296－299.

[2] 李江华，沙海燕，王智慧. 组织化学染色法检测骨骼肌纤维类型［J］. 实验室研究与探索，2010，29（10）：224－226，230.

[3] 刘冬娟，徐彦平，石玉秀. 铈代替铅电镜酶组织化学显示培养脊神经节神经元TMP活性［J］. 中国组织化学与细胞化学杂志，2011，20（1）：53－55.

第七章　免疫组织化学技术

第一节　基本理论

一、概念

免疫组织化学（Immunohistochemistry，IHC）是根据抗原与抗体特异性结合的原理，将免疫学、组织学、生物化学等学科的理论和技术进行有机结合，用已知抗体来识别细胞/组织中的待测抗原，并进行定位及定量分析的技术。当它用于识别并分析体外培养的细胞中的抗原时，则称为免疫细胞化学（Immunocytochemistry，ICC）。

免疫组织化学技术将标记了示踪系统的抗体与细胞/组织内的抗原物质共同孵育，使之发生特异性结合，然后通过化学反应使示踪系统可视化，这样就可以确定细胞/组织内特定抗原物质的位置和表达量。免疫组织化学技术具有较高的灵敏度、特异度，能将形态、功能和代谢相结合，且操作相对简便，被广泛用于生物医学研究各领域，特别是特定蛋白质的分布研究。

二、原理

（一）基本原理

抗原可与抗体发生特异性结合，同时抗体本身也具有抗原性。用抗原免疫动物，可获得该抗原的抗体，称为第一抗体（简称一抗），用该抗体（作为抗原）免疫动物，即可获得该抗体的抗体，称为第二抗体（简称二抗）。抗体来源于动物，每种抗体都有来源动物的种属特性，因此，在免疫组织化学技术中，所选用的一抗和二抗应来源于不同种属的动物。

（二）示踪标记

1. 示踪标记方式：抗原和抗体都非肉眼可见，必须对抗体进行标记，才能显示抗原抗体反应部位。标记于抗体上且可以通过特定方式显现的物质，称为示踪系统，它是免疫组织化学技术的重要组成部分。

示踪系统可标记于一抗，也可标记于二抗。将示踪系统标记于一抗，称为直接标记。用标记了示踪系统的一抗直接显示待测抗原的定位，称为一步法。该法操作简便，但成本高，因为需对所研究的各种待测抗原的抗体进行标记。若将示踪系统标记于二抗，则称为间接标记。要定位显示待测抗原时，需先用一抗与待测抗原共同孵育，再将标记了示踪系统的二抗与一抗特异性结合，方可间接显示待测抗原，这种方法称为二步法。因为一种二抗可与多种一抗发生特异性结合，大大降低了研究成本。

2. 示踪标记物。

1）荧光素：将荧光素标记于抗体，使之与相应抗原结合，在荧光显微镜或紫外线照射下发出荧光，可显示抗原在细胞/组织内的定位。用不同荧光素标记的不同抗体与同一组织标本进行孵育时，可用于确定同一标本上两种及以上抗原的位置关系。免疫荧光技术虽然具有操作简单、灵敏度和特异度高等特点，但荧光标本不能长期保存，且必须借助荧光显微镜才可以观察。

2）胶体金（氯金酸的水溶液）：一种带负电荷的疏水胶体溶液，可与多种生物大分子结合，形成生物大分子－金颗粒复合物，即胶体金标记物。标记了胶体金的抗体与抗原发生特异性结合后，再在光镜或电镜下对抗原物质进行定位、定性乃至定量研究的抗原显示技术，称为免疫胶体金技术。在生物医学研究领域，免疫胶体金技术已成为一种非常有用的研究手段，其特点是抗体标记物颗粒细，反应背景低，不会屏蔽阳性区域，但价格昂贵，且市售抗体种类有限。

3）酶：将标记了具有生物活性的酶的抗体（通过抗体与酶活性部位特异性结合）与相应的抗原结合后，再用酶的底物与酶作用而显色，这种显示待测抗原的免疫组织化学染色方法，称为免疫酶标技术。通常，作为标记物的酶有辣根过氧化物酶（Horseradish peroxidase，HRP）、碱性磷酸酶、葡萄糖氧化酶等，其中，以辣根过氧化物酶最为常用。辣根过氧化物酶可以催化多种氧化还原反应，换句话说，作用于不同底物时，甚至可以出现不同的颜色反应，如用 DAB 作为底物，则生成棕色沉淀物，而用 3－氨基－9－乙基咔唑（AEC）作为底物，则生成红色沉淀物。用碱性磷酸酶标记时，碱性磷酸酶催化 5－溴－4－氯－3－吲哚－磷酸盐（5－bromo－4－chloro－3－indolyl phosphate，BCIP）的水解反应，其产物再与氯化硝基四氮唑兰（Nitroblue tetrazolium chloride，NBT）反应，生成蓝紫色沉淀物。

在常规免疫组织化学染色时，辣根过氧化物酶的底物首选 DAB，因为其灵敏度高，定位清晰，易于保存。AEC 则不能耐受 75% 乙醇，灵敏度低。BCIP/NBT 阳性虽鲜艳，但定位不准确。

将不同的酶标记的不同抗体与同一组织切片孵化，可显示两种或两种以上的抗原，即双重或多重染色法。目前免疫双重染色法实验多采用碱性磷酸酶和辣根过氧化物酶双酶显色系统，其中碱性磷酸酶的底物常选用 BCIP/NBT，辣根过氧化物酶的底物多选用 AEC。

免疫酶标技术克服了免疫荧光技术的弱点，能长期保存染色结果，使用广泛。通常说的免疫组织化学技术，是指用酶标记的免疫组织化学技术。

4）生物素：能和亲和素进行特异性结合，具有灵敏度高、特异度高、结合力强等优点。将抗体标记上生物素，就可以和连接了酶的亲和素形成共价键，酶催化底物显色后就可以测定微量抗原。

三、抗体的选择

抗体是免疫组织化学染色技术的核心试剂。抗体的选择由研究目的决定，即要检测某一特定抗原，需选择相应的抗体。抗原通常呈立体结构。可诱导机体产生抗体的分子结构，称为抗原决定簇。抗原分子上的每一个抗原决定簇，都可诱导产生相应的特异性抗体，即单克隆抗体。因同一抗原分子可以有多个抗原决定簇，所以，一种抗原可以诱导机体产生多种单克隆抗体。

（一）多克隆抗体

一个抗原分子内通常有多个抗原决定簇，可诱导机体产生多种单克隆抗体的混合物，即多克隆抗体。多克隆抗体可与一个抗原分子上的多个互不相同的抗原决定簇结合，用多克隆抗体检测待测抗原时，灵敏度非常高。此外，制备多克隆抗体所需时间短、成本低。

（二）单克隆抗体

单克隆抗体仅针对某一特定抗原决定簇，通常用杂交瘤技术生产。将骨髓瘤细胞与经特定抗原免疫后的纯系小鼠 B 细胞融合，成为杂交细胞系，并将这种杂交细胞系进行单细胞培养，使之形成单细胞系（单克隆），再对这种细胞进行培养或将其接种于小鼠腹腔，任其自然繁殖并分泌抗体，这样就可得到大量的、高浓度的、仅能与特定抗原决定簇特异性结合的抗体（单克隆抗体，其结构、氨基酸顺序、特异性等都相同）。在培养过程中，只要没有发生基因变异，不同时间所分泌的抗体都能保持同样的结构，但制备成本高。

这两类抗体各有利弊。单克隆抗体的优点是特异度高，所染切片背景清晰，定位明确，且可重复性好；其缺点是阳性率较低。此外，单克隆抗体的稳定较差，对 pH 值变化敏感。多克隆抗体正好相反，其优点是阳性率高，但特异度较低，若操作不规范，常会出现假阳性。因此，在具体的研究工作中尽量选用单克隆抗体。

选用多克隆抗体时，需在滴加一抗前对组织进行封闭，即使用血清或蛋白封闭液与组织标本共孵育，对消除非特异性结合至关重要，通常选用与二抗种属匹配动物的血清作为封闭液。此外，应尽可能选择与样本不同种系的动物产生的一抗，以避免二抗与样本产生交叉反应。

选择二抗时，要和一抗相匹配。对单克隆抗体而言，如果一抗是 IgG，那么二抗就选 IgG，一抗是 IgM，二抗就选 IgM。多克隆抗体主要是 IgG 类免疫球蛋白，因此相应的二抗就是抗 IgG 抗体。此外，要注意一抗和二抗应来自不同种属的动物，如以小鼠为实验动物时，若一抗选用兔抗小鼠，则二抗可选羊抗兔。

第二节　染色前的准备工作

免疫组织化学染色可用于石蜡切片，也可用于冰冻切片，所需设备包括常规制片设备和免疫组织化学染色专用设备。

一、常规制片设备

1. 固定设备：玻璃瓶（若干个，根据标本数目确定）。
2. 取材设备：取材台、解剖刀、尺子、剪刀。
3. 脱水包埋设备：自动脱水机、包埋机。
4. 切片设备：石蜡切片机（制备冰冻切片时需要冰冻切片机）、恒温水浴箱、烤片台、烤箱。
5. 装切片的设备：切片架、切片盒。

二、免疫组织化学染色专用设备

1. 脱蜡、脱水和透明设备：玻璃缸（10个）。
2. 抗原修复设备：高压锅（或电高压锅或家用微波炉）。
3. 加样枪：规格为 $5\mu L$、$20\mu L$、$50\mu L$、$100\mu L$、$500\mu L$ 各一支。
4. 孵育盒：一个
5. 冰箱：一个。
6. 生物显微镜一台（荧光显色时，需要荧光显微镜）。

三、试剂准备

1. 固定液：一般可用4％中性甲醛溶液或4％多聚甲醛溶液（以后者为佳），对于某些组织需用其他固定液，如睾丸组织可用 Bouin 固定液，眼球组织可用 Davidson 固定液。
2. 缓冲液：可用 0.01mol/L PBS。
3. 抗原修复缓冲液：有多种，以 pH 值为 6.0 的柠檬酸盐缓冲液最常用。
4. 抗体：一抗、二抗、显色系统。
5. 消除非特异性染色的试剂：3％过氧化氢溶液、血清。
6. 复染剂：苏木精染色液。
7. 脱水剂：乙醇，配置成不同浓度。
8. 透明剂：二甲苯。
9. 包埋剂和封片剂：石蜡、中性树脂。

四、组织的取材与固定

（一）取材

标本不宜过人，一般为 1.0cm×1.0cm×0.5cm，也不宜过厚，否则深部组织固定不佳，易出现自溶。

（二）固定

1. 固定液：组织离体后（不超过30分钟）尽快放入固定液，一般为组织标本体积的 10~20 倍或更多，最少也不应低于 5 倍。

2. 固定时间：与组织的成分性状、大小有关，一般为 24～72 小时。

五、组织切片的准备

免疫组织化学技术既可用于检测石蜡包埋组织上的抗原，也可用于检测新鲜组织上的抗原。前者需制成石蜡切片，后者则制成冰冻切片。

1. 石蜡切片的制备。

1）玻片准备：①洗片，重铬酸钾清洗液浸泡 48 小时→蒸馏水洗→洗衣粉水浸泡 24 小时→蒸馏水洗→晾干备用。②打胶，使多聚赖氨酸或 3－氨基丙基三乙氧基硅烷（3－Aminopropyl triethoxysilane，APES）均匀黏附于玻片上，或直接购买打胶片。

2）石蜡组织切片：厚度为 3～5μm

3）脱蜡及水化：先经二甲苯脱蜡 3 次，再依次经 100％、100％、90％、80％、70％、60％、50％乙醇，再置于蒸馏水中浸泡备用。

2. 冰冻切片的制备。

1）组织样本的准备：用生理盐水或 PBS 冲洗待测标本。

2）快速冷冻：将样本迅速放入液氮中，使其迅速冻硬。

3）切片：切片厚度为 6～9μm。

3. 细胞标本：根据细胞是否贴壁生长，可使用细胞爬片、涂片。对培养细胞的免疫组织化学，一般选择细胞爬片（厚薄一致，比细胞涂片优）。细胞爬片的制作可取洗净消毒好的盖玻片平铺于培养瓶/皿中，待细胞爬满盖玻片时，以 37℃ D－Hanks 液漂洗 2 次，每次 30 秒，再用丙酮固定 10 分钟，然后 PBS 洗 2 次，每次 5 分钟，待用。

第三节　抗原修复

经 4％中性甲醛溶液固定的组织标本，因在固定过程中蛋白质分子发生交联，造成部分抗原决定簇被封闭，在很大程度上影响免疫组织化学染色结果。因此，要使免疫组织化学染色得到较满意的结果，需对组织标本进行抗原修复。通常情况下，对冰冻切片、细胞涂片、细胞爬片进行免疫组织化学染色时，一般不需进行抗原修复，而对于石蜡切片，需抗原修复。

不同抗原的最佳修复条件可能不同。抗原修复方法选择不当可导致假阳性或假阴性结果。需要注意的是，目前尚无标准的抗原修复方法。

一、物理修复法

物理修复法的修复原理大致相同，通过高频电磁波或高温高压作用，使抗原修复液中的离子与蛋白质相互碰撞，将组织中抗原与固定液形成的交联或抗原与其他物质形成的交联打开，使抗原充分暴露。影响抗原修复的关键因素有三个：一是温度（应不低于 90℃），二是高温维持时间（一般为 2～30 分钟），三是修复液的 pH 值（一般为 6.0～9.0）。

（一）高压锅修复法

在组织切片脱蜡入水后，将抗原修复液（如 pH 值为 6.0 的 0.1mol/L 柠檬酸盐缓冲液）倒入电高压锅（或普通家用高压锅）内（所需修复液的量视高压锅大小而定）；把脱蜡后的组织切片置于耐高温切片架上，轻轻放入电高压锅内（组织切片必须位于液面下），盖好安全阀；加热至电高压锅喷气后维持 2 分钟；关闭电源，将喷气阀门打开，待放气完后，打开电高压锅的盖子，任其自然冷却至室温。用 0.01mol/L PBS 洗 3 次，每次 3 分钟。

高压锅修复法比较简单、耗时短、价格低、经济实用，但若温度和时间掌握不当，会发生非特异性抗原暴露，增加背景染色，使一些本为阴性或弱阳性的标本得到阳性表达，即呈现假阳性。

（二）微波修复法

在组织切片脱蜡入水后，将抗原修复液（如 pH 值为 6.0 的 0.1mol/L 柠檬酸盐缓冲液）倒入微波盒中（所需修复液的量视微波盒大小而定），将组织切片置于耐高温塑料切片架上，放入微波盒中（组织切片必须位于液面下），盖紧盖子，放入微波炉内。先高火处理 5 分钟，接着转到中火继续处理 10 分钟，使容器内液体温度保持在 98℃ 左右。停火取出容器，任其自然冷却至室温，用 PBS 洗 3 次，每次 3 分钟。

经长时间固定的组织需要较长时间的微波处理。抗原修复过程中不可出现组织切片干燥，且加热必须到规定的温度。微波处理完毕应放置足够长的时间使之自然冷却，否则会严重影响免疫组织化学染色结果。微波炉加热范围狭窄，组织切片接受微波的辐射不均匀，导致组织切片不同区域的处理强度不一致，导致不同区域染色深浅不一，出现明显边缘效应。

（三）煮沸修复法

将抗原修复液（如 pH 值为 6.0 的 0.1mol/L 柠檬酸盐缓冲液）倒入煮锅中（所需修复液的量视锅的大小而定），再将脱蜡入水后的组织切片置于耐高温塑料切片架上，轻轻放入煮锅内（组织切片必须位于液面下），沸腾后计时 30 分钟，熄火，任其自然冷却至室温，用 PBS 洗 3 次，每次 3 分钟。

煮沸修复法操作简单、经济，但对于封闭牢固的抗原决定簇暴露得不够理想。对多数抗原而言，上述三种热修复法中，高压锅修复法效果最佳。

二、化学修复法

化学修复法有多种，都可以使固定过程中形成的交联断裂，从而暴露抗原决定簇。

（一）酶消化法

蛋白酶能特异地作用于肽链中碱性氨基酸残基形成的肽键、酰胺键或酯键，或能降解被覆于抗原表面的变性蛋白，从而使被封闭的抗原决定簇暴露出来。

常用的蛋白酶有无花果蛋白酶、胃蛋白酶、胰蛋白酶等，其中无花果蛋白酶为低强度蛋白酶，胰蛋白酶为中强度蛋白酶，胃蛋白酶为高强度蛋白酶。蛋白酶的最佳浓度为 0.03%～0.10%，消化时间不超过 10 分钟。蛋白酶浓度过高或消化时间过长均会破坏组织，同时增加背景染色。消化能力较弱的蛋白酶主要用于细胞内抗原的修复，而消化能力较强的胃蛋白酶主要用于细胞间抗原的修复。

酶修复的条件：温度通常为37℃，pH值为7.4；修复时间为5~30分钟，一般为10~15分钟。因酶消化力强，容易破坏部分抗原和组织形态结构，甚至使组织完全脱落，容易造成染色结果不均匀（组织脱落时无法染色）。此外，酶引起细胞结构受损时，可使某些抗原弥散，呈现出弱阳性背景着色，不利于观察。此时，可用胰酶－尿素联合消化法，克服酶单独使用的缺点。

（二）酸水解修复法

在一定条件下，酸的水解作用可使甲醛与组织切片中抗原蛋白质分子间交联断裂，被掩盖的抗原决定簇得到较充分暴露。最常用的是1mol/L HCl。甲酸也具有较好的修复效果。酸水解能够增强特异性染色，降低背景色，且酸水解修复液的配制方法简单，使用方便、经济，可反复使用。但水解过度可破坏抗原，甚至破坏组织结构。

（三）去污剂修复法

较常用的抗原修复去污剂包括 Triton X－100、Tween20、皂苷和 EDTA、Tris－EDTA 等，以 Triton X－100 较常用。这些物质可打断脂质－脂质、脂质－蛋白质间的交联，而不破坏蛋白质－蛋白质相互作用。因此，去污剂能溶解细胞膜上的脂质，增强细胞的通透性，提高免疫组织化学染色效果。去污剂修复法适用于细胞涂片和冰冻切片。去污剂的抗原修复效果不如酶消化法和热修复法，一般需与酶消化法或热修复法联合使用。

近来的研究表明，用0.05%~0.10% 的 Triton X－100 联合微波修复多种抗原决定簇的效果均很好，关键在于掌握好浓度、温度和时间之间的关系。用 EDTA 修复抗原时应选择最佳温度（温度在92~98℃，95℃为最好），若处理不当，效果不佳。

三、抗原修复液

抗原修复液有多种，包括金属盐溶液（1%硫酸锌、3%硫酸铝等）、柠檬酸盐缓冲液（pH值6.0）、磷酸盐缓冲液（pH值7.4）、EDTA 缓冲液（pH值8.0）、Tris－HCl 缓冲液（pH值8.0）、Tris－EDTA（pH值9.0）等，目前尚没有一种抗原修复液适用于所有抗原的修复。且同一种方法选择不同的抗原修复液时，会出现不同的结果。

经验表明，柠檬酸盐缓冲液适用于大多数抗原修复，效果满意。也有报道称 EDTA 使用效果最好，Tris－HCl 缓冲液次之。

抗原修复液的 pH 值在抗原修复中也很重要。以往多用 pH 值为6.0的柠檬酸盐缓冲液，但近来有文献报道称 pH 值9.0的 EDTA 修复能力强于 pH 值6.0的柠檬酸盐缓冲液。

四、注意事项

（一）抗原修复时应选择最佳温度

1. 单纯热修复和微波修复法的适宜温度在92~98℃，以95℃最为合适。

2. 酶消化法的适宜温度为 37℃。

3. 高压锅修复法一般选用 121℃。

（二）热修复后要自然降温

1. 抗原修复液必须自然降温，否则效果不好或达不到修复目的。

2. 抗原修复完毕后，需取出并放于室温中让其自然冷却，而不能为缩短实验时间强行用冰块或冷水使其冷却。因为高温中的抗原蛋白质分子肽链脱离了束缚，要在自然环境下经过一段时间，才会慢慢地恢复原来的形态和构型。若强行降温，松开后的蛋白质分子肽链突遇降温而固定下来，不能恢复原有构型。

（三）修复时间应适宜

1. 用高压锅修复时，高压锅喷气后计时 3 分钟（不能超过 3 分钟，否则易破坏组织结构或掉片），关火后焖 10 分钟。使用 pH 值 9.0 Tris－EDTA 一般采用 97℃微开水煮 20 分钟、焖 10 分钟的时间组合修复。

2. 酶消化的时间一般不超过 30 分钟，以 10～15 分钟为宜。

3. 煮沸修复的时间不超过 30 分钟。

（四）注意避免切片干燥

整个修复过程中不要让组织切片干燥。

第四节　常用免疫组织化学染色法

一、常用方法

（一）卵白素－生物素－过氧化物酶复合物技术（ABC 法）

1. 原理：卵白素（Avidin）是存在于卵白蛋白中的一种由 4 个相同亚基组成的碱性糖蛋白，耐热并耐受多种蛋白水解酶的作用，它与生物素（Biotin）有很强的亲和力，比一般抗原抗体的亲和力要大几个数量级，因此，也被称为亲和素或抗生物素。生物素广泛分布于动、植物组织中，常从含量较高的卵黄和肝组织中提取。生物素可与大多数蛋白质（包括酶）结合。卵白素、生物素分子可以同示踪剂如荧光素、酶以及 IgG 结合，彼此的生物活性不受影响，且一个卵白素分子可与 4 个生物素分子结合。

先将生物素联结到过氧化物酶上，再将过量的卵白素与酶标生物素共同孵化，形成卵白素－生物素－过氧化物酶复合物，当它与生物素化的抗体接触时，就可与抗原－抗体反应体系连成一体，再使生物素结合的酶与其底物作用而显色，从而显示待测抗原，这种技术被称为卵白素－生物素－过氧化物酶复合物技术（Avidin－－biotin－peroxidase complex technique），简称 ABC 法。该方法可以将微量抗原的信号放大若干倍。

ABC 法操作简便、节约时间，灵敏度和特异度高。但卵白素带有一个糖基侧链，容易和细胞表面的多糖发生非特异性结合，可导致假阳性。

2. 操作方法（以石蜡切片标本为例）：

1）石蜡切片脱蜡及水化。

2）1‰ H_2O_2 室温封闭 30 分钟，PBS 浸洗 10 分钟，3 次。

3）抗原修复。

4）封闭液封闭 30 分钟。

5）滴加一抗，4℃冰箱过夜。

6）切片复温 20 分钟，PBS 浸洗 10 分钟，3 次。

7）与标记了生物素的二抗（稀释倍数根据预实验结果确定）常温孵育 1 小时，PBS 浸洗 10 分钟，3 次。

8）加 ABC 液（染色前按一定比例将卵白素与生物素标记的过氧化物酶混合，制成 ABC 复合物），室温 30 分钟，PBS 浸洗 10 分钟，3 次。

9）DAB 显色 5 分钟，自来水冲洗，苏木精复染 3 分钟，盐酸乙醇分色，1‰氨水返蓝，梯度乙醇脱水，二甲苯透明，中性树胶封片。

（二）链霉亲和素－生物素技术（SP 法）

1. 原理：链霉亲和素（Streptavidin，SA）是由链霉菌（Streptomyces avidinii）分泌的一种蛋白质，分子量为 65kD。链霉亲和素分子由 4 条相同的肽链组成，每条肽链都能结合一个生物素，并且不带任何糖基。与卵白素一样，一个链霉亲和素分子也能结合 4 个生物素分子。用链霉亲和素替代 ABC 法中的卵白素，称为链霉亲和素－生物素技术（SP 法）或 SABC 法。

2. 操作方法：

1）脱蜡及水化，PBS 洗 2 次，各 5 分钟。

2）用蒸馏水配制新鲜的 1‰H_2O_2，室温封闭 5～10 分钟，蒸馏水洗 3 次。

3）抗原修复，PBS 洗 5 分钟

4）滴加正常山羊血清封闭液，室温 20 分钟，吸去多余液体。

5）滴加一抗，室温 1 小时或者 4℃过夜（4℃过夜后在 37℃复温 45 分钟）或者 37℃ 1 小时。

6）PBS 洗 3 次，每次 2 分钟。

7）滴加生物素化二抗，20～37℃，30 分钟；PBS 洗 2 分钟，3 次。

8）滴加试剂 SABC（临时配置），20～37℃，20 分钟，PBS 洗 5 分钟，4 次。

9）DAB 显色：DAB 显色试剂盒或者自配显色剂（镜下掌握显色程度）。蒸馏水洗。苏木素复染 2 分钟，盐酸乙醇分色，1‰氨水返蓝。脱水、透明、封片、镜检。

（三）超敏聚合酶法（En－Vision 法）

1. 原理：不使用生物素和卵白素，而是用一种多聚化合物（目前多用葡聚糖）将标记酶（如 HRP 或 AKP）和二抗标记在一个多聚化合物上，形成酶－多聚化合物－二抗巨大复合物（En－Vision 复合物），让它与结合了抗原的一抗反应，再经酶底物显色。因每个聚合物（如葡聚糖）分子可结合多个标记酶（如 HRP）和多个二抗分子，复合物中的标记酶的绝对数量远高于其他复合物（如 ABC）；同时，复合物中存在多个二抗分子，因而有高度放大作用，大大提高了反应灵敏度。此外，该方法不使用生物素和卵白素，且人体内不存在该多聚化合物。因此，该方法消除了与内源性生物素分子的非特异性结合，故背景染色浅。

2. 操作方法（以石蜡切片为例）：

1）脱蜡及水化，PBS 洗 2 次，各 5 分钟。

2）用蒸馏水配制新鲜的 $1\%H_2O_2$，室温 5~10 分钟，蒸馏水洗 3 次。

3）抗原修复，PBS 洗 5 分钟。

4）滴加正常山羊血清封闭液，室温 20 分钟，甩去多余液体。

5）适当稀释特异性一抗（稀释倍数根据预实验结果确定），37℃孵育 1 小时或 4℃过夜，PBS 洗 3 分钟，3 次。

6）与 En－Vision 复合物（即用型）孵育 30 分钟；PBS 洗 3 分钟，3 次。

7）DAB 显色 5 分钟，自来水冲洗，苏木精复染 3 分钟，盐酸乙醇分色，1‰氨水返蓝，梯度乙醇脱水，二甲苯透明，中性树胶封片，镜下观察并照相。

二、结果判定

染色结果的判断依据：真阳性为着色深，阴性为无着色；非特异性染色为弱阳性（着色浅），形成鲜明对比。

（一）定性分析

1. 在肿瘤病理鉴别诊断中，一般判断阳性标准为：大于 10% 的肿瘤细胞染色阳性为真阳性，小于 10% 的阳性肿瘤细胞作为阴性看待。

2. 阳性标记物的位置准确（核、质、膜、血管壁或间质等，细胞膜着色呈圆形，细胞核为均质状，核仁和染色质呈颗粒状等），细胞边界清楚。

（二）定量分析

目前仅能进行半定量分析。

1. 根据阳性细胞所占百分比：无阳性细胞，（－）；≤25%，（＋）；25%~50%（＋＋）；>50%，（＋＋＋）；

2. 根据阳性细胞的染色强度：无着色细胞，（－）；浅黄色，（＋）；棕黄色，（＋＋）；棕褐色，（＋＋＋）。

冰冻切片的免疫组织化学染色不需要经过固定、包埋和切片后处理等步骤，抗原和酶活性保存完好，不需要抗原修复，其余操作同石蜡切片免疫组织化学染色。

第五节　免疫组织化学染色的质量控制

免疫组织化学染色的目的是准确识别特定抗原及其分布。免疫组织化学染色时间长、步骤多，任何一个环节处置不当，都可导致假阴性或假阳性。通过科学方法和正确操作确保免疫组织化学染色结果可靠的过程，就是质量控制。

一、设置对照

（一）设置阳性对照

用已被免疫组织化学染色证实为阳性表达的组织切片或用必定含有待测抗原的组织切片作为阳性对照片，连同待检片一起进行免疫组织化学染色，最后比较阳性对照片和待检片的表达情况。

1. 阳性对照片和待检片同显阳性，说明待检片与阳性对照片中均有目的抗原。

2. 阳性对照片呈阳性，而待检片呈阴性，说明待检片中没目的抗原。

3. 阳性对照片和待检片均呈阴性，即出现假阴性。此时可从以下几个方面查找原因：

1) 操作是否有误。操作不当容易出现假阴性的情况。

(1) 未严格按照操作流程进行。

(2) 可能漏加一种抗体。

(3) 缓冲液内可能含有抑制酶活性的物质。

(4) 底物中所加 H_2O_2 量少或失效。

(5) 复染或脱水剂使用不当。

2) 抗体的质量是否可靠。

(1) 保存不妥或反复冻融，可造成抗体活性下降甚至失效。要尽量避免抗体反复冻融和污染。若将整支抗体存入冰格中冻起来，用时取出，用后又冻起来，如此反复使用，容易破坏抗体的生物活性。将整支抗体存放于 4℃ 冰箱中，每次使用时，所用枪头不经消毒，污染了抗体，可使其变质。

(2) 注意有效期。尽管抗体的有效期一般为一年，但它的最佳有效时间大多在半年左右。如果在这段时间内不能将其全部用完，就必须预先将其分装成小包装，封上蜡膜后存放于 −30℃ 冰箱中保存。经这种方法保存的抗体效果好，可存放达数年之久。

(3) 稀释倍数不适当。需做预实验，确定稀释倍数。

(4) 所选抗体是否适当。当今市售抗体大致可分为两大类：一类仅适于冰冻切片和细胞涂片；另一类则既适用于石蜡切片，又适用于冰冻切片和细胞涂片。若未加注意，用错了抗体，也可导致假阴性。在选择抗体时实验者应先了解所需抗体使用范围，要注意抗体的种属（鼠、兔、羊等）。常用的一抗主要是单克隆鼠抗和多克隆兔抗，少数为羊抗，与其相配的二抗也分为抗鼠、抗兔和抗羊免疫球蛋白，且抗体有 IgG 与 IgM 之分，一抗与二抗应相互匹配，否则会出现假阴性。

3) 缓冲液 pH 值是否适当。免疫组织化学染色过程中所用缓冲液 pH 值范围一般为 7.2~7.6，pH 值过高或过低都可导致阴性结果。

4) 组织标本的固定是否恰当。

(1) 固定时间是否过长。一般认为组织的固定时间以不超过 24 小时为宜。尤其是选用福尔马林作为固定液时，固定时间一长，固定液变酸，可导致显色欠佳。醛类固定液主要靠与蛋白质交联起固定作用，但这种交联作用也恰恰是醛类固定液的弱点，它可造成细胞膜通透性下降，使大多数抗原丧失其抗原性，必须经抗原修复才能较好地显示出来。

（2）醛类的交联作用与 pH 值有关。pH 值高时交联作用强，组织表面的蛋白质被先固定起来，阻止了固定液向组织中间进一步渗透，使中间的组织固定不及时，抗原发生弥散。此时，免疫组织化学染色的背景较深，效果欠佳。因此，取材时组织不能太厚。

（3）固定液选择是否正确。对于大多数组织而言，用中性缓冲福尔马林固定可获得较好的效果。但有些组织需要选用其他更特殊的固定液才能获得满意的效果，如固定睾丸选用 Bouin 固定液（苦味酸饱和液、福尔马林与冰醋酸按 15：5：1 混合）效果较好，而固定眼球选用 Davidson 固定液（10% 中性缓冲甲醛：95% 乙醇：冰醋酸：水＝2：3：1：3）可以获得满意结果。

（4）含铜脱水盒和乙醇醋酸福尔马林混合固定液（50% 乙醇、5% 乙酸、5% 甲醛组成）混合使用的情况（经乙醇醋酸福尔马林混合固定液固定后的组织，再用含铜脱水盒脱水）。实验证明，若存在组合使用的情况，免疫组织化学染色结果都呈阴性。这是因为铜离子与醋酸起反应，生成醋酸铜沉淀于组织中，它可破坏或抑制抗原。

（二）设置阴性对照

用确定不含待测抗原的组织切片（阴性对照片）同待检片一起染色，可排除非特异性染色或交叉反应等原因所造成的假阳性。

1. 若阴性对照片和待检片均为阴性，说明操作无误。

2. 若阴性对照片为阳性，则为假阳性，需仔细查找非特异性着色的原因。

1) 内源性髓性过氧化物酶是否阻断？所用 H_2O_2 是否新鲜配制？所配制 H_2O_2 是否失效？

2) 内源性 Fab 是否进行了有效封闭？所用封闭血清是否匹配？是否失效？

（三）设置空白对照

空白对照片不加入一抗，其余步骤与待检片相同。结果可能如下：

1. 空白对照片和待检片同为阴性。空白对照片必然是阴性，无可非议；而对于待检片阴性，在查证各步操作确实无误后，方可认为阴性。

2. 空白对照片呈阴性，而待检片呈阳性。该结果称为预定结果，达到目的和要求。

3. 空白对照片和待检片均呈阳性，即出现了假阳性，需要查找出现假阳性的原因。

二、脱片的原因及防脱片对策

在实验操作过程中，如果组织从玻片上脱落，自然得不到实验结果。脱片的原因及防脱片对策见表 7-1。

表 7-1 脱片的原因及防脱片对策

脱片原因	防脱片对策
组织固定不好，组织过厚，脱水不彻底，浸蜡不足	取材部位以病灶与正常组织交界处的组织为宜，取材一定要薄，不超过 0.3cm

续表7-1

脱片原因	防脱片对策
切片烘烤时间不够，切片附贴不牢	切片前，给载玻片涂上黏附胶（经氨丙基三乙氧基硅烷或多聚左旋赖氨酸处理），并于60℃的烤箱中烘烤2小时以上
取材不当，所取组织含有大量血凝块及坏死组织，黏附性较差	正确取材
蛋白酶消化过度	对于没有特别要求的切片，不要用蛋白酶消化
PBS冲洗方法不妥，冲洗时间过长，震动幅度过大	在用PBS冲洗切片时，不要将其直接对准切片
抗原修复时间过长	控制抗原修复时间

三、控制内源性非特异性着色

（一）非特异性着色的可能原因

1. 组织固定不佳：固定不及时或组织块较大，都会导致固定不佳，容易出现非特异性着色。原因有二：①组织块较大时，固定液在较短的时间内不能渗入中间部位，导致中间组织自溶，溶酶体内的酶（如过氧化物酶）扩散到组织间隙，造成非特异性着色。②若固定不及时或不充分，组织内抗原易丢失或扩散（肿瘤标志物多为糖抗原，固定不好可水解）。

2. 对内源性过氧化物酶抑制不当：内源性过氧化物酶存在于红细胞、中性粒细胞、单核细胞、嗜酸性粒细胞以及某些组织内，在$DAB-H_2O_2$显色时，内源性过氧化物酶亦被水解，生成棕黄色的沉淀物质，与阳性反应物相混淆，尤其是出血多的组织，有时难以鉴别。

3. 对非目标蛋白质封闭不够或所用血清溶血。

4. 染色时间过长：

1）一抗孵育时间过长或温度过高、一抗变质、浓度过高（尤其多克隆抗体），均可导致非特异性染色。

2）DAB显色时间过长或DAB配制浓度太高。显色时间一般不超过5分钟，最好镜下控制显色。显色时间过长无益，只能使假阳性的概率倍增。

3）苏木精复染时间过长，影响观察效果。复染后应在水中充分洗涤并用盐酸乙酸分色。

5. 切片在加入另一种抗体前，用PBS冲洗不充分。

6. 抗原修复时间过长或选择的修复液不恰当。

7. 所用抗体浓度过大。

8. 切片或涂片过厚或黏附剂过厚。

9. 染色过程中干片。

（二）处理对策

1. 取材要迅速，组织块不能过厚，一般不超过 0.3cm。

2. 固定必须及时，组织离体后（动物处死后 30 分钟内）应立即固定。

3. 显色检测法通常使用与二抗偶联的酶来显示抗体位置。若组织标本中存在内源性酶活性，必须阻断内源性酶。

1）H_2O_2 是最常用的辣根过氧化物酶封闭剂，必须新鲜配制使用，浓度要适中，常用浓度为 1%。

2）使用内源性碱性磷酸酶偶联抗体进行检测时，可用碱性磷酸酶抑制剂（如盐酸左旋咪唑、盐酸噻咪唑等）。

4. 用 PBS 中的氯化钠来降低背景染色。抗体蛋白，无论是经过标记的还是未经标记的，都带有一定的正电荷，各类组织也可带有一定的电荷。氯化钠作为一种电解质，可释放出正电荷和负电荷，以此来中和各种组织中的电荷，降低它们的结合率，达到降低背景染色的目的。但如果 PBS 中的氯化钠浓度过高，可影响抗原抗体的结合，最适浓度为 0.85%～0.90%。

5. 收集冰冻切片标本时，应边收集边冰冻保存。保存方法是将标本放入适当大小的 EP 管后存放于液氮（-196℃）中，一般可保存 3～6 个月。冰冻组织切成片后用冷丙酮或 4% 多聚甲醛液固定 10～20 分钟，再用 PBS 洗 2 次，每次 5 分钟。冰冻切片在 -20℃条件下可保存 2 周。

6. 对于内源性生物素（在肝脏和肾脏等组织中），可用未结合的亲和素进行（预处理）封闭，然后用生物素饱和亲和素未结合的位点。

7. 正确操作使染色适度。

1）避免抗体的浓度超过要求范围，控制好孵育温度和时间。目前常用的抗体属于高浓缩性抗体，室温下进行一抗孵育时，孵育时间要尽量控制在 1 小时内。需过夜时要保证环境温度为 4℃。孵育温度达到 37℃以上就会促进抗体非特异性反应，建议二抗温度一般控制在 20～28℃。

2）DAB：显色时间和浓度也要在规定范围内，否则会导致染色过强，通常情况下 DAB 显色时间宜控制在 5 分钟以内。

四、进行预实验

（一）摸索一抗孵育的时间

一抗孵育是免疫组织化学染色最重要的环节。孵育时间过短会导致假阴性，而过长会导致假阳性。要通过预实验确定最佳孵育时间。

（二）探索最佳抗体浓度

在使用抗体时，市售抗体所附说明书所标工作浓度仅作为参考，必须做"棋盘式效价"检测以达到合适的稀释倍数。通常从 1:30 的比例开始稀释，尽量找出最适稀释倍数。稀释的抗体不能长时间保存，4℃冰箱可存放 1～3 天，否则效价会明显降低。

（三）探索抗原修复的条件

1. 比较不同修复液的修复效果，比较相同成分修复液在不同浓度下的修复效果，选择适当的抗原修复液。

2. 比较不同修复方法的修复效果，选用适当的抗原修复方法。

3. 探索不同温度及 pH 值下各种修复方法的效果，找出最适修复温度和 pH 值。

4. 探索修复方法和修复液的不同组合的抗原修复效果，找出最佳组合。

参考文献

[1] 刘宙，杨伟明，刘华庆，等. 3 种抗原修复法对免疫组化结果的影响 [J]. 贵州医药，2009，33 (11)：970−972.

[2] 李慧玲，张文莲，赵英芳. 病理诊断中免疫组织化学技术常见问题及改进 [J]. 包头医学院学报，2012，28 (1)：124−125.

[3] 白桂芹，李秋江，杜馨，等. 陈旧石蜡组织块的免疫组织化学染色及防脱片体会 [J]. 重庆医学，2015，44 (23)：3250−3252.

[4] 崔锦珠，文亦磊，覃绍勇，等. 病理免疫组织化学抗原修复技术的研究 [J]. 中国医学创新，2020，17 (24)：161−164.

第八章　分子生物学技术

第一节　原位杂交

一、概述

（一）基本概念

原位杂交（In situ hybridization，ISH），全称为原位杂交组织化学（In situ hybridization histochemistry，ISHH），是利用核酸分子碱基序列互补配对（A＝T，C≡G 或A＝U，C≡G）原理，以被标记的 DNA 或 RNA 为探针，在原位检测细胞内特定核酸序列的方法，并通过组织化学技术，使特异性核酸片段显示出来。原位杂交既不改变细胞与周围组织的相对位置，也保持了细胞的相对完整性，因此被广泛用于研究基因活化的程度和确定是否存在感染等方面。

根据所用探针和靶核酸，原位杂交可分为 DNA－DNA 杂交、DNA－RNA 杂交和 RNA－RNA 杂交三类。根据探针标记物的显示方式，原位杂交可分为直接法和间接法两类。直接法主要用放射性同位素（如 ^{3}H、^{32}P、^{33}P、^{35}S）、荧光及某些酶标记的探针与靶核酸进行杂交，杂交后分别通过放射自显影、荧光显微镜或成色酶促反应直接显示。间接法一般用半抗原标记探针，最后通过免疫组织化学法对半抗原定位，间接地显示探针与靶核酸形成的杂交体。

最初使用放射性同位素标记物示踪，但放射性同位素存在放射性污染，现已被非放射性标记物所取代，如用生物素、地高辛（Digoxigenin，DIG）和荧光素。长片段 RNA 容易降解，用一般方法不易检出，需用到一种双"Z"形探针原位杂交技术，该技术可检测短片段 RNA，放大示踪信号，灵敏度高。

原位杂交既可用于石蜡切片，也可用于冰冻切片，还可用于细胞爬片或细胞涂片。近年来，学者为了研究胚胎发育过程中基因的时空贯序表达情况，在全胚上进行原位杂交，称为全胚原位杂交。

（二）实验准备

1. 取材：组织标本应尽可能新鲜。由于组织 RNA 降解较快，所以新鲜组织和培养细胞最好在离体后的 30 分钟内固定。

2. 固定的目的：

1）保持细胞结构。

2）最大限度地保存细胞内 DNA 或 RNA。

3）使探针易于进入细胞或组织。

最常用的固定液是多聚甲醛，与其他醛类固定液（如戊二醛）不同，多聚甲醛不易与蛋白质产生广泛的交叉连接，因而不会影响探针穿透入细胞/组织。

3. 增强组织的通透性和核酸探针的穿透性。

1）稀盐酸处理和乙酸酐处理：为防止探针与组织中碱性蛋白之间的静电结合，杂交前标本可用 0.25% 乙酸酐处理 10 分钟，经乙酸酐处理后，组织蛋白中的碱性基团通过乙酰化而被阻断。组织和细胞标本亦可用 0.2mol/L HCl 处理 10 分钟，稀盐酸能使碱性蛋白变性、结合蛋白酶消化，容易将碱性蛋白移除。

2）去污剂处理：去污剂可增加细胞的通透性，以利于探针进入细胞，最常用的去污剂为 Triton X-100。值得注意的是，若去污剂处理过度，不仅影响组织的形态结构，而且还会引起靶核酸丢失。

3）蛋白酶处理：蛋白酶能被遮蔽的靶核酸暴露，增加探针与靶核酸的接触机会。常用的蛋白酶有蛋白酶 K（Proteinase K）、链霉蛋白酶（Pronase）和胃蛋白酶（Pepsin）等。

4. 试剂准备。

1）探针：根据研究目的制备或选用探针。

2）0.1mol/L PBS（pH 值 7.2）：$Na_2HPO_4 \cdot 12 H_2O$ 61.6g、$NaH_2PO_4 \cdot 2 H_2O$ 5.6g、NaCl 9g，加双重去离子水至 2000mL，高压灭菌。

3）0.2mol/L PB（pH 值 7.2）：$Na_2HPO_4 \cdot 12 H_2O$ 61.6g、$NaH_2PO_4 \cdot 2 H_2O$ 5.6g，加双重去离子水至 1000mL，高压灭菌。

4）0.1mol/L 甘氨酸：0.75g 甘氨酸溶于 0.1mol/L PBS，定容至 100mL，高压灭菌。

5）4% 多聚甲醛：多聚甲醛 40g 加双重去离子水 400mL，加热至 70℃ 左右，用 1mol/L NaOH 调 pH 值至 7.0，用双重去离子水定容至 500mL，再加 0.2mol/L PBS 500mL，总体积为 1000mL。

6）16×Denhardt 溶液：聚乙烯吡咯酮 0.4g、小牛血清白蛋白（BSA）0.4g、聚蔗糖 0.4g，加双重去离子水至 10mL，无菌抽滤、分装，−20℃ 保存备用。

7）预杂交液：去离子甲酰胺 10mL、50% 硫酸葡聚糖 4mL，于 50℃ 促溶后，再依次加入 16×Denhardt 溶液 0.2mL、1mol/L Tris−HCl（pH 值 8.0）0.2mL、5mol/L NaCl 1.2mL、0.5mol/L EDTA（pH 值 8.0）0.04mL、0.1mol/L 二硫苏糖醇 2mL、双重去离子水 2.21mL，总体积为 10mL。无菌抽滤、分装，−20℃ 保存备用。临用前加入 50mg/mL 变性鲑鱼精 DNA 75μL/mL。

8）20×SSC：NaCl 175.3g，柠檬酸三钠 88.2g，加水至 800mL，用 2mol/L NaOH 调 pH 值至 7.0，再用双重去离子水定容至 1000mL。

9）抗体稀释液：Triton X−100 80μL、BSA 0.2g，以 0.05mol/L PBS 定容至 20mL。

10）TSM_1：1mol/L Tris−HCl（pH 值 8.0）10mL、5mol/L NaCl 2mL、1mol/L $MgCl_2$ 1mL，加双重去离子水 100mL。

11）TSM₂（新鲜配制）：1mol/L Tris－HCl（pH 值 9.5）10mL、5mol/L NaCl 2mL、1mol/L MgCl₂ 1mL，加双重去离子水至 100mL。

12）显色液（临用前现配）：5mL TSM₂加显色液原液（若显色酶为 AKP，显色剂为 NBT/BCIP）150μL，并加适量左旋咪唑使其终浓度为 0.24μg/mL，避光。

5. 设备：杂交炉，其余基本同免疫组织化学染色。

6. 玻璃器皿的准备：既需要进行 APES（3－aminopropyl triethoxysilane）防脱片处理，也需要灭活 RNA 酶。

1）载玻片/玻璃器皿的洗涤：

（1）取新买的载玻片，一片片小心放入重铬酸钾清洗液中至少浸泡 48 小时。重铬酸钾清洗液配制方法：将 50g 重铬酸钾加入 100mL 蒸馏水中，使之自然溶解或水浴溶解，然后慢慢加入 1000mL 浓硫酸，边加边搅拌，使之溶解。

（2）捞出载玻片，自来水流水冲洗，直到清洗液完全冲洗干净。

（3）将载玻片在洗涤液（在自来水中加入少量洗涤剂或洗衣粉）中一片片清洗干净后，用自来水冲洗。

（4）用去离子水冲洗。注意冲洗时仅用拇指和示指框住磨砂边的边缘，不能用手指直接捏在载玻片上，以免在载玻片上留下印痕引起组织掉片。

（5）将洗净的载玻片小心、整齐、垂直地放置在铜制的载玻片架上，然后放入烘箱中 60℃烘干。

（6）将实验所需的量筒、玻璃棒等器皿用清洗液浸泡，再按上述洗涤方法洗净后放入烘箱中 60℃烘干。

2）去除载玻片、玻璃器皿及塑料容器中的 RNA 酶：

（1）取出烘干的载玻片、载玻片架、量筒和玻璃棒，用铝箔纸小心包裹好，放入 200℃烘箱烘烤 4 小时。

（2）同时，将 APES 处理过程中需要用到的塑料盒浸入 0.1％焦碳酸二乙酯（Diethyl pyrocarbonate，DEPC）中 37℃孵育过夜（以去除 RNase）。

3）APES 处理载玻片：

（1）取 3 个用 0.1％ DEPC 处理过的容器（塑料盒或玻璃缸），编上 1、2、3 号。

（2）分别往第 1、第 3 号容器中加入 400mL 丙酮，第 2 号容器中加入 400mL 2％ APES－丙酮溶液。

（3）取经 200℃高温烘烤、完全冷却的载玻片放入第 1 号容器浸泡 10 分钟。

（4）将浸泡了丙酮的载玻片提起，待丙酮滴干后，再放入第 2 号装有 2％APES－丙酮溶液的容器中浸泡 10 分钟。2％APES 溶液的配制方法：量取 392mL 丙酮，再加入 8mL APES 溶液，用玻璃棒搅拌混匀。

（5）提起浸泡了 2％ APES－丙酮溶液的载玻片，待溶液滴干后，放入第 3 号装有丙酮的容器中 2 分钟。

（6）将载玻片取出，放到通风橱中让丙酮完全挥发干。

（7）用高温处理过的镊子将载玻片小心夹入已去除 RNase 的铝箔纸上并包裹好，待用。

4）APES 处理载玻片的注意事项：

（1）为了防止 RNase 污染，所有操作都应在通风橱中进行。

（2）操作时需戴上手套、帽子和口罩，并保证所有玻璃器皿都经过 200℃高温烘烤，所有塑料器皿都经 DEPC 孵育处理。

（3）用于稀释 APES 的丙酮，要求使用分析纯试剂，并尽可能使用新开盖的试剂。

（4）APES 处理过程中第 3 道丙酮的主要作用是洗去载玻片残余的 APES。若操作时发现经第 3 道丙酮处理后的载玻片有少量白点出现，说明此时丙酮溶液中已经溶有 APES，这时必须更换第 3 道丙酮。

二、常用原位杂交技术

（一）生物素标记的原位杂交技术

1. 基本原理：生物素的分子式为 $C_{10}H_{16}O_3N_2S$，相对分子质量为 244，分子结构中含一个脲基环和一个戊酸侧链。生物素的戊酸侧链可以通过酰胺键与核酸分子相连，即构成生物素标记的核酸探针。其脲基环可以与亲和素紧密结合（亲和素是一种由 4 个亚基构成的糖蛋白，每个亚基都能结合一个生物素分子）。若在亲和素蛋白上标记上荧光染料或酶，在用生物素化探针与细胞内核酸分子同源序列杂交时，就可以通过检测荧光或酶组织化学技术来显示杂交分子。

2. 基本操作：包括预处理和杂交两个环节。现以待测核酸为石蜡切片上的 DNA 分子为例进行说明。

1）预处理：

（1）切片脱蜡至 30％乙醇，入去离子水。

（2）蛋白酶 K 37℃消化 15 分钟。

（3）缓冲液洗 5 分钟。

（4）乙醇脱水（75％、95％、100％）。

2）杂交：

（1）变性，95℃，8～10 分钟。

（2）退火快速冷却。

（3）加生物素化探针，盖上盖玻片，杂交 2～3 小时（37℃）。

（4）除去盖玻片，加蛋白封闭液，37℃洗 3～5 分钟。

（5）加鼠抗生物素 30 分钟（37℃）。

（6）加碱性磷酸酶－链霉蛋白结合物 20 分钟（37℃）。

（7）缓冲液洗 2 次，每次 5 分钟。

（8）显色：加酶底物 NBT/BCIP，显色 10～40 分钟（显微镜下控制），阳性信号为蓝紫色。

（9）蒸馏水洗，核固红复染。

（10）脱水、透明、封固。

3）注意事项：

（1）在固定、包埋、切片过程中对组织进行正确处理。组织切片厚度一般为 4～6μm，载玻片应经 APES 处理。使用前，切片需于 60～80℃烘烤 1 小时以上。

（2）设置适当的对照片。阳性对照片组织中应当含有靶核酸，阴性对照片组织能与异源性探针杂交（这种异源性探针不能与待测组织中的任何核酸序列互补），理想的对照探针在长度和 G、C 含量上应当与检测探针相似。

（3）杂交时间：探针长度与杂交时间成正相关关系。杂交时间与温度相关，在 37℃时，2 小时即可，在 4℃时一般杂交时间应在 12～18 小时（过夜）。

（4）探针浓度：用预实验确定。

（二）地高辛标记的原位杂交技术

1. 基本原理：地高辛是从洋地黄植物中提取的类固醇，具有半抗原性。地高辛水解去糖基即形成地高辛配基（Digoxigenin），可用化学方法使地高辛配基与尿苷（dUTP）反应，形成 Dig-11-dUTP（11 是指地高辛配基与脱氧核苷酸之间连接臂的碳链长度），通过 DNA 酶和 DNA 聚合酶作用，使标记了 Dig 的 dUTP 有效地掺入双链中，形成 DNA-Dig 探针。DNA-Dig 探针可与同源核酸形成 DNA：DNA-Dig 杂交体。Dig 与 DNA 结合后具有抗原性，用结合了 Dig 的 DNA 免疫动物可获得单克隆抗体（Anti-Dig），因而可用它来检测靶 DNA 或 mRNA，形成靶 DNA：DNA-Dig：Anti-Dig 复合物或 mRNA：DNA-Dig：Anti-Dig 复合物，然后用组织化学技术进行检测。因 Dig 来源于植物，人及多种动物体内不存在类似的物质，故用 Dig 标记探针进行原位杂交时，无交叉反应，特异度高、定位准确、着色清晰，其灵敏度高于放射性同位素探针。

2. 取材、冰冻切片：

1）将动物以 3%戊巴比妥钠麻醉，打开胸腔，暴露心脏，刺破右心耳，将针尖刺入左心室，用生理盐水灌注（灌注量约为动物体重的 2 倍），待流出清亮的液体时再注入等量的 4%多聚甲醛。

2）取材，置于 4%多聚甲醛中固定 4 小时。

3）以 0.1mol/L PBS 浸泡冲洗 4 次，每次 5 分钟。

4）将组织块放入 30%蔗糖溶液（用 0.1mol/L PBS 配制）。

5）切片：1～2 天后冰冻切片，将切片裱贴于原位杂交专用玻片上，厚度为 15～20μm。

3. 基本操作：原位杂交可在石蜡切片和冰冻切片上进行，现以在冰冻切片显示 mRNA 为例。

1）用 0.1mol/L PBS（pH 值 7.2）洗 3 次，每次 5 分钟，以清除残余在组织中的固定液。

2）0.1mol/L 甘氨酸（用 0.1mol/L PBS 配制）浸 5 分钟，以消除多余醛基。

3）0.4%Triton X-100（用 0.1mol/L PBS 配制）浸 10～15 分钟，以增加细胞通透性。

4）0.1mol/L PBS 洗 5 分钟，3 次，加蛋白酶 K（1μg/mL），37℃孵育 30 分钟。

5）4%多聚甲醛浸泡 5 分钟，以终止蛋白酶 K 的作用。

6）0.1mol/L PBS 洗 5 分钟，2 次，浸入新鲜配制的含 0.25%乙酸酐（用 0.1mol/L 三乙醇胺配制）中 10 分钟，以减弱静电效应，减少探针对组织的非特异性背景染色。

7）预杂交：滴加适量预杂交液，42℃，30 分钟。

8）杂交：倾去预杂交液，在每张切片上滴加 10～20μL 杂交液（将探针变性后稀释在预杂交液中，0.5 ng/μL），覆以盖玻片或蜡膜，42℃ 过夜。

9）洗片：

（1）4×SSC、2×SSC、1×SSC、0.5×SSC 37℃各洗 20 分钟。

（2）0.2×SSC 37℃洗 10 分钟；0.2×SSC 与 0.1mol/L PBS 各半洗 10 分钟；0.05mol/L PBS 洗 5 分钟，2 次。

10）3% BSA（用 0.05mol/L PBS 配制），37℃，30 分钟。

11）Anti－Dig 抗体（1：100 稀释，稀释液：1%BSA、0.4% Tirton X－100、0.05mol/L PBS）室温静置 4 小时或 4℃孵育过夜。

12）0.05mol/L PBS 洗 15 分钟，4 次；TSM$_1$ 10 分钟，2 次；新鲜配制 TSM$_2$ 10 分钟，2 次。

13）显色：在载玻片上滴加适量显色液，4℃避光。不同酶的底物不同，阳性信号颜色也不一样，显色时间也不一样。若用 AKP 标记，则加 NBT/BCIP，室温下静置 3 小时，阳性信号为蓝紫色。

14）将载玻片置于 TE 缓冲液中 10～30 分钟以终止反应。

15）乙醇梯度脱水，二甲苯脱脂，中性树胶封片。

16）显微镜下观察结果。

4. 注意事项：

1）杂交及显色用器皿、器材和试剂必须洁净，高温消毒。

2）杂交时间和温度控制是成败关键。

3）严格控制 pH 值。

4）抗体浓度需通过预实验确定。

5）探针浓度：用杂交缓冲液配制成 0.5mg/mL。

6）若用 DNA 探针，宜先在 100℃水浴 5 分钟，然后直接进入冰浴变性，变性后再使用。

7）RNA 酶处理：在 DNA－DNA 杂交实验中，需用 RNA 酶处理去除内源性 RNA，增加实验的信噪比。通常将 RNA 酶溶解于 2×SSC（100μg/mL），再将标本在溶液中于 37℃处理 60 分钟。在检测 mRNA 时，待测标本则要防止 RNA 酶污染。

8）若探针或待测核酸为双链，则在杂交前必须使之变性解链。具体方法：将探针或待测核酸置于 100℃加热 5 分钟，冰浴骤冷。

（三）荧光原位杂交

1. 基本原理：荧光原位杂交（Fluorescence in situ hybridization，FISH）是将标记了荧光基团的特定核酸片段（荧光探针核苷酸片段长度通常在 15～30bp）与互补序列（靶标序列）进行特异性结合，通过荧光显微镜激发荧光以观察靶标序列在细胞/组织中分布的一种技术。一般常用的荧光基团有异硫氰酸荧光素（Fluorescein isothiocyanate，FITC）、别藻蓝蛋白（Allophycocyanin，APC）和罗丹明（Rhodamine）等。

荧光原位杂交所需时间短、特异度高、易检测，因而应用广泛。此外，还可用不同荧光染料标记不同序列，制成不同探针，可在同一组织区域或同一个细胞中同时探测多个目标。对于体外培养细胞或血细胞的荧光原位杂交可以用流式细胞术检测。

2. 基本操作：以 UroVysion 荧光原位杂交检测尿液中脱落细胞的异常染色体为例，该试剂盒含有 4 种探针。

1）收集至少 200mL 尿液标本，1500r/min 离心 10 分钟，去上清液。

2）加入 5mL 预热至 37℃ 的 0.075 mol/L KCl 溶液，吹打悬浮细胞，37℃ 水浴 30 分钟，期间吹打 2~3 次。

3）缓慢加入 2mL 固定液，混匀，1500r/min 离心 10 分钟。去上清液，加入 5mL 固定液，混匀，静置 10 分钟。离心去上清液，根据细胞量加适量固定液，制成浓度适宜的细胞悬液。

4）用吸管吹打混匀细胞悬液后吸取少量，滴至干净载玻片上，自然晾干。

5）室温下于 2×SSC 溶液中漂洗 2 次，每次 5 分钟。

6）将载玻片置于 37℃ 胃蛋白酶工作液中浸泡 5 分钟；2×SSC 溶液中漂洗 2 次，每次 5 分钟。

7）依次置于 70% 乙醇、85% 乙醇和无水乙醇中各 2 分钟脱水，自然干燥。

8）将 UroVysion 专用探针 10μL 滴加于标本区域，加盖玻片封固组织后放入杂交仪，75℃ 变性 5 分钟，37℃ 杂交孵育过夜。

9）去封片胶，放入 2×SSC 中泡掉盖玻片。将载玻片浸入 0.4×SSC/0.3% NP−40（乙基苯基聚乙二醇）中，73℃ 孵育 2 分钟，再浸入 2×SSC/0.1% NP−40 室温放置 1 分钟。

10）待完全干燥后，加入 10μL 的二脒基苯基吲哚复染，覆上盖玻片，于荧光显微镜下观察，计数杂交信号。

11）结果判断：正常细胞镜下可见细胞核内红、绿、蓝、黄四色信号各有 2 个（正常细胞为 2 倍体），异常细胞则表现为这 4 种信号中的一种或几种增加或减少（可多于 2 个，亦可少于 2 个）。

UroVysion 膀胱癌试剂盒：临床上用该试剂盒检测泌尿道上皮癌患者尿液中的脱落细胞 3、7、17 号染色体数目异常，以及 9 号染色体 p21 位点缺失。该试剂盒含有 4 种探针，用不同波长激光激发后显示不同颜色的信号。3 号染色体为红色荧光，7 号染色体为绿色荧光，17 号染色体为蓝色荧光，9 号染色体则显示黄色荧光。若 p21 位点缺失，则 9 号染色体没有信号。

（四）RNA 双"Z"形探针原位杂交

1. 基本原理：RNA 双"Z"形探针技术是一种检测细胞内单链 RNA 的原位杂交技术。该技术基于碱基互补配对原则，采用双"Z"形探针与组织中的待测序列结合。探针分子呈"Z"形（分为上、中、下三段）结构：下段（"Z"的末段）为靶标序列结合区域，长度 18~25bp 的核苷酸片段；上段（"Z"的起始段）为长度 14bp 的核苷酸片段，为信号放大结合区，这一区域能够以碱基互补配对方式与信号放大系统结合；中间一段起到连接上段和下段的作用。

两个"Z"形的上段及下段碱基序列均不同。这两个"Z"形探针下段序列分别与同一待测核酸分子的相邻片段互补配对，形成串联杂交；两个"Z"形探针的上段序列也分别与同一个信号放大系统分子的相邻片段互补配对，形成串联杂交。只有当两个"Z"形探针的上段与同一个信号放大系统分子结合，同时下段也与同一待测分子结合时，才能牢固结合，否则易于洗脱。

信号放大系统包括三部分：①标记了生物素的长度为 28bp 的核苷酸片段，该片段可与"Z"形探针上段通过碱基互补配对结合（可结合两个"Z"形探针，即串联杂交）；②亲和素，一个亲和素分子可以连接 4 个生物素分子；③生物素化的酶或荧光素，酶可与底物作用而呈现颜色反应，荧光素则可被激发出不同颜色的荧光。这三部分可连接在一起，当亲和素分子多级连接时，阳性信号则形成多级放大。

该技术能够实现短序列 mRNA（甚至单个 RNA 分子）信号的捕捉，可检测降解样本，只要片段长度不小于 50bp 就可以被检测到，增强了灵敏度，广泛应用于细胞爬片、石蜡切片和冰冻切片组织标本上 RNA 的定位、定性、定量检测。

与常规原位杂交技术相比，该技术在取材、处理过程中没有较多要求，正常处理即可。而常规原位杂交技术必须使用无酶试剂处理。

2. 所需设备。

1）所需设备：杂交炉。

2）其余设备：同免疫组织化学染色。

3. 主要试剂。

1）1%DEPC 溶液：用于配制其他试剂或清洁耗材。

2）探针：根据研究目的合成。

3）其余试剂：同免疫组织化学染色。

4. 基本操作（以石蜡切片为例）。

1）标本准备：将石蜡切片于 60℃烤片 1 小时；将载玻片进行脱蜡处理：放入二甲苯孵育 5 分钟（重复 3 次，即分别于 3 个盛放二甲苯的容器中浸泡），再用无水乙醇孵育 1 分钟（重复 2 次），取出载玻片，室温下风干 5 分钟。

2）内源性过氧化物酶封闭：在载玻片上滴加 5~8 滴 1%H_2O_2，孵育 10 分钟后用蒸馏水清洗载玻片 3 次。

3）靶标修复：将载玻片缓慢浸入煮沸柠檬酸盐缓冲液中保持 100~102℃孵育 15 分钟，然后立即浸入蒸馏水中，清洗 3 次后再放入新鲜的无水乙醇中清洗，室温下风干载玻片。因固定形成交联会覆盖核酸，靶标修复是暴露核酸的关键步骤。

4）画阻水圈：使用阻水笔在每张载玻片的样本周围画阻水圈，室温下放置至完全干燥或过夜干燥。

5）蛋白酶处理：在每张载玻片上滴加约 5 滴蛋白酶 K，放入预热至 40℃的杂交炉湿盒，40℃孵育 30 分钟，然后用蒸馏水清洗 3 次。此步可以更好地暴露结合位点。

6）探针杂交：甩掉载玻片上的蛋白酶，在每张组织切片上加入探针液，使其覆盖组织。将载玻片架放入湿盒中，盖好盖，置于杂交炉中，40℃孵育2小时。用缓冲液清洗（2次，每次2分钟）。

7）连接信号放大系统：甩掉载玻片上的过量液体，在每张载玻片上加入4滴信号放大系统试剂，在杂交炉中孵育30分钟（40℃）。缓冲液清洗载玻片2次，每次2分钟。不同公司的试剂盒步骤不一。

8）检测信号（显色）：连接的酶不同，所需显色剂不同。若连接的酶为HRP，可用DAB显色；若连接的酶为AKP，可用NTB/BCIP显色。

9）复染：根据显色情况而异。若显色为棕黄色，可用苏木素复染；若显色为蓝紫色，可用核固红复染。

10）结果判断：同免疫组织化学染色。

（五）全胚原位杂交（Whole-mount in situ hybridization）

1. 基本原理：全胚原位杂交是指在保持胚胎细胞/组织结构不变的情况下，用标记了已知RNA核苷酸片段的探针和完整胚胎上的基因片段进行杂交，从整体上确定基因表达的情况。常用的实验模型为斑马鱼胚胎、鸡胚、小鼠胚胎、大鼠胚胎。此项技术主要用于检测基因的时空表达。

2. 基本操作。

1）准备探针：确定要研究的基因，查阅数据库，确定待测基因序列，设计出长度为40bp左右的寡核苷酸探针，再将设计好的备选探针通过NCBI网站上的BLAST工具进行同源性分析比对，最终筛选出合适的探针。

2）准备所要研究的胚胎：若需研究某特定时段胚胎基因的表达情况，则需要知道准确的受精时间，建议从动物雌雄合笼开始观察。如研究大鼠全胚原位杂交时，将成年大鼠按雌雄1∶1于当天20:00合笼，次日8:00检查雌鼠的阴道口有无阴栓，将出现阴栓者当日中午记为孕0.5天（E0.5）。

大鼠胚胎标本的收集：将E8.5~E12.5孕鼠用无水乙醚或3%戊巴比妥钠麻醉，用75%乙醇消毒腹部，剖开腹腔，取出子宫，放入4℃的0.01mol/L PBS中清洗。在解剖显微镜下剥离出胚胎，放入新鲜配制的含4%多聚甲醛的PBS（pH值7.4）中，4℃摇动固定6小时（E10.5及以下胚龄）或过夜（E10.5以上胚龄）。次日晨用预冷的PBT（含0.1%吐温-20的PBS）漂洗胚胎2次后，依次通过4℃的25%、50%、75%甲醇/PBT梯度脱水各10分钟，100%甲醇漂洗2次后，-20℃（E10.5及以下胚龄）或-80℃（E10.5以上胚龄）储存。

3）胚胎杂交前处理：

（1）将取出的胚胎依次通过4℃的75%、50%、25%甲醇（用PBT配制），每步5~10分钟。

（2）室温下PBT漂洗胚胎2次，每次5~10分钟。

（3）E10.5以上的大鼠胚胎，用5μg/mL、10μg/mL、15μg/mL蛋白酶K/PBT 37℃下分别消化5分钟、10分钟、15分钟。

（4）用新鲜的2mg/mL甘氨酸（用PBT配制）快速洗涤2次终止消化，PBT漂洗2次，每次5分钟。

（5）新鲜配制的含 0.2％戊二醛和 4％多聚甲醛的 PBT 溶液对胚胎再固定 15～20分钟，PBT 漂洗 3 次，待用。

（6）E10.5 及以下的大鼠胚胎不需消化及再固定，经双蒸水及 PBT 洗涤后，可直接进入预杂交液。

4）胚胎预杂交和杂交：

（1）预杂交：将单个胚胎置于 1.5mL EP 管中，加入预杂交液，在 Tm $-22℃$（Tm 值为杂交体的解链温度）下预杂交 2 小时。

（2）杂交：在预杂交液中加入寡核苷酸探针，探针浓度为 $4～5\mu g/mL$，混匀后在 Tm $-22℃$ 下杂交 24 小时。

（3）杂交后洗涤：用预热至杂交温度的 $2\times SSC$（含 0.1％吐温－20）振荡漂洗胚胎 3 次，再分别以 $0.2\times SSC$（含 0.1％吐温－20）溶液室温漂洗胚胎 3 次，TBST 漂洗 2 次，以上漂洗过程每次 5～10 分钟。

TBST 缓冲液配制：Tris－HCl（1mol/L，pH 值 7.5）50mL、NaCl 8g、KCl 0.2g、吐温 0.5mL，加蒸馏水定容至 1L。

（4）血清封闭：20％山羊血清（用 PBT 配制）4℃封闭 2.5～3.0 小时，

（5）抗体孵育：抗地高辛－碱性磷酸酶抗体（1：1500～1：2000，用封闭液稀释）4℃孵育过夜。

（6）洗涤：次日晨室温下以冷的 TBST 振荡漂洗胚胎 5 次，共 1～2 小时，再以冷的 NTMT 溶液［含 100mmol/L NaCl、100mmol/L Tris－HCl（pH 值 9.5）、50mmol/L $MgCl_2$ 和 0.1％吐温－20］漂洗胚胎 2 次，每次 5～10 分钟。

（7）显色：置于 NBT/BCIP 即用型显色液，室温下避光显色至满意强度后（一般 15～30 分钟），以 PBT 漂洗胚胎 2 次，每次 5 分钟，以终止显色反应。

（8）将胚胎依次浸入 50％甘油（用 PBT 配制）、80％甘油（用 PBT 配制）中透明，显微镜下观察。

（9）阴性对照：以不含探针的杂交缓冲液、含正义探针的杂交缓冲液代替含反义探针的杂交缓冲液。

（B10）结果判定：视探针标记方法而异。若用荧光素标记，结果判定同荧光原位杂交。

第二节　聚合酶链式反应

一、概述

聚合酶链式反应（Polymerase chain reaction，PCR）是一种在酶作用下选择性体外扩增 DNA 片段的方法，是最常用的分子生物学技术之一。它包括变性（Denature）、退火（Anneal）、延伸（Extension）三个基本步骤。由这三个基本步骤组成一轮循环，理论上每一轮循环将使目的 DNA 片段扩增一倍，这些经合成产生的 DNA 又作为下一轮循环的模板，通过多次循环反应，使目的 DNA 片段得以迅速扩增。

（一）基本步骤

1. 变性：使双链 DNA 片段在一定温度下解开成单链，DNA 的解链温度（Tm）是设计引物的一个重要参数，它是当 50％双链 DNA 分子结构被打开时的温度，一种 DNA 分子的 Tm 值大小与其所含碱基中的 G+C 比例相关，G+C 比例越高，Tm 值越大，通常可以根据公式 $Tm=4（G+C）+2（A+T）$ 来估算。

2. 退火：人工合成的两种寡核苷酸引物在适当温度下分别与模板上的目的 DNA 序列通过氢键配对，扩增片段长度由两个引物在模板上结合的位置决定。

3. 延伸：耐热的 DNA 聚合酶（如 Taq 酶）在一定温度下将单核苷酸从引物的 $3'$ 端开始掺入，以目的 DNA 为模板沿 $5'{\rightarrow}3'$ 方向延伸，合成 DNA 的新互补链。

（二）应用

PCR 在分子生物学的各个领域用途甚广，它不仅用于基因的分离、克隆和核苷酸序列分析，还可用于突变体和重组体的构建、基因表达调控的研究、遗传病和传染性疾病的诊断、基因多态性的分析等诸多方面。通常，PCR 在 DNA 分析中有多种用途：①生成双链 DNA 中的特异序列作为探针。②由少量 mRNA 生成 cDNA 文库。③从 cDNA 中克隆某些基因。④生成大量 DNA 以进行序列测定。⑤突变的分析。⑥染色体步移。⑦DNA 多态性分析：随机扩增多态性 DNA（Random amplified polymorphic DNA，RAPD）、扩增片段长度多态性（Amplified fragment length polymorphism，AFLP）、限制性片段长度多态性（Restriction fragment length polymorphism，RFLP）等。

随机扩增多态性 DNA：使用一系列具有 10 个左右碱基的单链随机引物，对基因组的 DNA 全部进行 PCR 扩增，以检测多态性。

扩增片段长度多态性：基因组 DNA 经限制性内切酶作用后，产生分子量不同的限制性片段。使用特定的双链接头与酶切 DNA 片段连接作为扩增反应的模板，用含有选择性碱基的引物对模板 DNA 进行扩增。

限制性片段长度多态性：DNA 在限制性内切酶作用后形成特定 DNA 片段。凡是可以引起酶切位点变异的突变（如点突变）或插入、缺失一段 DNA 等均可导致 RFLP 的产生。

二、PCR 体系

（一）模板

PCR 对模板的要求不高。模板 DNA 可以是单链分子，也可以是双链分子；可以是线状分子，也可以是环状分子。模板的数量和纯度是主要影响因素。模板数量过多则可能增加非特异性产物。DNA 中的杂质也会影响扩增效率。

一般反应中的模板数量需 $10^2 \sim 10^5$ 个拷贝，对于单拷贝基因，相当于 $0.1\mu g$ 的人基因组 DNA、10ng 的酵母 DNA、1ng 的大肠埃希菌 DNA。由于技术进步，现已可从一个细胞、一根头发或一个精子中提取 DNA 进行扩增。

（二）4 种三磷酸脱氧核苷酸（dNTP）

理论上 4 种 dNTP 各 $20\mu mol/L$，足以在 $100\mu L$ 反应中合成 $2.0\mu g$ 的 DNA。一般反应中每种 dNTP 的终浓度为 $20\sim200\mu mol/L$。dNTP 浓度不宜过高，若 dNTP 终浓度大于 $50mmol/L$，可抑制 DNA 聚合酶活性。此外，因 dNTP 能与 Mg^{2+} 结合，故高浓度 dNTP 使游离 Mg^{2+} 浓度降低。但若 dNTP 浓度过低，可降低反应产物的产量。dNTP 原液可配成 $5\sim10mmol/L$ 并分装，$-20℃$ 保存。

4 种 dNTP 浓度应相等，如果其中任何一种 dNTP 的浓度明显不同于其他几种（偏高或偏低），就会诱发聚合酶的错误掺入，降低合成速度，甚至终止延伸反应。

（三）DNA 聚合酶

DNA 聚合酶活性的半衰期与温度成反相关关系。在 $92.5℃$ 时，其半衰期为 130 分钟；$95℃$ 时，其半衰期为 40 分钟；$97℃$ 时，其半衰期缩短为 5 分钟。

反应体系中所用酶量应根据 DNA 模板量、引物的量进行适当调整。在 $100\mu L$ 的 PCR 反应体系中，$1.5\sim2.0$ 单位的 DNA 聚合酶就足以进行 30 个循环，$2\sim4$ 单位酶量每分钟可延伸 $1000\sim4000$ 个核苷酸。酶量对 PCR 影响极大。酶量过多将导致产生非特异性产物，过少则使产量降低。当反应体积较小时（如 $20\mu L$ 或 $50\mu L$），酶量一般为 2 单位，否则反应效率将降低。

DNA 聚合酶的一个致命弱点是它的出错率较高，一般情况下，出错率为 2×10^{-4} 核苷酸/每轮循环。研究发现许多新的耐热的 DNA 聚合酶，这些酶活性在高温下可维持更长时间。

（四）引物

PCR 产物的特异性由一对（上、下游）引物所决定。通常，引物设计应遵循以下几个原则：

1. 引物的长度以 $15\sim30bp$ 为宜，不宜太短，也不宜太长。若引物太短会降低退火温度，从而使非特异性增高；太长则增加合成难度。

2. 一般引物中 G+C 的含量在 $45\%\sim55\%$。

3. 4 种碱基应随机分布，应尽量避免数个嘌呤或嘧啶的连续排列，在 3′端不应存在连续 3 个 G 或 C。

4. 引物的 3′端不应与引物内部有互补，避免引物内部形成二级结构；两个引物在 3′端不应出现同源性互补，以免形成引物二聚体；常利用计算机软件辅助设计。

5. 引物 3′端最好与目的序列阅读框架中密码子核苷酸对应，以减少由密码子摆动产生的不配对。

6. 通常应在 5′端限制酶位点外再加 $1\sim2$ 个保护碱基。

7. 引物浓度不宜过高。若浓度过高，既容易形成引物二聚体，又可导致产生非特异性产物。

8. 引物一般用 TE 配制成较高浓度的母液（约 $100\mu mol/L$），保存于 $-20℃$。使用前取出其中一部分用双重去离子水配制成 $10\mu mol/L$ 或 $20\mu mol/L$ 的工作液。

9. 引物不能与模板结合位点以外的序列互补。

（五）反应缓冲液

1. 标准缓冲液：50mmol/L KCl、10mmol/L Tris－HCl（20℃下 pH 值 8.3～8.8）、1.5mmol/L $MgCl_2$。另外，可加入 5mmol/L 二硫苏糖醇（DDT）或 100μg/mL 牛血清白蛋白（BSA），它们可稳定酶活性。

2. Mg^{2+} 的浓度对反应的特异性及产量有着显著影响。若 Mg^{2+} 浓度过高，反应特异性降低；若其浓度过低，产物减少。探索 PCR 反应条件时，可以进行预实验，用 0.1～5.0mmol/L 的递增浓度的 Mg^{2+} 溶液反复实验，选出合适的 Mg^{2+} 浓度。

3. 在各种单核苷酸浓度为 200μmol/L 时，Mg^{2+} 为 1.5～2.0mmol/L（终浓度）较合适。若标本中含 EDTA 或其他螯合物，可适当增加 Mg^{2+} 的浓度。

4. 在反应体系混合物中，应尽量减少高浓度的带负电荷的基团，这些基团如磷酸基团或 EDTA 等可能影响 Mg^{2+} 浓度。

三、参数

（一）变性

1. 一般变性温度为 94℃，时间为 1 分钟。在变性温度下，双链 DNA 解链只需几秒钟，所耗时间主要是为使整个反应体系达到适当的温度。

2. 在第一轮循环前，在 94℃下变性 5～10 分钟，可使模板 DNA 完全解链，然后加入 DNA 聚合酶，以便减少 DNA 聚合酶非特异性配对所造成的错误（该酶在低温下仍有活性）。

3. 若变性不完全，未完全变性的 DNA 双链会很快复性，易使实验失败。

4. 对于富含 G+C 的序列，可适当提高变性温度。但变性温度过高或时间过长都会导致酶活性减弱。

（二）退火

引物退火温度和所需时间取决于引物的碱基组成、引物长度、引物与模板的配对程度以及引物浓度。

1. 一般当引物中 G+C 含量高，长度较长并与模板完全配对时，应提高退火温度。退火温度越高，所得产物的特异性越高。

2. 通常退火温度为 37～55℃，退火时间 1～2 分钟。退火一般仅需数秒钟即可完成，反应中所需时间主要是为使整个反应体系达到合适的温度。

3. 有些反应甚至可将退火与延伸两步合并，只用两种温度（如用 60℃和 94℃）完成整个扩增循环，既省时间又提高了特异性。

（三）延伸

1. DNA 聚合酶具有活性的温度范围是 20～85℃（实际上，引物延伸在退火时即已开始），通常设置延伸反应的温度为 72℃。

2. 延伸反应时间的长短取决于目的序列的长度和浓度。在一般反应体系中，DNA 聚合酶每分钟约可合成核苷酸 2kb。

3. 延伸时间过长会导致非特异性产物增加。

4. 目的序列浓度很低时，可适当增加延伸反应的时间。

5. 在扩增反应完成后，一般都需要 10~30 分钟的延伸反应，以获得尽可能完整的产物。

（四）循环次数

当其他参数确定之后，循环次数主要取决于 DNA 浓度。

1. 一般而言，25~30 轮循环已经足够。循环次数过多，会使 PCR 产物中非特异性产物大量增加。

2. 通常经 25~30 轮循环扩增后，反应中 DNA 聚合酶活性减弱。若此时产物量仍不够，可将扩增所得的 DNA 标本稀释 10^3~10^5 倍作为模板，重新加入各种反应底物进行扩增。

3. 在扩增后期，由于产物积累，原来呈指数扩增的反应变成平台效应（产物不再随循环数增加而明显上升）。平台期会使原先由于错配而产生的低浓度非特异性产物继续大量扩增，达到较高水平。因此，应在平台期前结束反应。

四、实验准备

（一）设备

DNA 扩增仪、高速离心机、电泳所需设备（电泳槽及电泳仪）、移液器。

（二）试剂

1. 模板 DNA。

2. 10×PCR 缓冲液：500mmol/L KCl、100mmol/L Tris－HCl（25℃，pH 值 9.0）、1.0% Triton X－100。

3. $MgCl_2$：25mmol/L。

4. 四种 dNTP 混合物：含 dATP、dCTP、dGTP、dTTP 各 2mmol/L。

5. DNA 聚合酶 5U/μL。

6. 对应目的基因的特异引物：包括上游引物和下游引物。

7. 其他试剂：矿物油（石蜡油）、1% 琼脂糖、5×TBE、DNA 提取液（酚：氯仿：异戊醇＝25：24：1）、无水乙醇和 70% 乙醇。

五、基本操作

（一）PCR

1. 在冰浴中，按以下次序将各成分加入至 0.5mL 无菌离心管中，混匀后离心 5 秒：①35μL H_2O；②5μL 10×PCR 缓冲液；③4μL 25mmol/L $MgCl_2$；④4μL 四种 dNTP；⑤0.5μL 上游引物；⑥0.5μL 下游引物；⑦0.5μL 模板 DNA（约 1ng）。

2. 将混合物在 94℃ 下加热 5 分钟后冰浴，迅速离心数秒，加入 DNA 聚合酶（0.5μL，约 2.5U），混匀后稍离心，加入一滴矿物油覆盖于反应混合物上。

3. 调整好 DNA 扩增仪的反应程序：94℃变性 1 分钟，45℃退火 1 分钟，72℃延伸 2 分钟，循环 35 轮。将装有反应体系的离心管立即置于 DNA 扩增仪内，启动仪器，执行扩增。最后一轮循环结束后，于72℃下保温10分钟，使反应产物扩增充分。

（二）电泳

取10μL扩增产物用1%琼脂糖凝胶进行电泳分析，检查反应产物及长度。

（三）注意事项

1. 防止DNA污染。

2. 模板纯化过程中容易污染，因此，只要能够得到可靠的结果，纯化方法越简单越好。

3. 所有试剂都应该没有核酸和核酸酶的污染，操作过程中均应戴手套。

4. 试剂配制应使用新鲜双重去离子水，采用0.22μm滤膜过滤除菌或高压灭菌。

5. 试剂都应该以大体积配制，试验一下是否满意，然后分装成仅够一次使用的量储存，从而确保实验与实验之间的连续性。

6. 试剂或标本准备过程中都要使用一次性灭菌的塑料瓶和塑料管，玻璃器皿应洗涤干净并经高压灭菌。

六、原位PCR

原位PCR结合了常规PCR的高效扩增技术和原位杂交的细胞定位技术。原位PCR通过在完整细胞/组织内扩增特定的基因序列，使得拷贝数增加到可以被原位检测的水平。原位PCR能够在不对细胞进行破坏的前提下，用原位细胞作为微量反应体系，同时具备高度特异性和精确定位，可以实现分子水平上的原位检测和定量研究。

实验操作中，首先对细胞进行预处理，使细胞具备适当的通透性且保持完整，在处理后的组织切片或者单细胞水平上，对特定DNA或cDNA进行原位PCR扩增。原位PCR的引物需要用适当的标记物如生物素或地高辛进行标记。PCR完成后，扩增产物能够被特异性抗体识别，使细胞内特定的核酸序列显现出来。这种技术既能鉴定出带有靶片段核酸序列的细胞，又能标出靶序列在细胞内的位置。

第三节　流式细胞术

流式细胞术（Flow cytometry）是利用流式细胞仪对流动的细胞或颗粒的多个参数同时进行定性/定量分析的一门技术，它主要通过采集荧光信号来解读细胞的生物学信息。该技术可对大量细胞进行高通量检测，并能同时进行细胞分析和细胞分选。

最初的流式细胞术仅适用于体外的细胞，无法准确研究活体血管中细胞的代谢过程。随着技术的进步，现已有多款可检测活体毛细血管或淋巴管中的细胞流的流式细胞仪（In vivo flow cytometry，IVFC）。

一、基本原理

流动的单个细胞通过激光探测点时，被激光照射而产生各种光信号。用探测器接收这些信号并将其转换成电信号，再用信号处理系统进行分析，就可获得待测细胞的特征性信息。用荧光物质对待测细胞进行标记后再经激光照射，则可获得更多信息。

二、流式细胞仪

（一）传统流式细胞仪

传统流式细胞仪通常由液流系统、光学系统、检测系统和数据分析系统构成。传统流式细胞仪利用鞘液将标本聚焦在探测点，标本与激光产生相互作用，从而测量前向散射光、侧向散射光和荧光。传统流式细胞仪仅用于分析体外细胞。

1. 液流系统：主要由鞘液（通常使用缓冲液，有些实验也可用超纯水替代）、细胞标本悬浮液和流体聚焦系统组成。液流系统将标本流聚焦在流道中心，从而使得标本中的细胞获得相同的流动路径和激光照射条件。

锥形流动室是仪器的核心部件，由石英玻璃制成。流动室内的鞘液呈一种稳定的流动状态，待测细胞悬浮液在进入流动室中央区后被鞘液包绕，鞘液将待测细胞流聚焦在截面边长为 $200\sim400\mu m$ 的微流道的中心（同轴层流体具有聚焦特性），在锥形流动室内形成一条流体轴线（聚焦后截面边长为 $6\sim30\mu m$），从而使细胞依次流过检测区域。在检测区域内，细胞与激光垂直相交，发生光散射和激发荧光。在流式细胞仪中，待测细胞进入流动室后必须保持稳定的流动状态，才能被准确分析。

2. 光学系统：包括激光器、透镜和接收系统，其作用是采集、聚焦和激发标本中待测微粒所携带的荧光信号，并将荧光信号转化为电信号。

1）激光器：常见的激光器包括气体激光器、半导体激光器和固体激光器等。流式细胞仪常携带多种激光器，因而可发出多种激光，如 488nm（蓝色）、405nm（紫色）、532nm（绿色）、552nm（绿色）、561nm（黄绿）、640nm（红色）和 355nm（紫外线）。

2）透镜：激光在到达锥形流动室之前，需要经过两片柱形透镜和一个圆透镜，将圆形的激光光斑变成椭圆形光斑，使激光能量越靠近椭圆中心越强，从而提高荧光信号的强度和稳定性。

3）接收系统：由透镜、滤光片和光电倍增管等组成，用于收集荧光信号并转化为电信号。

当细胞通过激发光源时，激光束与细胞内物质（细胞核和细胞器等）相互作用，会产生不同方向的散射光（前向散射和侧向散射）并激发出荧光。小角度的前向散射光在激光束轴向上被光电二极管或光电倍增管收集，其强度与细胞的相对大小有关。大角度的侧向散射光和荧光在与激光束成 90°的地方被分别收集。此外，侧向散射光和荧光由多个二向色镜（Dichroic mirror）和滤光片（Optical filter）引导至特定的检测器，通过滤光片可确定读取波长。

3. 检测系统（光电二极管和光电倍增管）：利用光电转换器件、信号放大器和信号处理电路，将细胞发出的信号（光子）转换为脉冲电信号并放大，可得到各种参数信息，将这些参数（包括细胞数目、大小、形状、荧光强度、荧光颜色等）传输到软件系统中进行后续分析。光电二极管一般用于高强度信号，而光电倍增管更适用于低强度信号。

4. 数据分析系统：数据分析系统主要负责对检测到的各种信号进行处理和分析。

数据处理包括信号的模/数转换、信号滤波、数据归一化等。数据分析则涉及对所处理的数据进行进一步的统计和图形化展示。此外，数据分析系统还有存储和管理数据的功能，便于后续查询和分析。

（二）活体流式细胞仪

基于不同原理和架构，活体流式细胞仪目前主要有三类，即荧光活体流式细胞仪、光声活体流式细胞仪（In vivo photoacoustic flow cytometry，PAFC）、计算机视觉活体流式细胞仪（Computer vision in vivo flow cytometry，CV-IVFC）。活体流式细胞仪仅用于分析活体毛细血管内的细胞。

1. 荧光活体流式细胞仪：用光聚焦技术激发并探测循环系统中被荧光标记的细胞。由于红色光或近红外光对组织有较好的穿透性，用 632.8nm 氦氖激光器发出的激光通过柱面透镜后穿过狭缝，经过显微镜物镜后形成长边与待测血管直径近似的条形光斑，以便进行全面准确的检测。当循环系统中被标记的荧光细胞通过条形激光光斑时，被激发荧光，发射的荧光由显微镜物镜收集后，通过二向色镜和反射镜汇聚到检测光路的狭缝中。该狭缝和激光发射光路中的狭缝与标本形成共聚焦系统，消除了来自离焦荧光和散射源的干扰，使得成像有更好的分辨率。当有荧光标记细胞通过激光光斑时，检测光路中的光电倍增管会实时检测荧光信号。

2. 光声活体流式细胞仪：基础原理是光声效应，即当激光照射组织时，组织吸收光子能量产生热膨胀，向外辐射超声波。超声波的穿透性优于可见光，使探测深度增加。光声活体流式细胞仪使用高能量的脉冲激光。激光经聚焦后穿过血管，当带有色素的细胞经过激光光斑时，因吸收激光能量而产生热量并发射出超声波。超声波信号可被超声波换能器检测到，并通过计算机进行存储和分析。但光声活体流式细胞仪的检测依赖于生物组织在可见光和近红外范围内的吸收系数对比差异，只能用于检测特定吸收类型的细胞。

3. 计算机视觉活体流式细胞仪：将计算机视觉技术和荧光活体流式细胞术相结合，催生了计算机视觉活体流式细胞仪。用摄像机取代点探测器，由于循环细胞的运动特性，可在多个时间拍摄图像。摄像机能够进行超快实时光学成像，使得宽场显微镜能够用于实时动态观察待测细胞。

三、荧光染料的选择

进行流式细胞术研究时，需对待测细胞的某些成分（如 DNA、某种蛋白质、Ca^{2+} 等）或某一功能参数（如细胞膜的流动性、线粒体膜电位差等）进行荧光标记。一个细胞可以用多种荧光物质标记，可以同时使用多路不同波长的激光激发同一个细胞。

（一）有机小分子化合物

常用于与抗体结合的有机小分子化合物包括异硫氰酸荧光素（分子量为 389D）、Alexa Fluor 488、Texas Red（325 D）、Alexa Fluor 647（1464 D）、Pacific Blue 和 Cy5（762 D）等。这些荧光染料性质稳定，发射光谱波长恒定，但是激发光峰值波长和发射光峰值波长之间的差异较小，为 50~100nm，两峰容易重叠造成信号干扰。

（二）藻胆蛋白

藻胆蛋白是从甲藻、蓝藻等藻类中分离提取的水溶性蛋白质分子。常见的藻胆蛋白有藻红蛋白（PE）、别藻蓝蛋白（APC）和多甲藻黄素－叶绿素－蛋白质复合物（PerCP）。藻胆蛋白是大分子蛋白质，如藻红蛋白的分子量为240000D。藻胆蛋白性质稳定，发射光谱恒定，而且激发光峰值波长和发射光峰值波长之间的差异较小，为75~200nm，容易发生光漂白，因此不适合长期或反复暴露于激光照射的应用。

（三）聚合物染料

聚合物染料由收集光信号的聚合物链组成，可以根据聚合物链的长度和连接的分子亚基，吸收和发射特定波长的光。通常按照染料的发射波长命名，如亮紫（Brilliant violet，BV）、亮紫外（Brilliant ultraviolet，BUV）和亮蓝（Brilliant blue，BB）。这些染料性质非常稳定，与藻胆蛋白吸收和发射光的效率相似，并且光稳定性较之大大提高。

（四）串联染料

串联染料是将藻胆蛋白（如PE、APC、PerCP）或聚合物染料（如BV421、BUV395）与小型有机荧光染料（Cy3、Cy5、Cy7）进行化学偶联而得到的复合染料。这类染料使用荧光能量转移来增加被单激光源激发的荧光亮度。例如，Texas Red的最大激发波长为589nm，PE的发射波长为585nm。如果将PE与Texas Red耦合，PE的发射光则能够通过荧光能量转移激发Texas Red，那么PE－Texas Red串联染料就能够被488nm或532nm波长的激光所激发。串联染料亮度极高，并且激发光峰值波长和发射光峰值波长之间的差异较大（150~300nm），峰之间干扰较小。串联染料适用于低抗原密度的实验，但串联染料的稳定性稍差。

（五）荧光蛋白

荧光蛋白经常用于基因表达的检测。最常用的是源自维多利亚水母的绿色荧光蛋白（GFP），以及从GFP克隆得到的青色荧光蛋白（CFP）和黄色荧光蛋白（YFP）。此外，还有从香菇珊瑚中发现的红色荧光蛋白（DsRed），以及由此克隆产生的第二代单体荧光蛋白如mCherry和mBanana。与DsRed相比，第二代荧光蛋白具有更宽的激发光谱和发射光谱。应用最广泛的是能被激发出紫色、绿色、黄色光的荧光蛋白。

四、标本准备

流式细胞术的主要检测对象是单个细胞，因此通常需要进行前处理，除去无关细胞或组织成分，并将待测细胞制成悬液。在对组织来源的细胞进行检测之前，需要对组织标本进行分离等处理。目前常用的前处理方案主要有酶消化法、机械法、化学法等。在进行淋巴细胞亚群检测之前，首先需要除去血液中大量存在的红细胞，并对特定亚群的淋巴细胞进行荧光标记。

（一）细胞悬液的制备

用组织块制备单细胞悬液，往往先使用机械法剪碎组织，再用酶消化法。对于体外培养的细胞，可用酶消化法、化学法制备单细胞悬液。

1. 酶消化法：利用蛋白酶将实体组织分散为单个细胞。主要步骤如下。

1）选择适当的酶。

2）准备待测的细胞或样本。

3）添加蛋白酶进行消化反应。

4）添加酶抑制剂停止消化反应。

5）过滤细胞悬液。

2. 机械法：通过机械力对组织进行处理以减少细胞聚集、降低黏稠度和均匀悬液。主要步骤如下。

1）取材：组织或细胞。

2）剪碎或捣碎组织。

3）200目钢筛过滤去除大组织块。

4）将细胞沉淀或离心分离。

5）得到细胞悬液。

3. 化学法：利用化学试剂与组织中的离子发生反应，从而破坏细胞间的黏附力，使组织细胞逐渐分散。

4. 举例：小鼠肺单细胞悬液的制备。

1）处死小鼠，开胸取出肺组织，PBS反复清洗。

2）剪除气管支气管，将肺组织轻柔地剪成 $1\sim2mm^3$ 的小块。

3）将组织加入37℃的胶原酶 V 消化液中，置入37℃的水浴箱中，每隔5分钟轻轻振摇1次，约60分钟时肺组织被全部消化。

4）轻轻吹打分散细胞，收集消化液，用200目不锈钢筛过滤。

5）离心去上清液后加入PBS重悬细胞，再次离心去上清液。

6）加入红细胞裂解液5mL，冰上孵育10分钟，离心去上清液。

7）加入PBS离心漂洗 $1\sim2$ 次，去上清液，得到小鼠肺单细胞悬液。

（二）荧光染色或荧光标记

使细胞与荧光染料结合，或以荧光素标记的抗体与细胞抗原结合，在激光激发下，就能识别出被荧光染料标记的细胞。

五、应用

（一）荧光蛋白分析

荧光蛋白（GFP、mCherry、YFP、mRuby等）可以用来标记目的基因所表达的蛋白质，进行蛋白质检测。对荧光蛋白的分析可用于多种实验，如移植细胞的体内追踪、细菌或病毒感染以及细胞中的基因敲除、细胞凋亡等。

（二）信号转导通路研究

以磷酸化信号转导通路为例，可以在流式细胞术中使用针对磷酸化信号的抗体，研究细胞群中的磷酸化信号通路。

（三）细胞周期分析

对细胞周期进行分析时，需要选择细胞周期特异性标志物，并用相应的荧光染料染色，再用流式细胞仪分析。

用荧光染料染色时，可先用乙醇固定并增加细胞膜通透性，再使用染料（如 PI、7AAD、DAPI）对 DNA 进行染色。此外，有些染料如 Hoescht 33342 可以直接穿透活细胞并对 DNA 进行染色，无需对细胞进行固定和增加细胞膜通透性处理。

（四）细胞分选

传统的流式分选技术是指在流式分析技术的基础上，快速准确判断目标细胞所在液滴并加以特定电荷，使目标细胞在电场中发生偏转从而进行回收的一种细胞分选技术（带有荧光标记的细胞在层流中排列，穿过聚焦的激光束被照射时，细胞会发出荧光，检测系统根据接收到的荧光波长识别每个被标记的细胞，然后细胞被封装在带电的气溶胶液滴中并被静电分选）。

在分选过程中，给予液流高频振荡（15～100kHz），使液流断裂为大小均匀的液滴，液滴在喷嘴下面与液流分离，瞬间加电，带正电荷或负电荷的液滴经过电场作用后会发生偏转，从而将感兴趣的细胞分选出来。

（五）细胞计数

绝对细胞计数可以对使用已知浓度的荧光微球与标本同时进行分析，并将待研究的门控细胞数量与同一标本中捕获的荧光微球数进行比较，以得出每毫升的细胞数。

第四节 激光扫描共聚焦显微镜技术

激光扫描共聚焦显微镜（Laser scanning confocal microscope，LSCM）是一种用激光扫描经荧光物质标记（自发荧光者除外）的目标，再收集反射光线或被激发出的荧光而成像的一种多功能、高精度成像工具。将它用于观察细胞/组织的深层结构时，可以得到清晰的多层平面结构，并可以此构建标本的三维结构。与传统光学显微镜相比，其可以控制焦深和激光强度，降低非焦平面光线噪声干扰，可从一定厚度标本中获取光学切片，增加了分辨率。反射式激光共聚焦显微镜（Reflectance confocal microscopy，RCM）利用反射光线成像，可无创性地检查体表病变，已广泛用于临床皮肤疾病的诊断。

本节主要介绍激光扫描共聚焦显微镜。

一、基本原理

用激光作为光源，采取逐点扫描的方式成像。激光通过照明针孔（可屏蔽掉大部分光）后经分光镜及物镜后聚焦于标本上，对标本平面的每一个点进行扫描。标本中如果有可被激发的荧光物质，则经激光照射后发出荧光（荧光波长比入射光长），部分荧光通过物镜聚焦于探测针孔后进入探测器，使得探测器仅能收集标本在物镜共焦平面的信息而成像。

在成像过程中，入射光和激发光都经同一物镜聚焦，检测针孔的位置始终与显微物镜的焦点是一一对应的。被探测点即共焦点，被探测点所在平面即共焦平面。共焦点在共焦平面逐点逐行移动，被激发出的荧光经探测针孔被收集，经光电信号转换器，可产生一幅完整的共焦图像，而共焦平面以外的点不会在检测针孔中成像。

在载物台上加载了微步进马达（最小步进距离可达 $0.1\mu m$），可控制载物台上下移动。载物台上下移动一次，就有一个标本内部的新层面移到共焦平面，可形成新层面的像。连续移动载物台，可以逐层获得高反差、高分辨率、高灵敏度的二维横断面图像信息，从而实现对细胞/组织进行类似 CT 断层扫描的连续光学切片。

利用三维图像处理软件，将激光扫描共聚焦显微镜所得不同断面的信息进行图像重建，可获得三维结构图像。

二、基本组成

（一）激光光源

激光光源由多种激光器组成，如紫色固体激光器（405nm）、青色固体激光器（445nm）、蓝色固体激光器（488nm）、蓝绿色固体激光器（514nm）、绿色固体激光器（561nm）、红色固体激光器（640nm）等，可发出相应波长的激光。

（二）扫描检测系统

扫描检测系统包括微动调焦器、荧光检测通道和高灵敏性荧光检测器。所有通道可以独立设置不同激光。

（三）荧光显微镜

荧光显微镜分为正置显微镜和倒置显微镜。

（四）计算机存储及处理控制系统

该系统包括计算机和图像处理软件，具有三维/四维可视图像重建功能。

（五）光学系统

光学系统包含物镜和图像采集器。

三、实验准备

对于没有自发荧光的生物标本，就需要先对标本进行荧光标记，再进行检测。荧光染料可直接与细胞内的成分结合，也可先用荧光染料标记抗体，再与细胞内的抗原成分特异性结合。也可以用多种荧光染料进行标记，在不同的激光激发下可以产生不同波长的荧光，获得不同颜色的荧光图像。

（一）荧光探针的选择

理想的荧光探针具有高度的灵敏度和专一性。常见荧光染料包括自发荧光物质、荧光蛋白、化学标记荧光。每台共聚焦显微镜的参数（包括物镜和激发光波长等）可能不一样。在对标本进行荧光标记之前需要了解共聚焦显微镜的参数，特别是共聚焦显微镜的激发光波长，以便选择合适的荧光染料。

1. 染料的选择：不同的荧光染料适于不同波长激光激发。常见的共聚焦显微镜激发光波长和可以激发的常见荧光染料见表 8-1。

表 8-1　常见的共聚焦显微镜激发光波长和可以激发的常见荧光染料

激发光波长（nm）	常见荧光染料
405	BFP、DAPI、Hoeschst、Alexa405、Cascade blue、VCFP
440/457	GFP、Cerulean、Fura red、Lucifer yellow，
480	EGFP、ALexa-488、FITC、Dio
514	YFP、Rhodamine、TOTO-1、Calcium green
543/561	DS Red、Tritc、Cy3、Alexa-568、Dil
594	Texas Red、mCherry、mRFP、Alexa 594
633/640	Cy5、Alexa-647、TOPRO-3、DRAQ-5

2. 注意事项：

1）现有仪器采用的激光类型以及数量、激发效率、分光器光谱性能、检测器检测范围和灵敏度。如 LSCM（FV-1000）采用氩离子激光器，激发光波长为 351～364nm、488nm 或 514nm，可激发多种荧光探针。

2）目标分子/离子的化学性质、分布位点、浓度范围、化学价态、溶液 pH 值，以及氧化还原电位、与之作用的化学基团性质、电荷等。

3）标本的透光率和吸光率、有无自发荧光。

4）荧光探针的化学性质、光谱特性、线性检测范围、灵敏度和专一性等。

5）荧光探针的光稳定性和光漂白性。光漂白（Photo bleaching）是指荧光染料或荧光基团分子在光照条件下发生化学反应或构象改变，从而导致吸收光的能力和发射荧光效率降低甚至不能发出荧光的现象。光漂白限制了成像的时间和空间分辨率。可通过减少激光扫描次数或降低激光强度来减轻光漂白的程度。

6）荧光的定性或定量测量。仅做荧光定性测量或仅是观察荧光动态变化时，选择单波长激发探针。做定量测量时，最好选用双波长激发探针。

7）荧光探针的毒性。尽量选用毒性小、特异度高的探针，如绿色荧光蛋白（GFP），编码 GFP 蛋白的基因可以在其他生物中表达，如植物、哺乳动物等，并且没有任何细胞毒性。通过 DNA 重组技术，荧光蛋白可以和任何其他生物的细胞蛋白融合，产生具有荧光信号的融合蛋白。

8）许多荧光探针是疏水性的，很难或不能进入细胞，需使用其乙酰羟甲基酯（Acetoxymethyl，AM）形式，也就是荧光探针与 AM 结合后变成不带电荷的亲脂性化合物方能通过质膜进入细胞。进入细胞后，荧光探针上的 AM 被非特异性酯酶水解，去掉 AM 后的荧光探针不仅可与细胞内的靶结构或靶分子结合，并且不易透出质膜，能有效地发挥作用。

（二）标本制备

检测标本可以是固定的细胞/组织，也可是活的细胞/组织。细胞应培养在共聚焦专用小皿或盖玻片上，标本最大厚度 1～2mm。对标本进行适当的前处理，可得到荧光标记反应特异度强、荧光定位准确、强度适宜的荧光图像。

1. 标本制备步骤。

1）固定：良好的固定液可最大限度地保存细胞/组织的形态结构和抗原，以4%中性甲醛最常用。

2）脱水包埋：梯度脱水后可用石蜡包埋，如为冰冻切片可直接用OTC包埋。

3）组织切片：厚度应根据材料特性决定，并能很好地贴附在载玻片上。组织标本无论是石蜡切片还是冰冻切片，均越薄越好。冰冻切片效果更佳，可以减少非特异性的荧光信号。若为培养的细胞，可采用贴壁培养或悬浮培养。

4）防脱片处理：用贴附剂（如多聚赖氨酸、蛋清、琼脂明胶等）处理载玻片。

5）增加细胞通透性：可用乙醇和丙酮、Triton X－100等试剂增强细胞膜的通透性。

6）封闭：用适当的封闭液（如血清）处理，可有效降低背景荧光信息，更好地观察所需信号。

2. 标本的荧光标记：需要做一些基本的对照实验，比如对所用的抗体试剂的抗原验证、标记浓度的优化和对照实验都必须在共聚焦显微镜观察之前进行。

3. 注意事项：

1）需尽量保持生物材料的天然状态，避免赝像、变形和失真。

2）必须将生物材料做固定处理，制片必须薄而透明才能在显微镜下成像。

3）除将材料切成薄片或通过轻压或其他手段使之分散外，还需采用其他方法使其透明和染色，以便更好地观察结构的细节。

4）若观察对象为组织切片，需使用适当厚度的盖玻片，其厚度不大于0.17mm（通常为0.13～0.17mm）。载玻片厚度为1.0～1.2mm，厚度均匀、光洁、无干扰荧光。

5）如果观察对象是悬浮细胞或悬浮粒子，可以用共聚焦专用的培养皿承载标本进行观察。

6）使用折射率与显微镜物镜匹配的包埋介质。一般而言，硬化的包埋介质方便并可以长期储存（几星期至数月），但由于其单体的聚合过程，经常会引起明显的标本萎缩，对三维重建会有负面影响。不同的包埋介质各有利弊。以甘油为基础的包埋介质是临时性的，但它常常提供更好的三维形态。2,2′－硫代二乙醇（2,2′－THiodiethanol）不需要脱水并且是一种非常有效的防褪色剂，也与浸油折射率匹配，但它也不是永久性的。共聚焦显微镜标本制备常用的包埋介质及其折射率见表8－2。

表8－2　共聚焦显微镜标本制备常用的包埋介质及其折射率

介质		折射率
水溶性包埋介质	水/PBS	1.330
	甘油（Glycerol）	1.470
	Vectorshield	1.450
	FluorGard	1.470
	Fluormount G	1.393

介质		折射率
水溶性包埋介质	PVA（Mowiol）	1.490
	DMSO	1.480
	97%的2,2'-硫代二乙醇水溶液	1.515
	Prolong Gold	1.460
需要脱水的包埋介质	BABB（33%苯甲醇：67%苯甲酸苄酯）	1.560
	水杨酸甲酯	1.536
	DPX	1.525
	浸润油	1.518
	中性树胶（Permount）	1.540

注：PVA、Prolong Gold、DPX、Permount都可以固化。

7）在大多数情况下，在包埋介质中还要加一些防褪色剂。共聚焦显微镜标本包埋常见的防褪色剂及其推荐使用浓度见表8-3。

表8-3　共聚焦显微镜标本包埋常见的防褪色剂及其推荐使用浓度

防褪色剂	推荐使用浓度
1,4-二氮杂二环辛烷（DABCO）	5μg/mL
没食子酸丙酯	10～50mg/mL
对苯二胺	1mg/mL

四、实验流程

1. 根据荧光探针的激发光波长和发射光波长，选择合适的激光功率、分光镜滤片和发射滤片。激光器的选择如下。

1）405nm波长：适用于DAPI、Hoechst、BFP、CFP等染料观察。

2）561nm波长：适用于Alexa546、TRITC、CY3、DsRed、PI等染料观察。

3）635nm、638nm波长：适用于CY5等染料观察。

4）450nm、488nm波长：适用于CFP、FITC、GFP、Alexa488、YFP等染料观察。

2. 确定扫描方式：点/线/面/三维扫描。

3. 确定扫描密度（分辨率）：分辨率越高，扫描速度越慢，图像信噪比越好，但也越容易发生光漂白。

4. 选取物镜的倍数及电子放大倍数：这个条件被确定后，扫描范围即被确定。物镜的光透射率与数值孔径（NA）的4次方成正比，与物镜的放大倍数的平方成反比。因此，应尽量选择高数值孔径的物镜。

5. 根据标本的制备质量选择合适的针孔，调整激光管电压、光电倍增管功率、降噪等至最佳状态，这些参数的选择或设置有非常密切的关系，选择时应综合考虑。

6. 确定光切范围，即扫描标本的厚度，锁定起始位置和结束位置。

7. 给出光切的层数及取图时累计平均次数。

8. 获取图像并保存。

9. 注意事项：

1）根据标本携带的或被标记的荧光探针种类，选择激发光。如果标本为多种荧光染色，应尽量避免串色，应尽量不采集处于两种荧光物质发射光谱重叠部分的荧光信号。对于多重荧光标记，选择荧光染料时，不仅需要考虑所配激光器激发光的波长，还需尽量选择不同种属来源的抗体进行染色，同时选择反应特异度高、荧光定位准确、强度适宜、光稳定性好的染料，尽量避免出现荧光光谱重叠等问题。

2）一般来说，增加激发光的强度会增加标本的荧光信号，但也会导致荧光淬灭或漂白；降低激发光的强度，会降低信噪比，影响图像质量，或者采集不到较弱的信号。

3）长期使用高强度的激发光会降低激光器的使用寿命。

4）经冰冻保存的标本应在室温下放置 30 分钟后，再使用激光共聚焦显微镜进行荧光强度测试。标本经一般固定液固定以后再放入促渗透试剂中，使细胞的通透性增加，染色更加清晰。

五、主要用途

（一）荧光的定量、定位分析

1. 对单标记或双标记细胞/组织标本的共聚焦荧光进行定量分析，可显示荧光的强度变化。

2. 可自动将荧光图像与相差图像重叠以显示荧光在形态结构上的精确定位，也可测量标本深层的荧光分布，并做定量分析。

3. 生化成分精确定位观察，对于要检测的成分不仅可以定位到细胞水平，还可以定位到亚细胞水平和分子水平。

4. 用于组织切片、生物材料荧光标记、活细胞荧光标记的高分辨率成像，可同时得到清晰的多层平面结构的光学切片，用于构建标本三维实体结构，并做形态分析和三维空间测量。

（二）细胞物理生物化学测定

1. 通过荧光定量分析，对单细胞或细胞群的溶酶体、线粒体、内质网、细胞骨架、结构性蛋白质、DNA、RNA、酶和受体分子等细胞特异结构的含量、组分及分布进行定性、定量、定时及定位测定；同时可测定分子扩散、膜电位、氧化－还原状态和配体结合等生化反应变化程度。

2. 可以对细胞的面积、平均荧光强度、积分荧光强度、细胞周长、形状因子及细胞内颗粒数等参数进行自动测定。

（三）Ca^{2+}、pH 值及其他细胞内离子的实时定量测定

1. 可利用多种荧光探针，完成活细胞生理信号的动态监测，对单个细胞内各种离

子（Ca^{2+}、K^+、Na^+、Mg^{2+}）的比例和 pH 值及动态变化进行实时定量分析。测量细胞内 Ca^{2+} 的荧光探针见表 8-4。

表 8-4　测量细胞内 Ca^{2+} 的荧光探针

荧光探针	激发波长（nm）	荧光波长（nm）
Fluo-3	488	525
Fura-Red	488（高钙）	660
Calcium-Crimson	588（高钙）	611
Calcium-orange	554（高钙）	575
Rhod-2	550（高钙）	575
Calcium green-5N	506（高钙）	531
Indo-1	355（高钙）	405

2. 可以定量探测细胞质中 Ca^{2+} 对启动因子、化学因子、生长因子及各种激素等的刺激反应。使用荧光探针 Fluo-3 和 SNARF-1（一种不可渗透细胞的 pH 值荧光探针）可同时测定 Ca^{2+} 和 pH 值。

六、实验操作举例

（一）石蜡切片的激光共聚焦检测（以检测细胞核内的蛋白质为例）

以检测大鼠脑组织神经元内 NeuN 为例。NeuN 是一种可溶解核蛋白，是一种良好的成熟神经元标志物。

1. 切片脱蜡至完全水化，PBS 洗涤 3 次，每次 5 分钟。

2. 滴加内源性过氧化物酶阻断剂 10 分钟；PBS 洗涤 3 次，每次 5 分钟。

3. 切片放入 0.01%柠檬酸盐缓冲液中，微波炉加热进行抗原修复；PBS 洗涤 3 次，每次 5 分钟。

4. 滴加 5%BSA 封闭液，室温 25 分钟，倾去勿洗。

5. 滴加兔抗鼠 NeuN（1:50），4℃过夜，次日取出后室温放置 1 小时；PBS 洗涤 4 次，每次 5 分钟。

6. 滴加 FITC 标记羊抗兔 IgG（1:50），37℃孵育 1 小时；PBS 洗涤 4 次，每次 5 分钟。

7. 滴加 DAPI（1:100）进行核复染，染色 3 分钟；PBS 洗涤 4 次，每次 5 分钟。

8. 蒸馏水洗 5 分钟，防止结晶；水溶性封片剂封片。

9. 激光扫描共聚焦显微镜下对标本扫描：FITC 通道激发光 488nm，发射光 500～520nm 绿色荧光；DAPI 通道激发光 360nm，发射光 465nm 蓝色荧光；计算机数据采集，数字成像。

10. 结果判读：正常细胞核呈现蓝、绿两种颜色荧光。

（二）培养细胞的激光共聚焦检测（以观测微管蛋白为例）

以 HUVEC 细胞为研究对象，用激光扫描共聚焦显微镜观察培养细胞内的微管蛋白（Tubulin）。

1. 实验材料和试剂。

1）细胞：HUVEC 细胞系。

2）试剂：RPMI1640 培养基、胎牛血清、0.3％胰酶、Hank's 液、PBS、4％多聚甲醛溶液、Triton X-100、牛血清白蛋白、单克隆小鼠抗 Tubulin α 抗体、标记 FITC 荧光素的山羊抗小鼠抗体（二抗）、荧光防淬灭封片剂（含 DAPI）。

2. 实验方法：

1）在盖玻片上直接培养细胞，培养 1 天后使细胞密度达到 70％ 左右；取出盖玻片，轻轻地用 PBS 浸洗 2 次，勿振荡。

2）将盖玻片取出浸没在新鲜配制的 4％多聚甲醛溶液中，室温固定 2 分钟。

3）吸去多聚甲醛溶液，PBS 浸洗 2 次；吸去 PBS，浸没在 0.05％ Triton X-100/PBS 中 5 分钟；PBS 浸洗 2 次。

4）滴加 1％牛血清白蛋白/ PBS，湿盒中孵育 30 分钟；PBS 浸洗 2 次。

5）滴加 20μL 单克隆小鼠抗 Tubulin α 抗体（用 PBS 稀释 100 倍），放置于湿盒中室温孵育 2 小时。

6）PBS 浸洗 3 次，每次 5 分钟。

7）滴加 20 μL 标记 FITC 荧光素的羊抗鼠抗体（用 PBS 稀释 100 倍），37℃孵育 45 分钟。

8）PBS 浸洗 3 次，每次 5 分钟；取出盖玻片，吸去多余的 PBS。

9）在干净的载玻片上滴加 5μL 含 DAPI 的防荧光淬灭剂封片，然后用指甲油将盖玻片固定。

10）使用激光扫描共聚焦显微镜观察并采集图片。设置 FITC 通道，激发光 488nm，发射光 500~520nm；DAPI 通道，激发光 360nm，发射光 465nm。

3. 结果判读：微管蛋白被 FITC 标记，呈绿色，在细胞核周围；细胞核被 DAPI 标记，呈蓝色。

第五节　测序技术

DNA 分子是由碱基、脱氧核糖和磷酸构成的大分子双螺旋结构聚合物，其中脱氧核糖与磷酸缩合形成脱氧核糖-磷酸链，在螺旋结构的外面。碱基朝向里面。碱基有 4 种：腺嘌呤（A）、鸟嘌呤（G）、胸腺嘧啶（T）和胞嘧啶（C）。两条脱氧核苷酸链通过碱基间的氢键形成的碱基配对，反向互补，形成稳固的结构。碱基的排列顺序构成了遗传信息，测序就是检测 DNA 链中碱基的排列顺序。

经过几十年的发展，DNA 测序技术不断更新换代，越来越成熟，目前已经发展到第四代测序技术。每一代测序技术都各有优缺点。

一、第一代测序技术

通常将 Sanger 等（1977 年）发明的双脱氧链末端终止法（简称 Sanger 法）和

Maxam 及 Gilbert（1977 年）发明的化学降解法称为第一代测序技术。这两种方法虽然在原理上差异很大，但都是从某一固定点开始，随机在某一个特定的碱基处终止，产生 A、T、C、G 四组不同长度的系列核苷酸片段，然后在尿素变性的聚丙烯酰胺凝胶上电泳分离。第一代测序技术只能产生长度为 1kb 以内的读长。

（一）Sanger 法

Sanger 法是基于 DNA 合成反应的测序技术。此方法所得结果准确，稳定性好，使用较方便，成为第一代测序中最常用的技术，也是 DNA 测序技术中的"金标准"。

1. 测序原理：以待测单链 DNA 为模板，在引物和聚合酶的作用下，依据碱基互补配对原则，引入不同的脱氧核苷酸（4 种 dNTP），使得新合成链延伸。若在反应体系中加入用放射性同位素标记的 4 种 2,3－双脱氧核苷三磷酸（ddNTP），则 ddNTP 也可能被聚合酶链接到新合成链上，且导致新生链合成终止。因为 ddNTP 的 3′位置缺乏延伸所需要的 3′-OH 基团，不能与磷酸形成磷酸二酯键。反应结束后体系中得到一系列长度不一的 DNA 片段混合物，通过电泳将混合物分开。

该测序方法首先需要配制 4 个反应体系，在每个体系中加入放射性同位素标记的引物、所测 DNA 目的片段、dNTP（dATP、dTTP、dCTP、dGTP）和 DNA 聚合酶，然后在 4 个体系中分别加入少量 ddATP、ddTTP、ddCTP、ddGTP，进行 PCR。以加入 ddATP 的反应体系为例，每一次合成反应如果配对为 dATP，则反应继续；若是 ddATP，则反应停止，所以该体系中总会得到长短不一并以 ddATP 结尾的片段群。将 4 个反应体系分别放在 4 个泳道进行电泳分析并进行放射自显影，可直接读出待测 DNA 的碱基序列。

2. 基本步骤：

1）加热使 DNA 变性。双链 DNA 解开成为单链 DNA。

2）分成 4 组，每组均加入 4 种 dNTP（dATP、dTTP、dCTP、dGTP），然后分别加入少量经放射性同位素标记了的 4 种 ddNTP（ddATP、ddTTP、ddCTP、ddGTP）：①第一组，加入 ddTTP；②第二组，加入 ddTTP；③第三组，加入 ddCTP；④第四组，加入 ddGTP。

3）加入 PCR 体系中除 dNTP 和 ddNTP 外的其他成分。

4）PCR 扩增。在链延长反应中随着 ddNTP 的随机掺入，阻止 DNA 链进一步延伸，最终产生任意长度的 DNA 链。在每个反应体系中，相对于 dNTP 而言，ddNTP 浓度很低，只有部分新链在不同的位置特异性终止，最终得到一系列长度不等的序列。

5）对 4 组产物进行电泳。

6）这些大小不同的片段具有共同的起始点，但终止在不同的核苷酸上，可通过高分辨率变性凝胶电泳分离。较小的 DNA 片段比较大的 DNA 片段移动得更快，电泳后就分开成不同的条带，然后通过放射自显影，就能在胶片上显示不同位置的条带。因为 ddNTP 经过标记，所以可读出待测分子碱基序列。

（二）Maxam－Gilbert 化学降解法

1. 测序原理：所用化学试剂包括 DNA 碱基修饰试剂及主链断裂试剂。DNA 碱基修饰通常使用硫酸二甲酯（DMS）、甲酸、肼（又称联氨），而 DNA 主链断裂可以使用六氢吡环。硫酸二甲酯作用于鸟嘌呤（G），甲酸作用于嘌呤位点（A+G），肼作用于嘧啶位点（C+T），肼（含氯化钠时）作用于 DNA 的胞嘧啶（C）。在六氢吡环的作用下，DNA 片段在所修饰碱基位点断裂。

测序时，首先利用限制性内切酶将待测序列 DNA 进行切割，然后将 DNA 片段变性为单链，再对该 DNA 片段的 5′或 3′端进行放射性同位素标记，最后用特异性化学试剂对 DNA 片段特定位点上的碱基进行修饰，使 DNA 片段从修饰处断裂，从而得到一系列有共同起点但长度不一的 DNA 片段混合物。通过将此混合物（以特定碱基结尾的片段群）电泳分离，再利用放射自显影判断被标记的 DNA 断裂末端碱基种类，从而读出序列。

2. 基本步骤：

1）用限制性内切酶将待测未知序列 DNA 进行切割，加热使 DNA 变性，双链 DNA 解开成为单链 DNA。

2）用放射性同位素对 5′端（或 3′端）进行标记。

3）将放射性同位素标记了的 DNA 分成 4 组，分别用不同的化学试剂处理。

（1）第一组，用甲酸处理 A+G。哌啶甲酸可以使 DNA 链上的嘌呤在酸的作用下发生糖苷水解，形成无嘌呤位点，导致 DNA 链在脱嘌呤位点（G 和 A）发生断裂。断开位点是随机的，比如 G 被断开，可以是 DNA 链上的任意位置。因为标本 DNA 足够多，就会形成各个位置断开 A 或 G 的 DNA 链。

（2）第二组，加硫酸二甲酯处理，它主要作用于 G，使之甲基化，导致糖苷键断裂。

（3）第三组，加入肼处理。在碱性环境中，它作用于 C 和 T 的 C4 和 C6 位置，导致糖苷键断裂。

（4）第四组，用肼（含氯化钠）处理，它主要作用于 C，使之断裂。

4）加入哌啶，严格控制反应条件。使 DNA 键在所修饰碱基处断裂。这样就形成了长短不一的 DNA 片段。

5）对 4 组产物在同一凝胶上进行电泳，同时设置标准碱基对照。

6）较小的 DNA 分子比较大的 DNA 分子移动得更快，电泳后就分开成不同的条带，然后通过放射显影，就能在胶片上显示不同位置的条带。再通过与标准碱基比对，即可读出 DNA 序列。

（三）荧光自动测序技术

在 Sanger 法测序的基础上，用不同荧光基团标记 4 种 ddNTP，使得最后产物的电泳分离过程可以在一个泳道内实现；用激光照射 ddNTP 上的荧光标记，然后检测不同波长（颜色）的荧光信号，通过计算机处理信号后即可获得碱基序列。

第一代测序技术成本高、通量低、耗时长，严重影响了其大规模应用。

二、第二代测序技术

第二代测序技术可同时给数以万计的 DNA 分子测序，它采用非放射性标记或荧光标记的 dNTP 来推断核苷酸序列，该技术已市场化。第二代测序技术基本都包含三个步骤，即构建 DNA 文库、DNA 扩增、测序。

（一）罗氏 454 测序

1. 测序原理：该技术利用微乳液 PCR 技术（Emulsion PCR）来实现 DNA 片段的扩增，DNA 合成反应中，当反应体系中的 dNTP 刚好可以和模板 DNA 中的一个碱基配对时，在 DNA 聚合酶的作用下，dNTP 添加到测序引物的 3′末端，同时生成一分子焦磷酸。在 ATP 硫酸化酶作用下，5-磷酰硫酸（Adenosine-5-phosphosulfat，APS）与焦磷酸反应生成 ATP。在荧光素酶的作用下，反应体系中的荧光素与 ATP 结合并产生氧化荧光素和可见光，而可见光被光检测装置接收。由于产生的光信号与焦磷酸盐的量成比例，因此可以通过测量光信号来确定焦磷酸盐的量，最终推断待测片段的碱基排列顺序。反应体系中剩余的 dNTP 和少量 ATP 会被三磷酸腺苷双磷酸酶降解，以便于下一循环的开始。因此，该技术的基本原理是将每一个 dNTP 的聚合与一次荧光信号释放偶联起来，通过检测荧光信号来实时测定 DNA 序列。

该技术不需要电泳即可进行数据读取，甚至可以对焦磷酸的量进行实时检测，也不需要提前标记 DNA，方法简便，成本低。

2. 基本步骤。

1）构建 DNA 文库：将待测 DNA 样片打断成 300~800bp 不等的片段，打断后的 DNA 片段具有两个黏性的末端，在这两个末端上分别接上接头。加温变性，使双链 DNA 分子变成单链。

2）DNA 扩增：将单链 DNA 文库模板及 PCR 化合物与固化引物的微球（28μm）混合，调整比例，基本保持每个微球只结合一条 DNA 片段。微球结合的 DNA 片段被扩增试剂乳化，形成众多只包含一个微球和一个特定片段的微乳滴。每个微乳滴都是一个 PCR 的微型化学反应器。所有微球结合的 DNA 片段平行扩增，经多个循环后，每个微球表面都结合了成百数千个相同的 DNA 拷贝，富集微球。

3）测序：将微球转移到微孔阵列上，每个微孔只容纳一个微球。微孔板一端用于测序反应的化合物通过，另一端与电荷耦合器件（Charge coupled device，CCD）光学检测系统的光纤部件接触，用于信号检测。将微孔板置于流通池内，测序反应开始。通过连续流动依次向流通池内加入 4 种 dNTPs。引物与模板 DNA 退火后，在 DNA 聚合酶、三磷酸腺苷硫酸化酶、荧光素酶和三磷酸腺苷双磷酸酶等 4 种酶的协同作用下完成循环测序反应。

当有配对时释放出 1 个焦磷酸（PPi）分子，并在 ATP 硫酸化酶催化下与 5′-磷酰硫酸（APS）结合形成 ATP，在荧光素酶催化下 ATP 与荧光素结合形成氧化荧光素并产生可见光，可被仪器实时检测。由于放入的碱基是已知顺序的，比如 A→G→C→T，因此检测不同碱基的感光信号，就可以确定相应的碱基。经若干循环，就可得到一条完整的序列信号。

若在检测设备上设置大量微孔，每个微孔都加入反应体系，在加入不同碱基时，每个微孔都能发生荧光反应，通过对多幅荧光照片进行图像识别，就实现了并行测序，再将这些不同的序列拼接，就可得到完整的 DNA 序列。

罗氏 454 测序需要注意两点：①用 dATP 的类似物 dATPαS 代替 dATP，因为 dATP 的结构与 ATP 相似，能与荧光素反应产生背景荧光，而 dATPαS 几乎不产生背景荧光；②用三磷酸腺苷双磷酸酶使测序能循环进行并得到信号峰，三磷酸腺苷双磷酸酶能在聚合反应完成后降解剩余的 dNTP 和产生的 ATP，因此不需洗涤或分离步骤来除去剩余的 dNTP，同时也解决了测序反应中产生的 ATP 信号会使背景累积溢出而使测序无法进行的问题。

罗氏 454 测序的不足之处：出现连续相同的碱基序列时，可能会存在错误。例如，当 DNA 链上出现了连续多个 A，在反应中就会加上多个 T，T 的个数只能通过荧光信号强度来判断，可能造成结果不准确。

（二）Solexa 测序

Solexa 测序采用边合成边测序的方式，其核心技术是桥式扩增和可逆的终止化学反应。

1. 构建 DNA 文库：利用超声波将待测 DNA 样本打断成小片段（100～500bp），并在这些小片段的两端添加上不同的接头，调整到适合的浓度，经变性解链即构建出单链 DNA 文库。

2. 流动槽吸附（流动槽内放有大量基片，基片表面有能和 DNA 接头互补配对的序列）：将接好接头的片段放入含有基片的流动槽内，在单链 DNA 通过测序仪流动槽时，在重力的作用下，接头会与固定在流动槽基片上的序列互补，从而使打断的 DNA 片段两端固定在基片上，形成一段"桥型"DNA 片段。

3. DNA 桥式扩增和测序："桥型"DNA 片段两端的互补小片段相当于引物，在控制温度、聚合酶等条件下进行扩增，经 30 轮循环之后基片上形成单克隆 DNA 簇，每个 DNA 片段得到约 1000 倍扩增片段。

4. 测序（测序和扩增是同时进行的）：先用叠氮基团对扩增用的 dNTP 的 $3'-OH$ 进行修饰，叠氮基团与 dNTP $3'-OH$ 的结合是可逆的，与 dNTP $3'-OH$ 结合后的叠氮基团还可与荧光分子相连。这样可以使 4 种碱基连接上不同的荧光分子（4 种 dNTP 分别被不同荧光基团标记）。在 PCR 合成 DNA 链的过程中，标记了叠氮基团和荧光分子的 dNTP 就类似于 ddNTP，起终止反应的作用（3′羟基位置被叠氮基团占据，就无法与更多核苷酸结合），并且可被激发出不同颜色的荧光，通过 4 个摄像头来同时捕捉图像。

进行合成反应时，每添加一个荧光标记核苷酸分子，机器便检测出荧光信号，读取聚合上去的核苷酸种类。所有未被连接的游离 dNTP 和 DNA 聚合酶会被洗脱掉。读取之后，结合在 dNTP 上的荧光基团可被化学切割并洗去，恢复 3′端黏性，继续聚合下一个核苷酸。

Solex 测序速度快，但读长较短，测序错误率在 1.0%～1.5%，后续拼接工作的计算量和难度都很大。

（三）SOLiD 测序

SOLiD 测序是基于连接酶法，以四色荧光标记寡核苷酸的连续合成为基础，边连接边测序，并采用独特的双碱基编码原理解读测序结果的技术。

1．基本步骤。

1）构建文库：SOLiD 系统支持两种测序模板：片段文库和配对末端文库。

（1）片段文库：将基因组 DNA 打断成 100～200bp 片段，两端加上接头 P1 和 P2，制成文库。

（2）配对末端文库：将基因组 DNA 打成片断，使各片段与中间接头连接后再环化，然后用 EcoP15 酶切，使中间接头两端各有 27bp 的碱基，再加上两端的接头形成文库。

2）乳液 PCR 扩增：原理同罗氏 454 测序，不同之处在于 SOLID 测序中微球更小，仅 1μm，扩增并收集微球后将其固定在玻璃基板上形成无规则微阵列。

3）测序：测序过程发生于玻璃板上，用连接酶替代常用的 DNA 聚合酶，利用荧光探针与模板链互补配对原则进行测序。

（1）在反应体系中加入连接酶及其反应连接底物（8 碱基单链荧光探针混合物）。荧光探针与一段通用引物相连，按照碱基互补配对原则与单链模板 DNA 链配对。此荧光探针的第 1、2 位碱基是确定的，3～5 位为随机碱基，6～8 位为可以和任何碱基配对的特殊碱基，5′端分别标记 4 种不同荧光物质。

（2）单向测序包括五轮测序反应。每轮测序反应含有多次连接反应。一般情况下，片段文库需 7 次反应，而末端配对文库需 5 次反应。在连接酶作用下，荧光探针退火与模板链成功配对而连接，发出相应的荧光信号。记录仪显示 1 种关于第 1 位和第 2 位的荧光颜色信息。然后，通过化学方法在第 5、6 位碱基间切割，移除荧光信号，暴露出 5′磷酸基团。接下来，连接酶连接下一条探针，可以根据荧光信号获得对应于模板链的第 6 位和第 7 位信息。第 3 次连接能获得第 11 位和第 12 位的碱基信息，依次往下。一般文库需 7 次连接反应，每次连接反应都可以加入 5 个碱基，识别其中的 2 个碱基位点，在最后一次连接反应结束后，将新合成的链变性后洗脱。

（3）经过 7 轮连接反应，系统重置，进行第二轮测序反应。在新的合成开始时，第一个探针比之前的探针相对于模板链前进一个碱基位置，并根据荧光颜色得到模板链第 0 位和第 1 位的信息，依次往后获得 5～6 位、10～11 位的信息。这样经过 5 次系统重置后，就可以按照通常的片段拼接顺序从第 1 位依次往后读取。

2．数据分析：5 轮测序反应结束后，按照"第 0、1 位，第 1、2 位……"顺序把收集到的相应荧光信号信息连起来，得到序列颜色排布。根据不同碱基所对应的荧光颜色，列出可能的编码组合。由于 0 位是已知碱基，由此可推测出解码序列。

从以上原理及基本步骤可知，每个碱基被测定 2 次，即使一次测定中造成了错误的累积，但第二次测定可以检测出来。且 2 次的荧光颜色综合数据可以根据计算机联合分析确定序列。

该方法可以识别读错的碱基，减少了数据读取的失误，准确率达 99.9％，但序列读取长度相对有限，且由于是双碱基确定一个荧光信号，因此一旦发生错误就容易产生连锁的解码错误，现已不常用。

（四）DNA 纳米球（DNA nanoball，DNB）测序法

1. 测序原理：该方法通过锚定序列确定位置，利用锚定序列与 9 碱基单链荧光探针混合物在连接酶作用下连接。确定荧光信号后，锚定序列和探针的连接片段被洗去，再重复连接下一个锚定序列，根据荧光信号确定每个锚定序列处的序列信息（只有 4 种标记的荧光基团对应的是 4 种单个的核苷酸），从而获得 DNA 序列信息。

2. 基本步骤。

1）构建 DNA 文库：将待测序列打断，并在序列碎片两端添加两个"半接头"（称为接头 A），把这两个半接头再连接起来，将其环化。将这个环化的序列再次打断，保留接头 A 和接头 A 两端长约 70bp 的待测序列，用同样的方法添加新接头（称为接头 B）的两个"半接头"。添加 DNA 连接酶和环化引物使单链 DNA 两端连接成环。将带有接头序列的双链 DNA 文库通过高温变性成单链 DNA，得到单链环状 DNA。

2）滚环扩增：以单链环状 DNA 为模板，在聚合酶作用下进行滚环扩增，得到的扩增产物即 DNA 纳米球。

3）加载到芯片：将纳米球均匀地铺放到芯片上（芯片上有整齐分布的纳米小坑，即结合位点）。每个位点直径 220nm，正好与 DNA 纳米球直径大小一致，可固定一个 DNA 纳米球。在酸性条件下，DNA 纳米球带负电荷。在表面活化剂辅助下，DNA 纳米球与带正电荷的位点通过电荷吸附作用被加载到芯片上。

4）测序：将分别标记了可逆灭活荧光基团的 4 种脱氧核苷酸（dNTP）依次流过纳米球。在 DNA 聚合酶作用下，DNA 纳米球上的待测 DNA 分子和荧光标记脱氧核苷酸发生聚合反应。洗脱未结合的核苷酸后，激发荧光信号，用高分辨率成像系统采集光信号，即获得当前待测碱基信息。然后加入再生洗脱试剂，去除荧光基团，进入下一个循环检测。

该方法是分段进行的，拥有较高的容错能力，后期的拼接也较容易，但由于探针的长度有限，读取序列长度较短。

第二代测序技术的优势在于高通量，且准确率高。不足之处在于读长较短和需要将模板扩增，而扩增反应过于灵敏，分析比较困难。

三、第三代测序技术

第三代测序技术主要指单分子测序（Single molecule sequencing，SMS），不再依赖于 PCR 扩增技术。

1. 测序原理：单分子实时测序（Single molecule real time，SMRT）是一种边合成边测序的技术。

1）将 DNA 模板与发夹接头序列连接形成闭合环状单链 DNA 模板，作为测序单位用以建立 SMRT 模板库。

2）组装好的测序单位会加载到具有零模波导（Zero-mode wave guides，ZMWs）的 SMRT 芯片单元上，并与 ZMW 底部的 DNA 聚合酶结合进行测序。零模波导是一张厚度约 100nm 的金属薄膜，薄膜上覆盖着直径 10~50nm、深约 100nm 的小孔，孔的直径短于激光的波长，激光无法穿过小孔，并且激光在零模波导内呈指数衰减。每个零模

波导是一个单独的测序反应体系（含引物、带荧光标记 dNTP 等），底部嵌了一个含 DNA 模板链的 DNA 聚合酶分子。只有零模波导底部一小块区域（10^{-21} Liter）的参与反应的 dNTP 所带的荧光基团能被激光激发，并可被检测到。

3）测序反应时，聚合酶围绕 SMRT 模板工作，利用带有荧光的 dNTP 延长 DNA 片段。

4）只有参加反应的 dNTP 才能停留在零模波导底部，且在该区域内停留时间为毫秒级，而不发生反应的 dNTP 几乎不能进入检测区。在延长过程中，与模板碱基配对后的 dNTPs 荧光基团会被零模波导底部发射的激光激发而发出荧光。这些荧光信号可被检测到。每接上一个 dNTP 分子后，被标记荧光基团被切除并扩散到溶液中而不影响下一次反应，在聚合酶作用下继续下一个连接反应。

2. 基本步骤：

1）将 DNA 聚合酶和待测 DNA 序列固定在零模波导孔的底部。

2）将 4 种带不同荧光标记的 dNTP 随机地放入零模波导孔的底部。

3）在 DNA 聚合酶作用下，待测 DNA 序列与 dNTP 进行碱基互补配对，再用激光激发 dNTP 所携带的荧光素发出荧光，检测荧光信号，确定碱基。

4）在 DNA 聚合酶反应过程中，DNA 序列会向一侧延伸，并使被连接上的 dNTP 上的荧光标记脱落。在聚合反应进行的同时，测序反应也在进行。随着反应的进行，不断采集到 dNTP 的荧光信号，经过计算分析就能够获得对应的 DNA 碱基序列。

单分子实时测序速度快，测序长度可达 10kb，且无需 PCR 扩增。当然，错误率也较高，需通过多次测序来纠正。因此需要结合第二代测序高通量、高准确率等优点对其反复纠正。

四、第四代测序技术（纳米孔测序）

纳米孔测序是从模板链开始直接检测 DNA 分子的物理性质，不再使用光信号测序，通过检测纳米孔的电流变化来确定碱基序列。实际上，纳米孔测序也是一种单分子实时测序的方法。

1. 测序原理：用带有纳米级小孔的绝缘防渗膜将检测系统分成两个小室。在电压作用下电解液中的离子或其他小分子物质可穿过绝缘防渗膜的纳米小孔，从一个小室进入另一个小室，从而形成稳定的可检测的离子电流。当生物分子（如 DNA 或 RNA）在驱动电压作用下单向通过纳米孔通道时，由于生物分子阻塞了通道导致流经纳米孔通道的离子流量减小，电流亦减小，这种电流变化可以被检测出来。不同的生物分子由于空间构象不同，对电流的影响也不同。通过监测和分析通过纳米孔的电流信号可以检测不同类型的生物分子。

用于测序的纳米孔用特殊材料制成，纳米孔直径极其小（直径为 1~3nm），只能容纳单个核苷酸通过。因 4 种脱氧核苷酸的空间构象不同，它们通过纳米孔时所引起的电流强度变化存在差异。根据电流变化可确定通过纳米孔的脱氧核苷酸种类。

目前用于测序的纳米孔有两类：生物纳米孔（由某种蛋白质分子镶嵌在磷脂膜上组成）和固态纳米孔（包括各种硅基材料、SiNx、碳纳米管、石墨烯、玻璃纳米管等）。

2. 基本步骤：

1）制备待测片段（DNA 或 RNA）单链。

2）将带纳米孔的绝缘防渗膜插入两个独立的电解溶液池之间，向膜两侧电解溶液池内加入少量电解质溶液，并对膜两侧施加电压，检测孔隙中的离子电流。

3）将制备好的 DNA 单链或 RNA 单链溶液放入膜一侧的电解溶液池，接通电源。

4）在电场力作用下，使待测 DNA 或 RNA 链以从头到尾的方式依次通过纳米孔，检测电流变化。

参考文献

［1］Robinson JP，Ostafe R，Iyengar SN，et al．Flow cytometry：the next revolution ［J］．Cells，2023，12（14）：1875－1905．

［2］Barteneva NS，Fasler－Kan E，Vorobjev IA．Imaging flow cytometry：coping with heterogeneity in biological systems ［J］．J Histochem Cytochem，2012，60（10）：723－733．

［3］Elliott AD．Confocal microscopy：principles and modern practices ［J］．Curr Protoc Cytom，2020，92（1）：e68．

［4］Ni M，Zhuo S，So PT，et al．Fluorescent probes for nanoscopy：Four categories and multiple possibilities ［J］．Biophotonics，2017，10（1）：11－23．

［5］Shendure J．Accurate multiplex polony sequencing of an evolved bacterial genome ［J］．Science，2005，309：1728－1732．

［6］van Dijk EL，Auger H，Jaszczyszyn Y，et al．Ten years of next－generation sequencing technology ［J］．Trends Genet，2014，30（9）：418－426．

［7］刘璐，李欣，陶方方，等．活体激光扫描共聚焦显微镜在睑缘蠕形螨检查中的应用 ［J］．中国中医眼科杂志，2023，33（7）：617－620，626．

［8］王莎，魏磊，李锐，等．反射式共聚焦显微镜在激光治疗皮肤病中的应用 ［J］．华南国防医学杂志，2021，35（5）：397－401．

［9］孙学俊，闫喜中，郝赤．激光共聚焦扫描显微镜技术简介及其应用 ［J］．山西农业大学学报（自然科学版），2016，36（1）：1－9，14．

［10］毛亚文，陈江华．DNA 测序技术的发展进程 ［J］．热带植物科学，2018，47（1）：94－100．

第九章 动物行为学实验

第一节 概述

动物行为学是研究动物各种行为的功能、机制、发展和进化的一门学科。动物行为学包含动物行为研究、行为生态学、生物社会学等。动物行为学的研究方法可以分为直接观察法与实验法。

1. 直接观察法：描述动物行为可以基于直接观察，通过精确描述动作、姿势以及其时间顺序来记录发生的行为。通常从两个方面来描述动物的行为：一方面记录所发生的事件，这些事件在时间上非常有限并且通常具有刻板性，因此很容易被识别，如吠叫、啄食、拍打和标记气味等；另一方面描述状态，状态可以是某项活动、特定的姿势或关联度的度量，主要通过其持续时间来表征，比如睡眠、反刍和哺乳。每个行为模式可以量化为4种类型的信息：潜伏期、频率、持续时间和强度。

记录行为有4种方法：一是使用动物聚焦法，即观察某一动物一段时间，并记录动物的行为细节；二是采用普查法，在固定时间间隔内对所有被观察动物进行观察；三是行为聚焦法，即追踪所有动物的某些行为；四是自由法，即没有严格的记录规定，直接观察可以准确量化的动物行为，但无法区分原因和结果。

2. 实验法：动物行为学实验通过建造实验动物模型，改变动物所处的周围环境，形成声、光、电、药物、食物等刺激，直接或间接影响动物行为。在动物行为学研究中，实验者可通过不断改变刺激成分、刺激程度、刺激阈值等条件，找出最适宜的刺激点和刺激条件，以便更好地观察动物行为。用某些特定的动物模型模拟人类认知或情感，主要用于从动物模型上获得与人类相同或相似的认知或情感理论，也可用于验证精神病理学理论。

动物模型可采用多种动物作为观察对象，常用的有鼠、兔、犬、猪、猴等。实验者需根据实验动物特点、实验类型与研究目的选择。啮齿类动物容易获得、饲养简单、操作方便，可以缩短实验准备周期，有效提高实验效率。更为关键的是，鼠类的某些基因与人类基因相似度高达98%以上，可以模拟人的基因表达情况。因此，在众多模型动物中鼠类最常用。

动物行为学实验基于动物整体，全面分析动物生理和心理状态，是化合物毒性研究、药物安全性评价的必要环节，在医学、药学、生物学等领域具有不可替代的地位和作用。

动物行为学实验早期主要研究动物的学习与记忆能力，后来扩展至动物情绪、运动规律、社会行为和疼痛及成瘾等特殊行为。

动物自主活动的影响因素较多，大多时候单一实验不能全面有效地反映受试动物的行为活动，多种实验有利于对动物的反应进行比较，有助于提高结论的准确性。因此常多种实验方法联合应用。

第二节　学习与记忆力实验

动物都有探索天性与求生的本能。在探索与求生的过程中，动物形成了学习与记忆力。因此，可设计多种实验来检测动物的学习与记忆力。

一、Morris 水迷宫实验

当动物处于不利环境中时，它们会努力探寻相对舒适的场所，并可形成一定的记忆。将动物放入水中，它们会努力寻找水中的平台。该实验主要用于测试动物对空间位置感和方向感（空间定位）的学习与记忆力。

（一）实验装置、实验条件和实验动物

1. 实验装置：不透明的圆形水池、平台（可移动）、有颜色的小球、秒表、摄像系统及计算机分析系统。

1）圆形水池直径依实验动物大小而定，大鼠圆形水池直径 150～200cm，小鼠圆形水池直径 90～120cm。水池被等分为 4 个象限。

2）每个区域中央各有一个颜色、大小一样的小球，并以各象限边缘中点作为入水点。

3）平台可置于任意一个象限的中央，平台一般固定于某一象限水面下 1～2cm。

2. 实验条件：水温保持 25℃左右，保持环境安静，确保在动物可视范围的环境标志物不变。

3. 实验动物：大鼠或小鼠。

（二）实验方法

1. 定位巡航（Place navigation）。

1）熟悉环境：实验开始前，在水中加入少量有色染料或牛奶或墨水（以遮掩液面下物体），然后将动物放入温度为 25℃的水池中（不放平台）自由游泳 2 分钟使其熟悉迷宫环境。

2）正式实验：放置平台，使其顶端在液面下 2cm 左右，然后将动物随机从其中一个区域面朝池壁放入水池，让动物在水池内游泳直到找到水平面下的平台，每次训练时间为 60 秒，在动物找到平台后滞留 10～30 秒。如果动物在 60 秒内没有找到平台，那么需要实验者帮助动物找到平台。每次训练间隔 30 秒，每天训练 4 次，记录每次从入水找到平台的时间（潜伏期）。实验期为 4～9 天，每天以 4 次训练的潜伏期平均值作为动物当日的学习成绩。若在实验装置上方安装了连接计算机分析系统的摄像系统，可用其记录实验动物寻找到平台需要的时间、游泳轨迹、游泳速度等信息。

3）结果评判：潜伏期越短，说明动物的学习与记忆力越好。

2. 空间探索（Spatial probe）：定位巡航结束后的第二天撤除原平台，将动物任选一个入水点放入水中（所有动物必须在同一入水点），记录动物在 60 秒内跨越原平台所在位置的次数。跨越次数越多，说明记忆力越好。

3. 可视平台实验：封闭动物所有视觉线索，排除影响运动和感觉功能的因素，使平台露出水面，观察受试动物从某一固定点入水至爬上平台的时间。从入水到爬上平台所需时间越短，说明记忆力越好。

Morris 水迷宫实验不必让动物禁食，对衰老引起的记忆减退尤为灵敏，因此适用于老年动物的测试。

二、放射状迷宫实验

（一）实验装置

放射状迷宫由一个中央平台和多条放射臂构成，其中臂的数目不定，常用的是 8 条臂（又称八臂迷宫）。迷宫臂的长度和宽度可根据实验具体设定，臂长多为 50～70cm，臂宽多为 10cm，在每条臂的末端放置一个食物盆。

（二）实验方法

实验时，在不同臂的特定位置放置不同形状的记忆信号，并在食物盆中放置食物作为奖赏，动物可利用这些信号快速找到食物。为了确保动物完成实验，实验前要对动物禁食，使其体重保持在正常进食时的 80％左右。

1. 动物适应实验环境 1 周后，开始训练。

2. 训练：在每个臂末端食物盆内各放一颗食粒，让动物自由摄食。食粒被吃完或 10 分钟后将动物取出。重复训练 4 天，每天 2 次，间隔 1 小时以上。

3. 正式实验：随机选 4 个臂各放上一颗食粒。各臂门关闭，将动物放在迷宫中央。30 秒后，臂门打开，让动物在迷宫中自由活动并摄取食粒，直到动物吃完所有臂的食粒。如经 10 分钟食粒仍未被吃完，则实验终止。

4. 记录指标：①工作记忆错误（Working memory errors），即在同一次训练中动物再次进入已经吃过食粒的臂；②参考记忆错误（Reference memory errors），即动物进入不曾放过食粒的臂；③入臂总次数；④测试时间，即动物吃完所有食粒所花时间。此外，还可记录动物在放射臂内及中央区的活动情况，包括运动距离和运动时间等。

5. 结果评判：错误次数越少，入臂总次数越少，测试时间越短，说明记忆力越好。

三、T 形迷宫实验

（一）实验装置

T 形迷宫由两条目标臂和一条主干臂构成，两条目标臂在同一直线上，主干臂与目标臂垂直。目标臂的长、宽、高分别为 46cm、10cm、10cm，垂直臂的长为 71cm，宽度和高度均为 10cm。

（二）实验方法

实验前将迷宫内装 6cm 深的不透明液体（多采用牛奶或无毒白色乳胶涂料），温度为 25℃，将平台隐藏于液面下。采用电子摄像设备垂直记录动物的活动情况，通过计算机软件记录动物每次找到平台所花的时间、游泳轨迹等数据。具体操作如下。

1. 实验前准备：可以先将动物放于 Morris 水迷宫做可视平台实验，排除运动及感觉功能障碍对实验的影响。在第 2 天将动物放置于没有放平台的 T 形迷宫的主干臂端30 秒，观察有无偏侧优势。每只动物一天测 6 次，每次间隔 15 分钟。若动物前 5 次均进入同一侧臂，则表明有偏侧优势。

2. T 形迷宫实验分为两个阶段。

1）第 1 阶段：空间学习阶段。将平台随机放于 T 形迷宫中的一臂，如果动物存在偏侧优势，则将平台放于偏侧优势的对侧。实验时将动物置于 T 形迷宫的主干臂 60秒，找到平台后允许动物滞留 15 秒。若动物在 60 秒内没有找到平台，则由实验者帮助动物找到平台，每天训练 8 次，每次间隔 15 分钟。通过电子摄像设备与计算机软件记录实验动物到达平台的时间、进入平台所在臂的次数、游泳速度及游泳轨迹，连续观察3 天。

2）第 2 阶段：反向思维阶段。在成功完成 T 形迷宫空间学习后，将平台置于 T 形迷宫的另一侧臂内，同样观察动物进入平台所在臂的次数、游泳速度及游泳轨迹等信息，用以反映动物学习与记忆力。

3）结果评判：进入平台所在臂的次数越多、到达平台所用时间越短、游泳速度越快或游泳路线越短，说明学习与记忆力越强。

四、Y 形迷宫实验

动物对新奇环境具有探索的天性，新环境的识别必须依靠前一次的记忆。Y 形迷宫实验能够很好地反映受试动物的空间记忆能力。

（一）实验装置

Y 形迷宫由 3 个完全相同的不透明材质构成的臂组成，各臂之间的夹角为 120°，迷宫臂长为 50cm，迷宫通道宽约 15cm，迷宫板壁高约 30cm。每个臂都有一个可移动的门闸。

（二）实验方法

通常可用 Y 形迷宫进行 4 个实验：空间识别实验、自主交替选择实验、奖赏交替选择实验和电刺激实验。

1. 空间识别实验。

1）第一阶段（探索阶段）：封锁一个臂，开放其余两臂，把动物放置在其中一开放臂的一端，让动物对两个开放臂自由探索 3 分钟。

2）第二阶段（测试阶段）：于探索阶段结束 2 小时后进行。打开所有臂门闸，把动物放置在与探索阶段相同的位置上，让动物对 3 个臂自由探索 3 分钟。记录进入每个臂的次数以及在每个臂的滞留时间及总路程。

3）结果评判：若存在记忆损害，则其对未进入过的臂的探索时间和路程会有所缩短。

4）注意事项：

（1）每天对同一只动物重复实验操作 1 次，持续 5~7 天。

（2）每次实验后要尽可能去除上一只动物的气味。

（3）实验开始前，让动物熟悉实验员，避免动物在实验过程中出现应激反应。

2. 自主交替选择实验。

1）将 Y 形迷宫每个臂内贴上不同形状的贴纸作为线索，并开放所有臂。

2）实验时将动物置于 Y 形迷宫的任一臂的末端，任其自由探索 8 分钟。以动物的 4 只爪子都在臂内作为一次探索。动物依次进入 3 个不同臂为一次正确的自主交替反应。

3）记录动物进入臂的顺序和总次数。

4）结果评判：自主交替率（%）=［自主交替次数/（总进臂次数－2）］×100。百分比越高，说明动物工作记忆能力越强。

5）注意事项：

（1）动物无需提前熟悉环境。

（2）该实验为连续性实验，一只动物实验完成后再开展另一只动物的实验。

（3）每天可对同一只动物重复实验操作 10 次，每次实验时间不超过 2 分钟。若 2 分钟内动物没有进入任何臂，则记录实验失败。实验天数不超过 10 天。

（4）每只动物实验完毕需要用 75% 乙醇擦拭迷宫，并使乙醇完全挥发，以免对下一只动物产生干扰。

3. 奖赏交替选择实验。

1）第一阶段。

（1）适应阶段：开放所有臂，将动物放置在起始臂上，迷宫里随机放置一些食物，让动物自由探索迷宫 3 分钟。适应期通常持续 1~2 天，每天任其自由探索迷宫 4 次，2 次之间的间隔至少 10 分钟。

（2）训练阶段：将动物放置在起始臂内，随机关闭一只臂，在开放臂放置食物奖励，诱导动物探索。通过改变闭合的臂来重复该训练，每个臂的训练次数相同，直至动物熟悉任务为止。

2）第二阶段：

（1）随机在任一臂内放置少量食物，关闭其中一个无食物的臂门闸，另一臂为起始臂，强迫动物从起始臂进入放置着食物的臂。

（2）待动物获取食物后，立即将其移回起始臂（总时间应小于 5 秒），限制活动 10 秒。

（3）同时开放其他两臂，让动物随机选择，待其四肢都进入一个臂视为一次选择，结束一次实验。若动物选择已进入过的臂，则无食物奖励，限制活动 10 秒，记录为一次错误选择；若动物选择未进入过的臂，则给予少量食物奖励，记录为一次正确选择。

3）实验数据：

（1）记录动物在起始臂滞留时间。

（2）记录正确选择次数、错误选择次数，计算出每天的平均正确率。

4）结果评判：平均正确率越高，说明动物记忆力越强。

5）注意事项：

（1）实验前动物需要禁食，动物体重降低至实验前 85%～90% 后方可进行实验。

（2）动物需提前熟悉迷宫环境，以减少探索初始阶段在新空间中的焦虑。

4. 电刺激实验。每臂底部铺以不锈钢管，可与刺激电源相通。开放所有臂，各臂末端装有信号灯，信号灯开启指示该臂为安全区，即该臂底部不通电。安全区的方位可随机变换，当某臂为安全区时，另两臂和连接区均带电，可训练动物学会主动逃避反应，逃向安全区。

1）训练阶段：将动物置于 Y 形迷宫，使其适应 5 分钟（不通电）。接通电源，每次电击时间为 5 秒。动物从电击区逃至安全区的反应称为正确反应，否则为错误反应。以连续 10 次电击中正确反应达 9 次或以上定为学会标准。

2）测试阶段：训练 24 小时后重复训练阶段的实验，即进行记忆保持能力的检测。

3）结果评判：

（1）学习能力：动物从受电击后达到学会标准所需的训练次数表示学习能力成绩，训练次数越少，说明学习能力越强。

（2）记忆保持能力：以正确反应次数占总检测次数的百分比表示记忆保持能力（正确反应次数/总检测次数× 100%），此值越高说明动物记忆保持能力越强。

4）注意事项：

（1）实验前对动物进行筛选，剔除对电击耐受性差或对电击不敏感的动物。

（2）随时清理动物粪便，防止短路。

五、Barnes 迷宫实验

Barnes 迷宫实验原理：啮齿类动物有避光喜暗、爱探究的特点，会自发地从光亮位置逃到黑暗位置。经过训练，动物可记住黑暗位置。

（一）实验装置

Barnes 迷宫是用无味的医用有机板或木板制成的圆形平台，可旋转，直径为 120cm；平台距地面至少 100cm（防止实验动物从迷宫逃离）；平台周边有若干等距离分布的圆洞，其中有一圆洞（目标洞）与一暗箱相连，动物可经此洞口进入暗箱（暗箱设置成抽屉式），且从平台表面看不见暗箱。其余洞为空洞，不与任何物体相连。圆洞的数量和洞口直径根据实验动物不同而不同，一般为 20 个（直径 10cm）和 40 个（直径 5cm），分别用于大鼠和小鼠。实验场地能给动物提供视觉参照物，平台上方有一台白炽灯泡提供强光刺激。

（二）实验方法

实验包括学习训练实验和探索实验，整个实验一般在 5～10 天完成，具体操作如下：

1. 将动物放置于平台中央，在平台上方给予强光、噪声以及风吹等刺激，动物通过平台外的空间定位信息，逃往位于平台下的暗箱。实验时间为 3 分钟，每天训练 3 次，连续训练 4 天。每次训练后都用乙醇清洗迷宫，以消除气味，并转动平台。

2. 测试期间，记录动物找到暗箱的时间（潜伏期）及进入空洞的次数（错误次数）用于评价其空间记忆能力，记录其重复进入同一空洞的次数用于评价工作记忆。

3. 结果评判：潜伏期越短，错误次数越少，说明记忆力越强。

六、跳台实验

当啮齿类动物被放在高台上时，会迅速跳下。若台下通电，动物跳下后遭遇电击，动物会跳上高台以躲避电击，从而获得记忆。动物的记忆力下降时，表现为从高台跳下的潜伏期缩短、跳下的次数增加。动物的记忆力增强时则跳下的潜伏期延长、跳下次数明显减少。

（一）实验装置

1. 跳台仪为一个方形小盒，底部有金属杆（可连接电源），盒中有一绝缘的平台（可移动）。

2. 交流电源：输出电压 36V、电流 1mA、频率 50Hz。

3. 计时器：秒表。

（二）实验方法

1. 训练阶段：

1）将动物随机放置在平台上，适应一段时间后接通电源。

2）当动物受到电击时，会跳至绝缘的平台。

3）重复这个过程，直至动物能够在短时间内主动跳至安全区。若动物在训练期间未跳下平台，则视为无效数据。

2. 测试阶段：

1）训练结束后，将动物再次置于平台上，记录动物首次从平台跳下的时间、5 分钟内跳下平台及跳上的次数、首次从跳台仪底部跳至平台所需的时间。

2）24 小时后重复实验，记录其第一次跳下平台的潜伏期和 5 分钟内的跳下次数作为新成绩。

3. 结果评判：通过比较前后 2 次记录评价动物的记忆力。潜伏期越短，说明记忆力越好。

七、避暗实验

动物会记忆某一行动所带来的不良后果，在下次想进行该活动时就会产生犹豫情绪，即产生回避行为。常用的回避实验为避暗实验。啮齿类动物喜暗怕光，通常喜欢呆在黑暗环境中，若在黑暗环境中遭遇有害刺激，动物就会逃离黑暗环境。

（一）实验设备

1. 避暗仪：为一个长方形的箱子，分成两个相等部分，一部分被涂成黑色（暗室），另一部分是透明或亮色的（明室）。在明室和暗室之间有一个小门洞，动物可在不同区域之间移动。明室上方有光源，底部绝缘；暗室底部为金属杆（可连接电源）。

2. 交流电源：输出电压 36V、电流 0～5mA、频率 50Hz。

3. 计时器：秒表。

（二）实验方法

测试方法分单次法、2 次法和多次法。单次法指第 1 天训练，次日测试，记录 5 分钟内动物避暗潜伏期和错误次数。2 次法和多次法指在单次法基础上多测试 1 次或几次，每 2 次之间的间隔时间为 24 小时。现以单次法为例。

1. 训练阶段：

1）将动物放入避暗仪中，让其适应实验环境 3 分钟，记录动物从明室首次进入暗室所需时间（即为潜伏期）。

2）接通电源，记录动物从暗室逃往明室的时间。

2. 测试阶段：

1）将动物放置在明室中，允许动物在明室中自由活动，接通电源。

2）记录 5 分钟内动物进入暗室的次数（错误次数）和潜伏期。

3）24 小时重复一次。

3. 结果评判：比较前后 2 次记录评价动物的记忆力。潜伏期越长，表明动物学习与记忆力越好。

4. 注意事项：

1）将训练阶段的潜伏期大于 180 秒的动物弃去不用。

2）正式测试开始时将动物背对洞口放入明室。

八、新物体识别实验

新物体识别实验（Novel object recognition）考察简单的视觉记忆，它根据动物对熟悉物体和新物体的探索时间的长短来评价动物的记忆能力。若动物没有遗忘环境中的熟悉物体，便会用更多的时间探索新物体。若遗忘了熟悉物体，则动物对环境中的新物体和熟悉物体的探索时间基本相同。

（一）实验装置

1. 实验盒：长、宽、高分别为 70cm、60cm、60cm。

2. 照明工具：盒子上方约 50cm 处放置一灯泡。

3. 供识别的物体：形状分别为立方体、椎体和圆柱。

（二）实验方法

1. 适应期：实验盒内不放置任何物体，将动物置于盒子中 2 分钟以使其适应新环境。

2. 熟悉期：首先将两个相同形状的物体（A、B）分别放于盒内两个相对的角落里，为了避免动物对位置的偏好性，随机交换 A、B 物体的位置。从离 A、B 等距的位置将动物面朝盒壁放入，任其自由探索 5 分钟，记录探索物体 A、B 的时间。将鼻子靠近物体的距离小于 2cm 或者直接用鼻子触到物体视为探索 1 次。

3. 测试期：将熟悉期中的一个物体换成另一种形状的物体，再将动物从等距的位置放入盒子中，任其自由探索 5 分钟，分别记录其探视新物体和熟悉物体的次数。

4. 结果评判：检测参数为对新旧物体的探索次数、时间和距离。若动物记忆力差，则对新旧物体的探索无差异；若动物记忆力正常，则对新物体的探索时间较熟悉物体长。

5. 注意事项：第 2 轮实验时为避免气味及偏侧优势影响，每次实验结束后用乙醇擦洗物体并将物体随机放置于盒子的不同角落。

第三节　自主活动能力实验

一、旷场实验

旷场实验（Open field test）是用于评价实验动物在陌生环境中的自主行为、探究行为与紧张度的方法。常用实验动物为大鼠和小鼠。

（一）实验装置

1. 旷场反应箱：高 30~40cm，底边长 100cm，内壁黑色，底面平均分为 100 个 10cm×10cm 的小方格，各方格之间无障碍物。

2. 数据自动采集及处理系统：

1）摄像头，悬挂于旷场反应箱正上方 2m 高处，其视野可覆盖整个旷场反应箱内部。

2）数据处理系统：微型计算机及相应的处理软件。

（二）实验方法

1. 在安静的环境下，将单只动物放入箱内底面中心，任动物自由活动 10 分钟，同时进行摄像和计时。记录动物在中央区域和周边区域的活动轨迹、距离和时间。

2. 在每只动物自由活动结束后，喷洒乙醇清洗箱内壁及底面，更换动物，进行下一只动物的实验。

3. 常用的观察指标有单位时间内动物在中央格停留时间、某一肢体越过的格子数、后肢站立次数、修饰次数、尿便次数、运动速度、运动总距离、休息时间、沿边运动距离、中央运动距离等。

4. 结果评判：

1）自主活动减少（单位时间内运动总距离减少）：符合抑郁状态的表现。

2）动物焦虑时进入中央格总次数和总时间均会有所降低；经镇静药处理后，动物的自主活动也会减少。

二、高架十字迷宫试验

　　啮齿类动物避光喜暗，但又具有好奇心和探究性。在面对新奇刺激时，动物同时产生探究的冲动与恐惧，这就造成了探究与回避的冲突行为，从而产生焦虑心理。

　　（一）实验装置

　　1. 高架十字迷宫：由一个中央平台（10cm×10cm）和四个由中央平台辐射出去的臂组成，这四个臂互相成 90 度夹角，两个相对的开放臂、两个相对的臂封闭。臂长 45cm，臂宽 10cm，开放臂只有底板，封闭臂除中央平台面开放外，其余三面有墙，封闭臂上部未封顶（高 20cm）。实验装置固定于可升降底座支架上，实验时将十字迷宫调至距实验室地面 50cm 以上。

　　2. 电子摄像设备：悬挂于支架上方，可垂直记录动物活动情况。

　　3. 照明设备：上方应有良好的照明灯管。

　　（二）实验方法

　　1. 实验开始前使动物适应实验环境。

　　2. 将动物置于迷宫中央，头朝向封闭臂区，任其在高架十字迷宫里自由探索。通过电子摄像设备记录动物活动情况，每只动物测试 5 分钟。

　　3. 一只动物结束后用乙醇擦拭迷宫，清除粪便，用干布擦净后再进行下一只动物的测试，以减少动物之间的相互干扰。

　　4. 测试指标：进入开放臂次数、进入开放臂时间、进入封闭臂次数、进入封闭臂时间、向下探究次数、封闭臂后腿直立次数。只有当动物的四足完全进入某一臂时，才记录为一次有效进入。

　　5. 结果评判：焦虑程度高的动物比焦虑程度低的动物更倾向于在封闭臂内逗留更长的时间。

　　6. 注意事项：

　　1）需留意实验动物意外状况的发生，如动物突然从高台掉落。

　　2）实验环境需保持安静、光线适当，温度为 25℃，周围布以 2m 高的黑色单调背景。

第四节　协调能力实验

一、U 形杠实验（应用广泛的身体平衡和运动协调性实验）

　　（一）实验装置

　　水平 U 形平台设置于距地面 30cm，两个水平臂长 30cm、直径 18mm，连接臂长度为 30cm，但直径只有 2mm。

　　（二）实验方法

　　1. 第一部分：先将动物置于 U 形平台一侧水平臂 10 分钟，记录自主活动时间、静止不动的时间、在水平臂上旋转180°的次数、至少有一条腿滑下水平臂或连接臂的次数、从U形平台掉下的次数、完全穿过（穿过连接臂到达另一侧水平臂）次数、半穿（尝试穿过连接臂，但中途折返）次数、在平台上大小便的次数。

2. 第二部分：将动物置于连接臂中央，观察动物掉下的时间或者通过连接臂安全到达水平臂的时间。

3. 结果评判：协调能力差的个体表现为运动时间减少、穿过连接臂的次数减少、静止时间延长和容易从装置跌下。

二、平衡棒实验

用于评价实验动物后肢的协调能力。

（一）实验装置

两个水平方向的平行棒（直径1cm、长115cm、间距2.5cm），末端与平台（15cm×50cm）相连接

（二）实验方法

1. 将动物置于平行棒上，记录动物双后肢位于平行棒上的时间，以及后肢掉下或者摔倒、摇摆等情况。一侧后肢掉下或者摔倒、摇摆等情况，均记为错误。记录每分钟动物的错误次数。

2. 结果评判：每分钟错误次数越多，说明动物协调能力越差。

三、爬杆实验

啮齿类动物有攀爬习性。攀爬不仅需要四肢有足够的力量，而且需要四肢有良好的协调能力。将动物放在一根竖立的杆上，观察其在竖杆上的攀爬情况，可评估其运动协调能力。

（一）实验装置

1. 带底座的杆：直径5cm、高60cm，杆顶部固定有一个直径6cm的球，杆表面粗糙（便于攀爬），杆和底座连接牢固。

2. 计时器：秒表。

（二）实验方法

1. 将动物头部向上放置在杆顶部的球上，任其自然向下爬行，沿着杆不间断地降至地面，以便返回饲养笼。

2. 记录动物自动转向的潜伏期（动物头朝下方从木球爬至木棒上所用的时间）和下降到杆底部所需的总时间。记录爬行状态。爬行状态分级标准：0级，一步步向下爬；1级，向下滑行；2级，不能抓住棒；3级，翻正反射（动物从异常体位恢复到正常体位的反射）消失。

3. 每只动物检测5次，间隔时间为1分钟，求5次的平均值。

4. 结果评判：所用时间越短，说明其协调能力越好；爬行状态分级越低，说明协调能力越好。

四、滚轴实验

滚轴实验也叫转棒实验。将动物放置于一根有一定悬空高度且以一定速度旋转的水平旋转杆上，动物为了不掉下，会根据转动速度做出四肢协调运动。

（一）实验装置

滚轴仪由旋转杆、驱动电机和齿轮传动系统组成。

1. 旋转杆长度和直径：根据动物种类选择。小鼠的旋转杆直径为 3cm，长度为 6cm；大鼠的旋转杆直径为 7~8cm，长度为 10cm。

2. 材质：可由有机玻璃或其他硬质塑料制成，旋转杆表面带有与纵轴平行的一系列水平凹槽，使动物能够有效地抓住它。

3. 转速范围：1~100 转/分钟，可顺时针旋转，也可逆时针旋转。

4. 悬空高度：50cm 以上。

5. 输入电压：110~220V。

（二）实验方法

1. 将设备设置为在 300 秒内从 4rpm 增至 40rpm 的加速模式，仪器显示 4rpm 恒速的"加速等待"。

2. 将动物放在旋转杆上，杆最初以 4rpm 恒定速度旋转。

3. 动物"准备好"（检查动物能够以 4rpm 的速度向前走几秒钟）后，按下启动按钮，杆将在 300 秒内从 4 rpm 加速到 40 rpm。

4. 记录动物从放上旋转杆到掉落下的时间、掉落时旋转杆转速及运动距离。

5. 结果评判：掉落时间越短，说明协调能力越差。

五、网屏实验

（一）实验装置

网屏 50cm×45cm，网眼 1cm×1cm，网板的左右和上方都有 5cm 高的木条框边，网屏距地面高 50cm，网屏下方铺以 12cm 厚海绵。

（二）实验方法

1. 先将网屏水平放置。

2. 将动物放在网屏上，随后缓缓将网屏一端抬高，在 2 秒内将网屏变成垂直位状态并保持 120 秒。

3. 观察动物是否会从网屏掉下以及掉落的时间。

4. 评分标准：0 分，前爪握住网屏，5 秒内不会滑落；1 分，短时间握住网屏，滑落一段距离，但未滑出网屏；2 分，在 5 秒内滑下网屏；3 分，网屏转动时，动物即刻掉落。

5. 结果评判：评分越低，说明动物的协调能力越好；从网屏上掉落的时间越长，说明抓力越大。

六、洞板实验

（一）实验装置

实验装置为一个正方形的盒子，底部上有若干个孔洞，通常为 25 个或 36 个。每个孔洞的位置、直径和深度都是一样的，孔直径 2cm。无盒盖，上方有一定强度的光线照射，以提供一定的光照条件。

（二）实验方法

1. 实验时将动物置于盒底中央，观察 5 分钟。
2. 记录动物四肢落入小孔次数和在小孔内停留时间。
3. 结果评判：四肢落入小孔次数越多、停留时间越长，表明动物协调能力越差。

七、衣架实验

（一）实验装置

实验装置为水平部长 35cm、直径 3mm 的三角衣架，距离地面 40cm。

（二）实验方法

1. 使动物前爪抓住衣架水平部中央，观察 30 秒。
2. 评分标准：动物在 10 秒内从衣架上掉落记 0 分，前爪挂在衣架上记 1 分，尝试爬上衣架记 2 分，前爪和至少 1 只后爪挂在衣架上记 3 分，四肢及尾巴绕在衣架上记 4 分，试图逃到水平部的末端记 5 分。同时记录动物掉下或爬到水平部末端的潜伏期。
3. 结果评判：评分越高，说明动物的协调能力越好，肌力越大。

八、倾斜板实验

（一）实验装置

实验装置由一个直径为 8.5cm、重 16g 的圆形平台构成，表面覆盖橡胶塑料以利于动物攀附。圆形平台中央固定在 1m 高的垂直轴上，平台可以向任意方向倾斜 30°。

（二）实验方法

1. 圆形平台保持水平位，将动物置于圆形平台中央。当动物开始活动时平台即会倾斜。
2. 观察并记录动物在圆形平台的保持时间，最长不超过 2 分钟。
3. 结果评判：在平台上的时间越长，说明动物协调能力越好，肌力越大。

九、握力实验

（一）实验装置

握力计：由测力计和一个金属网构成。

（二）实验方法

1. 测动物前肢抓力：将金属网与测力计相连，水平放置握力计，把动物置于金属网上，动物头朝向握力计，使动物前肢抓住金属网，拉住动物尾巴，使其远离握力计，直到动物前肢与金属网分开，记录握力计显示的数值。

2. 测后肢抓力：让动物后肢抓住金属网，提起动物颈背皮肤和尾巴，向远离握力计的方向拉，直到动物后肢与金属网分离，记录握力计显示的数值。

3. 结果评判：握力计显示的数字越大，说明握力越大。

第五节　耐力及运动能力实验

一、跑台运动

耐力训练会使动物在生理机体上出现适应性变化。

（一）实验装置

跑台包括机架、行走皮带、电机、有机玻璃罩，以及光控发声、发光、电刺激装置等。电压220V单相，频率50Hz。跑台大小因动物而异。大小鼠的跑台：跑道长50cm，宽10cm；兔的跑台：跑道长120cm，宽30cm。跑台速度无级可调，范围在0～80m/min。

（二）实验方法（以大鼠为例）

1. 适应性训练：训练3天，每天3次，每次30分钟，每两次间隔10分钟，跑台初始速度设定为10m/min，加速度时间设置为4秒，逐步加速至20m/min。

2. 预先设定跑台速度、倾斜角度或给予特定刺激（如电击或噪声）。

3. 将大鼠放置在跑台上，启动跑台。

4. 实时监测大鼠的速度、距离、时间等参数，并记录实验过程中的观察结果。力竭标准：大鼠平卧于跑台上，电击后也不重新跑动，记录力竭时间。

5. 结束实验后，将大鼠从跑台上移除并放回动物笼中。

6. 结果评判：力竭时间越长，说明大鼠耐力越好。

7. 注意事项：

1）运动过程中，密切观察大鼠的运动表现和运动能力的变化，避免运动性过度疲劳的发生。

2）在大鼠运动训练过程中注意观察大鼠表情和逃避反应。

（1）大鼠表情：大鼠运动前神态安静，时而表现为活泼好动，反应较快，眼睛有神，对食物反应敏感；当大鼠运动能力下降时，表现为表情冷淡，反应迟钝。

（2）逃避反应：大鼠运动前对捕捉反应较敏感，捕捉大鼠时，表现出逃避反应，当大鼠明显疲劳或力竭时，这种逃避反应能力下降。

二、游泳实验

（一）实验装置

自制或购买动物游泳箱：长100cm，宽60cm，高60cm，水深35cm。

（二）实验方法（以小鼠为例）

1. 负重游泳：将小鼠置于游泳箱内，水深 35cm，水温（25±1）℃，小鼠尾部负以 10％体重的铅丝，观察小鼠游泳至力竭，记录从进入水池至力竭的时间。力竭判断标准：小鼠沉入水中 10 秒不能自主浮上水面且放在平面无法完成翻正反射。

2. 非负重游泳：将小鼠置于游泳箱内，让其自由游泳。若小鼠能够在 1 分钟内持续游泳，记 3.0 分；30 秒以上持续游泳，仅偶尔漂浮，记 2.5 分；30 秒以上漂浮，记 2.0 分；仅偶尔游泳，记 1.5 分；持续漂浮，记 1.0 分。取 5 次实验结果平均值为小鼠最终得分。

3. 结果评判：

1）从入水至力竭的时间越长，说明小鼠耐力越好。

2）评分越高，说明小鼠耐力越好。

三、悬挂实验

（一）实验装置

1. 高双脚支架：两脚相距 50cm 以上，高 100cm。

2. 电线一根：长 100cm。

3. 计时器：秒表。

（二）实验方法（以小鼠为例）

1. 将电线连接支架双脚，使电线呈水平位，距地面 50cm 以上。

2. 在电线下方放一盆水（以防止小鼠跌落摔伤）。

3. 将小鼠双前肢悬挂在水平电线上，观察 5 分钟。若 2 只后肢均能抓住电线，记 3 分；双前肢及 1 只后肢抓住电线，记 2 分；仅有双前肢抓住电线，记 1 分；5 秒内跌落记为 0 分。记录放上电线至力竭摔落时间。

4. 结果评判：

1）评分越高，说明小鼠耐力越好。

2）悬挂时间越长，说明小鼠耐力越好。

第六节　动物情志活动能力实验及抑郁模型

常见的抑郁模型动物有啮齿类动物、非人灵长类动物、斑马鱼和果蝇等，其中非人灵长类动物的大脑更像人类，适合用作临床前的抑郁症研究，但成本高。因此最常用啮齿类动物。

一、糖水偏好试验

快感缺失是抑郁症的临床表现之一。动物天然偏好甜味食品，当动物对甜味偏爱程度下降时，通常认为动物出现了抑郁。

（一）实验装置

无需特殊装置，只需动物饮水瓶即可。

（二）实验方法

1. 适应性训练：将两瓶溶液放在动物笼上，一瓶为 1‰蔗糖溶液，另一瓶为纯净水，保持时间为 24 小时。随后几天将蔗糖溶液和纯净水互换位置。

2. 正式测试：

1）断食断水 24 小时。

2）准备与适应性训练中完全一致的两个瓶，其中一瓶为 1‰蔗糖溶液，另一瓶为纯净水，让动物自由饮用。

3）中途将蔗糖溶液和纯净水互换位置。

4）24 小时后测定两个瓶内液体的消耗量。糖水偏爱率＝蔗糖溶液消耗量/总液体消耗量×100‰。

3. 结果评判：糖水偏爱率越低，说明动物越接近抑郁。

二、新奇抑制摄食实验

动物有探索新事物的好奇心，而抑郁动物的好奇心降低，食欲亦降低。

（一）实验装置

无需特殊的实验装置，准备两种不同的动物饲料。

（二）实验方法

1. 适应性喂养 7 天。

2. 新环境设置：设置一个新环境（如更大的笼子或箱子），尽量让场地与动物的原饲养环境有显著差异。场地中央放置一个含有新食物（动物以前未接触过的食物）的容器。

3. 对动物禁食 24 小时，但不禁水。

4. 将动物放入新环境中，记录动物从进入新环境到开始进食新食物所需的时间（潜伏期）和动物在实验期间内的摄食量。实验时间 10 分钟。计算摄食量与体重的比值。

5. 结果评判：潜伏期越短、摄食量与体重的比值越高，表示动物的焦虑和抑郁程度越低。

三、悬吊实验

在可逃避的不正常体位状态下，动物会表现出不动的绝望状态。常用悬吊实验来模拟人类的抑郁状态。

（一）实验装置

一个高于 50cm 的悬架，细线或橡皮筋。

（二）实验方法

1. 在安静、避光的环境下，在动物尾根部侧 1/3 处用细线或胶带缠绕尾巴。

2. 将动物固定于悬架上，头向下。

3. 观察 5 分钟内动物从挣扎到不动的时间及挣扎次数。

4. 注意事项：悬尾引起的疼痛会导致动物空间记忆和学习能力下降，在实验中应避免动物悬尾时间过长。

5. 结果评判：挣扎次数越少、时间越短，说明越接近抑郁状态。

四、强迫游泳实验

动物在有限空间里游泳时，开始时呈现奋力游泳、企图逃脱的状态，由于无法逃脱而产生绝望，很快就变成漂浮不动的状态，仅将口鼻露出水面呼吸，四肢偶尔滑动以保持身体不下沉，其本质是动物放弃了逃脱的希望。此实验常被用于评价抑郁症动物模型。

（一）实验装置

无需特殊装置，只需盛水容器，水深超过 2 倍动物身体全长，且内壁光滑，让动物不易逃脱（如直径为 50cm、高为 60cm 的塑料桶）。

（二）实验方法

1. 向容器内加水至容器二分之一高度。

2. 适应阶段：室温下，将动物放入水中使其自由游动，时间为 15 分钟（完成一只动物的实验后更换游泳桶中的水，以减少实验误差）。

3. 正式实验：容器、水位、温度和适应阶段保持一致，实验总时间 5 分钟，让动物自由游动，不加干预，观察并记录动物从进入水中到漂浮不动的时间，计算 5 分钟内动物的相对不动时间。

4. 将动物捞出并使用毛巾擦干，吹风机彻底吹干后把动物放回笼中。

5. 结果评判：从进入水中到漂浮不动的时间越短，说明越接近抑郁状态。

五、爬梯实验

爬梯是指动物在爬梯实验过程中四肢均爬上一级台阶的情况。爬梯实验是观察动物焦虑状态的一种检测手段，在爬梯实验中，动物站立是指出于警惕性前爪腾空或（1 只前爪或 2 只前爪）扒靠在爬梯内壁向上或向前嗅探，从而判断是否有危险的行为。通过动物爬梯的次数可以判断其运动活力。

（一）实验装置

实验阶梯：根据动物种类而异。例如，小鼠阶梯可为 5 级梯，每级高 2.5cm、宽 10cm，整个阶梯可置于一个箱子内。大鼠的阶梯可在在小鼠实验装置的基础上增加一倍。

（二）实验方法（以小鼠为例）

1. 选用雄性小鼠，体重为 18～22g。

2. 将小鼠置于箱的底部，使其背朝楼梯，记录 3 分钟内小鼠的站立次数和爬梯级数（以四肢都爬上楼梯为准）。实验需在安静、光线恒定的环境下进行。

3. 结果评判：站立次数越多、爬梯级数越少，说明焦虑程度越重。

4. 注意事项：

1) 每只小鼠实验结束后需清洁实验箱，以排除嗅觉暗示对下一只小鼠的干扰。

2) 将小鼠的爬梯行为作为评价动物探究行为或活动性的指标，而直立则作为小鼠焦虑状态的参数。

六、洒水实验

动物的自我修饰活动（如洗脸、洗鼻、洗头的动作以及整理身体毛发的动作等）被认为是动物体验到愉快感的一种表现。动物出现抑郁表现时，这些行为发生的频率降低。

（一）实验装置

无需特殊装置，只需在一个可挤压的瓶塞带孔的塑料瓶内装少量 10％蔗糖溶液。

（二）实验方法

1. 向动物头部、背部喷洒 10％蔗糖溶液。

2. 观察并记录动物在 5 分钟内进行自我修饰活动的总时间。

3. 结果评判：自我修饰时间越短，说明抑郁程度越重。

七、产后抑郁实验

（一）母鼠对幼崽的关爱行为实验

该实验用于评价母鼠对幼崽的关爱行为和自身的情志活动能力。

1. 实验装置：无需特殊装置。

2. 于分娩后的第 4 天，将幼崽分散于鼠笼四角，将母鼠置于鼠笼中央。

3. 在鼠笼上方悬挂摄像机，并开启摄像功能。

4. 观察每只母鼠 30 分钟内的行为：①关爱幼崽的行为（嗅崽潜伏期、嗅崽频率、集窝时间、舔崽时间）；②自身的积极行为（母鼠站立、大步走动、攀越、顶撞鼠笼等探索性行为的总时间）；③自身的消极行为（站立不动，将头部埋于身体下部，频繁无方向、无目的地翻动垫料或者蹲位头、尾、爪不停骚动的总时间）。

5. 结果评判：一般认为，发生抑郁的母鼠对幼崽的关爱行为减少，自身积极行为时间减少，而自身消极行为时间增加。

（二）筑巢实验

筑巢对动物生存和繁衍有重要意义。

1. 实验装置：动物笼和脱脂棉团。

2. 实验方法：

1) 单笼饲养动物，但不提供垫料。

2) 向每个笼内投入脱脂棉团。

3) 观察 24 小时，对筑巢进程分级。

4) 分级标准：0 级，动物未尝试进行筑巢，脱脂棉团完好；1 级，动物开始尝试筑巢，脱脂棉团被撕扯下少部分；2级，脱脂棉团被撕扯下的部分超过一半，但未能筑成巢穴模样；3级，动物筑成稳定的非封闭巢穴；4级，动物筑成稳定的封闭圆顶巢穴。

5）结果评判：评级越高，说明筑巢越成功，动物的认知能力受损越小。

八、三箱社交实验

正常动物具有较强的探索新事物的好奇心。精神受损的动物的好奇心降低。精神疾病常常导致社交行为和社交认知缺陷。

（一）实验装置

1. 社交实验箱：一个不透明材料围成的矩形盒子，内有两个透明隔板（每个隔板有一滑动门），将盒子三等分。滑动门开启时，允许动物在各室之间自由移动。在左右两室中央各放一个规格一致的圆柱形金属束缚笼（大小要足够容纳一只动物）。实验箱规格可根据动物大小而定。

2. 摄像系统：在社交实验箱正上方安装一摄像系统

（二）实验方法

1. 训练阶段：

1）将测试主体动物放入实验箱中，所有的隔板门都打开，允许其探索设备5～10分钟。在此期间，侧室内放有空笼子，以使测试主体动物熟悉它们。

2）待动物探索完整个设备后，将其放回中央室，关闭侧室的门。再允许它探索中央室10分钟。

2. 社交性评估：

1）预训练后，将测试主体动物引入中央室，允许其适应设备。

2）将一陌生动物A随机放入一个侧室，并保持该侧室门关闭，另一侧室内保持笼空。

3）装有陌生动物A的笼和未装动物的笼随机放于两侧室。

4）打开侧室的门，允许中央室内动物（测试主体动物）探索设备。

5）开启摄像设备，收集测试主体动物在每个室内花费的时间、进入各室的次数以及嗅闻每个笼子的时间的数据。探索10分钟后结束实验。

3. 社交新颖性偏好评估：

1）社交性评估测试结束后，将测试主体动物放回中央室，关闭侧室门。

2）在之前的空笼子内放入第二个陌生动物B。

3）放入陌生动物B后，打开两个侧室门，让测试主体动物自由活动。

4）收集测试主体动物在每个室内花费的时间、进入各室的次数以及嗅闻每个笼子的时间的数据。10分钟后结束实验。

4. 结果评判：

1）若测试主体动物有明显的社交倾向，则与有动物的笼子的交互时间会比空笼子的交互时间长。

2）若测试主体动物有强烈的好奇心，在新旧动物之间，与新动物的交互时间更长。

参考文献

［1］蔡思琪，李沅衡，黎嘉，等．鼠类行为学实验方法研究进展［J］．医学综述，2018，24（5）：916－920．

［2］肖程予，张会永，杨关林．动物行为学在医学实验研究中应用［J］．辽宁中医药大学学报，2017，19（3）：50－54．

［3］孙秀萍，王琼，石哲，等．动物行为实验方法学研究的回顾与展望［J］．中国比较医学杂志，2018，28（3）：1－7．

［4］尉强，杨楠，刘雁勇．常见啮齿类动物行为学实验在抑郁症研究中的应用［J］．西藏科技，2020（6）：10－13．

［5］刘小涛，周从嘉．广泛观察与动物行为学方法论［J］．中国社会科学评价，2021（4）：53－61，156．

［6］Guest PC. Pre－clinical models techniques and protocols：techniques and protocols［M］．New York：Humana Press，2019．

［7］Othman MZ, Hassan Z, Chehas AT. Morris water maze：a versatile and pertinent tool for assessing spatial learning and memory［J］．Experimental Animals，2022，71（3）：264－280．

第十章 形态计量技术

第一节 体视学

一、概述

形态计量学是指应用图像测试技术,对生物组织宏观或微观形态的图像进行测量,并进行数学处理或推理,实现定量分析的一门学科。

定量反映二维图像特征的理论和方法称为平面测量学(Planimetry),依据概率论,由二维结构信息获得三维空间结构定量信息的科学称为体视学(Stereology)。本节主要介绍体视学的一些基本知识。

(一)常用术语

1. 结构(Structure):由许多相互依赖的部分所组成的物体,都可称为结构。一个结构至少有两个组分,体视学的目的即弄清楚结构中各组分之间的相互关联程度、相对大小等。

2. 组分(Component):在结构中能被截然分开而且能被辨认的部分。

3. 相(Phase):所有在本质上相同的组分的集合,如一个细胞的所有线粒体构成了该细胞的线粒体相。

4. 粒子(Particle):假如组分是由许多离散的并且能够作为单元独立存在的要素所组成,则将这些要素称为粒子,粒子可以表现为各种形状。

5. 凸面体(Convex solid):连接某物体内任何两点的线段全部落于该物体内时,称该物体为凸面体。

6. 包容空间(Containing space):包含被研究的组分的空间。被研究的组分常与其他不被研究的组分并存。

7. 截面(Profile):任何结构的切面上的图像。

(二)常用参数

参数是定量描述特征物的指标,常用的参数有两类,即绝对参数与相对参数。

1. 绝对参数:与参照系大小无关的参数。绝对参数有单位,一般比相对参数更有比较价值,更具说服力。

1)体积(Volume,V):某结构所占空间的大小,如器官、结构、细胞、细胞器的体积。

2)表面积(Surface area,S):某结构表面积的大小,如肠绒毛、微绒毛、肺泡、线粒体内膜、滤过屏障、内质网等的表面积。

3）长度（Length，L）：从起点到终点的距离，如神经纤维、毛细血管等的长度。

4）数目（Number，N）：独立的某结构的数目，如肾小体、肺泡、细胞、线粒体等的数目。

2. 相对参数：与参照系大小有关的参数。相对参数是指单位体积或单位面积内的量，即所占比例。

1）密度（Density）：单位体积、单位面积或单位长度内的某结构的量。

2）体积密度（Volume density，Vv）：单位包容空间内某相的体积。

3）表面积密度（Surface density，Sv）：单位包容空间内某相的表面积。

4）长度密度（Length density，Lv）：单位包容空间内某相的长度。

5）数密度（Numerical density，Nv）：单位包容空间内某相的数目。

在选择参数时，首先应考虑特征物的体积是否发生变化，只有当体积无变化时，参数的比较才有意义。相对参数一般不能直接应用，若只采用相对参数，可能得出错误的结论。直接应用相对参数或比较相对参数的大小的前提条件是所研究结构总体积无变化，否则结论不可信。只有参照系大小相同时，相对参数才与绝对参数有同样的比较价值。

（三）常用符号

体视学测量值往往以两个彼此相关联的测量值的比率来表达，其中一个测量值与组分有关，另一个测量值与包容空间有关，后者也称为"参照系"。为简便起见，体视学参数分析常用符号来表示：

1. 与交叉点相关的符号：①测试点数，P；②单位测试线段上的交点数，Pl；③单位测试面积上的点数，Pa；④单位测试体积上的点数，Pv。

2. 与长短相关的符号：①测试线长，L；②单位测试线长上的截距，Ll；③单位测试面积上线的单元长，La；④单位测试体积上线的单元长，Lv。

3. 与面积相关的符号：①测试面积，A；②表面积，S；③单位测试面积上被测物的面积，Aa；④单位测试体积内被测物的表面积，Sv。

4. 与体积相关的符号：①体积，V；②单位测试体积内被测物的体积，Vv。

二、基本方法

（一）设计

1. 确定特征物：特征物就是形态学研究中的观察目标，由研究目的决定。它必须具有一定的形状和边界，可用肉眼或显微镜分辨，如气管、组织、细胞、线粒体等。离散分布的可计数的特征物称为粒子，离散分布的可计数的平面特征物称为轮廓面。

2. 选择参数：参数由研究目的确定，即希望得到什么样的结果，想要说明什么问题。选择合适的参数，既能反映特征物的形态学特征，又能说明结构与功能的关系。

（二）抽样

形态学研究的目的是阐明一定实验条件下某种生物、器官、特征物的形态特征，但实际上不可能对所有个体或所有细胞进行研究，只能研究数目有限的个体或局部组织的细胞。为了使从局部获得的研究结果能准确反映所要研究的总体特征，必须适当抽样。

抽样的基本原则是随机原则或同等可比性原则，即总体积内的各个元素、各个对象、各个部分，均有相同且独立的机会被抽出来组成样本。抽样不仅要保证随机性，还应具备有效性，且抽样程序应尽量简单或抽样数量应尽量少。所研究对象的全体称为总体，构成总体的所有元素的数目称为总体含量，从总体中实际抽取出来用于研究的若干元素构成样本，样本内元素的数目称为样本含量。

体视学中的随机抽样方法主要有单纯抽样、等距抽样、加权抽样、分层抽样、阶段抽样和各向同性抽样等，这里重点介绍单纯抽样和等距抽样。

1. 单纯抽样：单纯根据随机原则进行的抽样。

1）随机数抽样：形态学研究常在组织块或切片上进行。首先要对组织块或切片进行连续编号。然后从随机数字表中（或用计算机生成随机数字）选择若干个不重复的且在组织块或切片编号范围内的随机数字。

2）摇奖或抽签抽样：用摇奖或抽签方式选择随机数字。

3）盲眼抽样：闭眼从容器内随机抽取所需数目的组织块。

4）坐标抽样：把网状方格作为坐标系，事先任意确定 X 轴、Y 轴，并标上刻度，这样 X 轴和 Y 轴方向的直线的交点 $(x，y)$ 有两个数字。将组织块任意置于坐标系上，将叠加的网状方格当作坐标，随意选择坐标位置数字，抽取组织块。

2. 等距抽样：在形态学研究中最为常用。按事先确定的顺序（从大到小或从小到大）和间距（N，如 20），开始随机抽样。在抽样前，应首先在间距数字内按单纯抽样的方法确定一个随机数字作为等距数字（x，如 5），由此，所要抽选的数字为 $x+N$（如 5、25、45、65……）。

1）数字的等距抽样：首先要对总体观察目标连续切块或切片，将这些连续的组织块或切片进行连续编号，然后按等距数字抽取代表组织块或切片的编号。

2）视野的等距抽样：①光镜切片，在事先确定切片的某一部位选择第一个视野，然后按事先确定的顺序或方向，以等距数字的间距，依次选择视野。②电镜切片，在铜网方格上事先确定的部位选择视野。

（三）测试

1. 测试工具——测格：测格是定量测试图像的基本工具。测格有三要素，即测点、测线、测面。它们之间存在关联。测格有多种，如网状方测格、短线测格、曲线测格、摆线测格、点测格、平行线测格等。其中以网状方测格应用最多。应用时，将测格叠加或叠映于图像上，然后记录其与图像之间的关系。

网状方测格（图 10-1）为一个大正方形，被纵横交错线分为很多面积相同的小正方形，纵横线的交叉点为测点。测点总数与测线总长度和测面总面积有关联。设小方格边长为 d，测点总数为 P，测线总长度 $L=2d×P$，测面总面积 $A=d^2×P$。由此可见，一个测点与两根测线（$2d$）和小方格的面积（d^2）关联。

关联方格的重要意义：当仅有部分测格覆盖图像时，只计数位于图像内的测点数 P，即可估计位于图像内的待测线长 L，以及位于图像内的待测面面积 A。

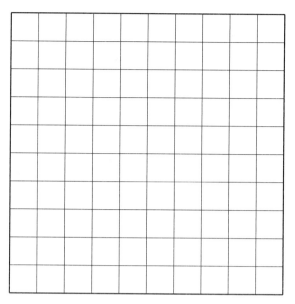

图 10-1　网状方测格

注：该测格为 10×10 正方形测格。纵线与横线的交叉点即为测点。

2. 测格主要有下列三种形式。

1) 纸或透明胶片测格：将测格图案画在或印在白纸或透明胶片上，适用于观察和测量边界比较明显的结构。

2) 目镜测格：将测格图案刻印在一块小透明玻璃上，或设置于一小块透明胶片上，并置于目镜内，使测格图像清晰叠映在显微镜内观察的组织图像上。

3) 电子表格测格：将大体标本或组织图像进行数码照相或将胶片图像扫描于计算机上，制作透明表格作为测格，测量时将透明表格叠加于图像之上。

3. 基本测试。

1) 测格的随机叠加：将测格随机叠加或叠映于图像之上（图 10-2）。随机叠加有两个要求：一是测格位置的随机确定，二是测格方向的随机确定。

（1）胶片测格的叠加：若待测图像有一自然边界，测格范围最好大于图像范围。若待测图像有人为边界，则测试范围宜小于图像范围。

（2）纸测格的叠加：事先将纸测格用胶布等固定于墙面，测试时将图像投射于纸上。

（3）目镜测格的叠加：测试时，随机选择视野。

（4）电子表格测格的叠加：测量时，将其随机叠加于电子图像上。

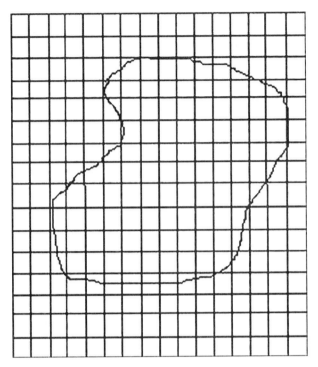

图 10-2 将透明测格叠加于待测不规则图形上

2）计数。

（1）点计数：计数落在所测图像（轮廓面）内的测点数，有测点计数、交叉点计数、切点计数、拐点计数等。测点计数是指计数所测图像内的测点数，用于求面积分数、体积分数。交叉点计数是指计数测线与所测图像的周界线之间形成的交叉点的数目，用于计算表面积密度。切点计数是指计数一定测试区内的某一方向的直线与所测图像的周界线形成的切点数目。拐点计数是指计数一定测试区内的所测图像周界线上的拐点数目。

（2）特征物计数：计数特征物常常需要用到体视框。体视框由一平面（测试平面）内的测试框（已知面积）和另一与之相距一定距离的平行平面（或称对照平面，其范围可无限延伸）构成，相当于具有一定体积的长方体。计数一定测试区域内的轮廓面数目，可求出数密度。当轮廓面与体视框的边界有交叉（边缘效应）时，应采用禁线法则处理边缘效应。禁线法则规定，体视框（计数框）的左、下边线及这些线的延伸线（实线）为禁线，体视框的另两边线（虚线）为计数线，这种体视框称为无偏计数框。禁线法则要求计数完全在体视框内，以及仅与框的计数线有交叉的轮廓面上的点或线，而不计数与框的禁线有任何交叉的轮廓面上的点或线。

（3）长度（线段）测量：用直尺直接测量（注意放大倍数）。对于长条形的平面特征物，可测量其宽度，其某处的宽度为测线（一侧边缘）与特征物的边缘交叉点（随机抽样）至另一侧边缘的最短距离，其各处宽度的平均值为其平均宽度。测线穿过特征物的两侧时，在特征物内的测线线段的长度即为截距，分为线取截距（Line sampled intercept）与点取截距（Point sampled intercept）两类。线取截距指测线穿过特征物的两侧时，在特征物内的测线线段的长度（适用于有测线的测量系统）。应注意确定测线的上缘或下缘、被测试物的厚度（内或外）。为反映长条形平面特征物的宽度，所测截距应是穿过其两侧的测线线段的长度，测线从某一侧进，又从同侧出时，不应测量截距。点取截距：指当测点位于特征物图像内时，沿测线方向测量位于特征物内的测线线段的长度，即该轮廓面所切取的测线长短，适用于有测点的测量系统，如平行线测格、有测点的测线。

4. 各向同性（Isotropy）与各向异性（Anisotropy）。

1）各向同性：特征物在各个方向上都分布均匀。

（1）具有各向同性的结构：为球形或近似球形的粒子（如肾小球、胰岛、肺泡、多种细胞或细胞核、溶酶体、糖原颗粒等）、星网状分布的结构（如结缔组织、毛细血管、肺泡间隔等）。

（2）各向同性结构的分布：分布无一定规律，随意均匀分布，无特殊方位。

2）各向异性：特征物在各个方向上分布不均的特性。

（1）各向异性的结构：椭球、线段等有主要轴向的各向异性结构（如骨单位、肠绒毛、肌纤维、神经、骨小梁、肌组织与肾髓质等）。

（2）各向异性结构的分布：分布不随意，不均匀，有一定方向。在待测图像上用直线测线进行测试时，应随机叠加测线。

空间内随机方向的切片，即各向同性切片。空间内的随机位置和随机方向的切片，即各向同性均匀随机切片。在各向同性切片上叠加任意方向的测面，也就是空间内的各向同性的测面。不论特征物的定向分布如何，只要采用了各向同性均匀随机切片，就可无偏估计任何体视学参数。

垂直切片就是垂直于某任意事先确定的水平面，或平行于某任意事先确定的垂直轴（方向）的随机切片。在垂直切片（平面）上，可实现叠加空间内的各向同性测线。因此，凡是需要利用空间内各向同性测线的体视学估计，均可采用垂直切片。在垂直切片（平面）上，可实现叠加空间内的各向同性测线。

（四）体视学技术中各参数的测量与计算

1. 体积。

1）排水法：将器官浸入水或其他溶液中，所排开的液体体积，即待测器官的体积。

2）重量与比重估计：称量被测器官的质量（W），假设器官的比重为G，则该器官的体积$V = W/G$（固定前的体积）。实质性器官的比重约为 1.04（g/mL）。

3）根据浮力定律估计：容器内盛比重为G的液体，置于秤上称得质量W_1。将器官完全浸入液体内，用线使器官悬于液体中，待其稳定时（不下沉，不上浮，也不碰壁），再称得一重量W_2，根据浮力定律，器官的体积：$V = (W_2 - W_1)/G$。

4）用卡瓦列里（Cavalieri）原理求体积：

（1）对物体做若干等距离（h）的平行截面，所有截面的总面积为$\sum a$，该物质体积（V）的无偏估计为：$V = \sum a \times h$。该估计的优点：①不论待测物体的形状如何；②截面方向可以任意选择。

（2）包埋器官或组织块的体积：可将之切成连续切片，从中依次等距抽取切片，切片间隔为 m（每隔 $m-1$ 张切片后抽取一张切片），假设切片厚度为 t，所抽取的切片总面积为 $\sum a$，该器官或组织块的体积估计：$V = t \times m \times \sum a$（固定后的体积）。

2. 包含有某种特征物的某种器官或组织，称为参照空间。通过参照空间的截面，称为参照面，参照面内包含特征物断面。一参照面内的某种特征物，可能是包含另外一种更细小的特征物的参照空间。参照空间、参照面，特征物、特征物断面，由实验者统一确定。

1）德莱塞原理（Delesse）与面积分数、体积分数：通过参照空间做一任意方向的随机切面（截面），参照面内特征物断面的面积分数（Aa），就是参照空间内特征物的体积分数（Vv）的估计，即 $Aa = Vv$。通过参照空间做若干个随机切片（截面），这若干个参照面上特征物断面的总面积（$\sum A$）与这若干个参照面的总面积（$\sum A_0$）之比（面积分数）就是参照空间内特征物的体积分数的估计：$Vv = Aa = \sum A / \sum A_0$。

各参照面的所有特征物断面内计数的测点总数（$\sum P$）与各参照面内计数的测点总数（$\sum P_0$）之比即点分数（Pp）：$Pp = \sum P / \sum P_0$。

按点线关联关系，点分数（Pp）是参照面内特征物断面的面积分数的估计，即 $Pp = \sum P / \sum P_0 = \sum A / \sum A_0$，故 $Pp = Aa$。

按照德莱塞原理，因为 $Aa = Vv = Pp$，所以通过测点计数可以估计面积分数和体积分数，点分数也是参照空间内特征物的体积分数的估计。

2）点计数（P）与面积（A）：在各参照面上，随机叠加有测点的测格，计数位于参照面内特征物断面内的测点数（P）。在关联方格中，一个点所关联的面积：$a = d^2$。所以按点线关联关系，$A = P \times a = P \times d^2$。

3）点计数（P）与体积（V）：按卡瓦列里原理，$V_0 = \sum a \times h$（$\sum a$ 即 $A = P \times a$，V_0 为参照空间的总体积），对于连续切片和等距抽取切片的组织标本：

$$V_0 = t \times m \times \sum a$$

按德莱塞原理，因为 $Aa = Vv = Pp$，所以特征物体积：

$$V = Vv \times V_0 = Pp \times (\sum a \times h) = Pp \times (P \times a \times h)$$

对于连续切片和等距抽取切片的组织标本：

$$V = Vv \times V_0 = Pp \times (t \times m \times \sum a) = Pp \times (P \times a \times t \times m)$$

3. 点取截距与平均体积：通过测量截距，求某粒子的平均体积。

1）点取截距与体积：所测点取截距的平均值的立方（I_0^3）乘以 $\pi/3$，就是该粒子体积的无偏估计，即 $V = (\pi/3) I_0^3$。

理论上，以随机点取截距估计一球体的体积时，其平均误差系数约为 43%，就是说，需单纯随机抽取 100 个点取截距，才能使球体体积的估计结果达到很满意的程度。因此，从单一粒子的切面测量点取截距来估计该粒子的体积时，其效率并不高。

2）点取截距与加权平均体积（Vv）：

通过参照空间做若干随机切面（截面），在参照面上随机叠加测格，测量和计算所有点取截距均值的立方和，乘以 $\pi/3$，就是参照空间内粒子的加权平均体积的无偏估计，即 $Vv = (\pi/3) \sum I_0^3$（抽样 100 个时，误差系数 $<5\%$）。

4. 表面积密度（Sv）、表面积（S）、表面积体积比（S/V）。

1）计数点与表面积密度：通过参照空间，随机做一切面（截面），参照面内特征物周界线密度（Ba）（周界线总长除以参照面的面积）乘以 $4/\pi$，就是参照空间内特征物的表面积的估计，即 $Sv = 4/\pi \times Ba$。$Ba = L$（特征物周长）$/A_0$（参照面的面积）。Sv 值越大，表明特征物周界线越长，特征物形状越不规则（弯曲线）。

若通过参照空间做若干个随机切面（截面），则 Ba 为若干参照面内特征物断面周界线长之和（$\sum L$）与若干参照面的总面积（$\sum A_0$）之比，即 $Ba = \sum L / \sum A_0$。

在参照面上随机叠加测线（平行直线），计数测线与特征物断面周界线之间的交叉点数。若各参照面内交叉点总数为 $\sum I$，各参照面内的测线总长为 $\sum L_0$，那么前者与后者之比（交叉点密度，IL）乘以 $\pi/2$，就是 Ba 的估计，即 $Ba = (\pi/2) \times (\sum I / \sum L_0) = (\pi/2)IL$。

所以 $Sv = \pi/2 \times 4/\pi \times (\sum I / \sum L_0) = 2(\sum I / \sum L_0)$ 或 $2IL$，即交叉点密度乘以 2，就是表面积密度的估计。

2）点计数与表面积：$S = Sv \times V_0$，因为 $Sv = 2IL$，所以 $S = 2IL \times V_0$。

3）点计数与表面积体积比：特征物的表面积与其体积之比（S/V）是个很有意义的参数。在相同体积的特征物中，S/V 值越大，表明其物质交换功能越强。

同一参照空间内的特征物的表面积密度与其体积分数之比，就等于表面积体积比，即 $S/V = Sv/Vv = 2IL/Pp$。

在用于估计表面积密度的参照面上，既计数测线与特征物断面周界线之间的交叉点数，又计数位于参照面内以及特征物断面内的测点数。在关联方测格中，$L = 2d \times P$，$IL = I/2d \times P_0$，$Pp = P/P_0$，所以 $S/V = (2I/2d \times P_0)/(P/P_0) = I/(d \times P)$。因此，通过计数交叉点 I 与测点 P，可以估算 S/V。

5. 长度密度（Lv）、总长度（L）、厚度（t）。

1）轮廓面计数与长度密度：通过轮廓面的计数估算 Lv。

线形特征物有一定的长度，通过参照空间做若干各向同性均匀随机切面（截面），若干参照面内线形特征物轮廓面的总数（$\sum Q$）与若干参照面的总面积（$\sum A_0$）之比（Qa），乘以 2，就是线形特征物的长度密度（Lv）的估计。$Lv = 2Qa = 2\sum Q/\sum A_0$（在关联测格中，$\sum A_0 = \sum P_0 \times d^2$）。该公式中 Qa 为线形特征物的轮廓面密度，即单位面积参照面（A）内轮廓面的数目（Q），$Qa = Q/A$。

在参照面内随机叠加任意方向的无偏计数框，计数框内轮廓面的数目，其总数除以计数框的总测面面积，就是 Qa 的估计。关联测格中，可根据测点计数估计测面面积，即 $Lv = 2\sum Q/\sum P_0 \times d^2$。

2）绝对长度（L）与长度密度：Lv 与整个标本体积 V_0 关联能准确反映长度，特别在 V_0 有变化时。

$$L = Lv \times V_0 = 2Qa \times V_0$$

3）截距测量与长度密度：薄膜型的特征物厚度远小于其界面的延伸，特征物的某一面上某一点至另一面的最短直线距离，即特征物的厚度（t）。通过参照空间做一各向同性均匀随机截面，在参照面上随机叠加直线测线，测量特征物断面内 N 个厚度（宽度或截距），平均厚度估计：$t = \sum t/N$，$\sum t$ 为测得的 N 个厚度之和，N 为被测厚度的数目。

6. 注意事项：

1）上述测量方法仅适用于各向同性的特征物。若特征物（如骨小梁）为各向异性分布，则需用垂直切片。

2）参照面内测线总长度常根据测点计数估计，因此需利用测点与测线有关系的关联测格。

3）显微分辨率对表面积的估计有一定影响。

4）最好能采用各向同性切片及关联曲线测格，或采用垂直切片和关联摆线测格。

（五）体视框技术

1. 体视框（Disector）是一个三维测试工具，由两个相距 h 的平行平面构成，相当于具有一定体积（$a \times h$）的长方体。其中一个平面（面积为 a）称为参考平面（也称计数框或测试框），用于确定测试范围及计数待测粒子。另一个面称为核查平面，用于核查两个平面间待测粒子的差别。

体视框用于三维空间内无偏粒子（细胞等散在结构）。无偏指三维空间内的每个粒子，无论其大小、形状、方向分布如何，都有相同的机会被抽选。应用时，将体视框均匀随机地置于参照空间内，抽选那些被计数框所截而不被平行平面（核查平面）所截的粒子。体视框有两种类型，即物理体视框（Physical dissector）和光学体视框（Optical Dissector）。

1）物理体视框：用于物理切片上（两张相邻的光镜切片或电镜切片）的体视框。一张切片（为抽样片）上叠加无偏计数框，用以计数；另一张（为对照片）作为计数框的平行平面。切片厚度（平均）或两切片的上或下表面的距离，相当于体视框的高度（不宜超过粒子的 $1/4 \sim 1/3$）。计数在该抽样片上有该粒子切面而在对照片上没有该粒子切面的数目。

2）光学体视框：用于连续光学切片的体视框，只需用一张树脂包埋的相对较厚的光镜切片。在切片图像上叠加一计数框，然后连续观察光学切片，在计数框内连续计数粒子数，其移动的总高度用测微器测知。光学体视框的优点在于可在一张切片内连续追踪观察粒子。

2. 体视框技术的基本要求：

1）框的厚度不大于粒子径，实际可以为切片厚度。

2）按禁线法则计数在上面（或下面）计数框的轮廓面，并且该粒子在下面（或上面）的平行切面上未被切到（或无轮廓面）者，即为该空间内粒子数。凡是上下平行面均被切到的粒子数则不计数。

3. 粒子密度的测量。

1）体视框与粒子数目：在任意方向上，均匀随机置体视框于参照空间内，计数被计数框框取的粒子数目（Q）。若体视框计数的粒子数之和为 $\sum Q$，体视框（参照空间）的总体积为 $\sum V$，则参照空间内粒子密度的估计：$Nv = \sum Q / \sum V$。

2）把体视框的计数框计为具有测点的关联测格，根据测点计数估计计数框的总面积（$\sum a$），结合体视框的（总）高度（h），即得体视框的总体积。$\sum V = \sum a \times h$（在关联测格上行点计数获得 a，d 为关联测格小方格边长，$\sum a = d^2 \times P$）。

4. 手工测量步骤：

1）将切片在显微镜下成像，并投影到一张画有测试框的白纸上。

2）描记粒子轮廓，并把该切片作为下一层的核查平面。

3）换下一层切片，并且调整显微视野即纸的位置，使已描好的细胞轮廓与显微镜内相应的细胞图像重叠，并且把该层面作为参考面，得出被计数框框取的粒子数目。

4）依照体视框原理，将该片作为核查平面，重复 2）、3）操作，得出各层粒子数目，并可计算出 $\sum Q$。

5）根据 $Nv = \sum Q / \sum V$，可计算出 Nv。

5. 自动测量步骤：手动测量费时费力，且存在两个方面的缺陷。一方面，没有记录视野原图，而仅记录目标轮廓，很难判断上下两层是否为同一粒子；另一方面，由于上下切片存在变形，判断起来存在困难。而数字图像分析技术可以克服这些缺点。

1）图像的获取和记录。

2）图像的双层切片的选取，并将透明体视框覆盖于图像上。

3）核查平面（上层）图像粒子轮廓线的提取和参考面（下层）图像的旋转、平移，实现上下层图像的配准。

4）参考平面粒子的计数。

5）将下层作为核查平面，重复 2）、3）、4）步骤，直到各参考平面的粒子数都被计数完毕。

6）计算 Nv 及相关参数，并可用三位图像显示出粒子的空间分布。

三、应用举例

（一）某患者脑组织少突胶质细胞瘤的体视学分析

1. 少突胶质细胞瘤患者 MRI 片：先行 MRI 常规平扫。扫描参数：层厚 5mm，层间距 1mm，视野 230mm×230mm，矩阵 128×128。然后，经肘静脉注射钆喷酸葡胺注射液（Gd-DTPA）0.1mmol/kg，注射速率 3mL/s，行横轴位、冠状位、矢状位增强扫描。扫描 20 层，其中肿瘤在 6 个层面可见。

2. 测量：在患者 MRI 图像上随机叠放印有关联方测格（7×7）的透明胶片，计数落于瘤体及脑实质内的测点数（P）。

3. 测量结果：瘤体内的总测点数为 117 个，脑组织内的总测点数为 3941 个。

4. 计算：根据卡瓦列里原理计算瘤体及脑实质的体积，即 $V = t \times a(P) \times \sum P$，式中 $\sum P$ 为落于瘤体或脑实质的测点总数（每个层面上的测点之和）；t 为 MRI 扫描的层厚+层间距；$a(P)$ 为测格上每一点相关联的面积（小测格边长的平方），此处为 7mm×7mm。记录数据并计算出瘤体体积、全脑体积及体积分数。

5. 计算结果：少突胶质细胞瘤瘤体平均体积为 89.082cm³，全脑体积平均为 1158.654cm³，平均体积分数为 7.688%。

（二）小鼠肾小球形态计量学研究

1. 取材：每组 3 只小鼠，以垂直肾长轴从最大外缘向肾门正中切开，将组织等距切割为 4 块。

2. 常规固定、脱水、石蜡包埋。

3. 石蜡切片机制备厚度为 5μm 的连续切片。

4. 按等距随机原则自每只小鼠肾组织石蜡连续切片中随机抽取 4 张切片。

5. 经免疫组织化学染色、脱水，二甲苯透明，中性树胶封片。

6. 对经 CD34 免疫组织化学染色的切片在 20 倍物镜下进行扫描，每张切片随机选择 5 个视野。首个视野在左上部随机选择，随后沿"之"字形等距移动视野。

7. 测量：将测格随机叠加于目的视野。

8. 计算：分别计数测试系统落在皮质、肾小球上以及落在肾小球中的 CD34 阳性信号所在肾小球上的测点数。每张切片上共计数 5 个视野。

根据德莱塞原理及以下公式计算肾小球内 CD34 阳性表达占肾小球的体积密度和肾小球占皮质的体积密度：

$$Vv = \sum Pi / \sum Pc$$

式中，Vv 为体积密度，$\sum Pi$ 为落在目标物上的测点数，$\sum Pc$ 为落在参照系上的测点数。

9. 计算结果：

1）成年鼠肾小球 CD34 阳性表达占整个肾小球的体积密度为（73.61±1.96）%。

2）肾小球的体积密度为（6.41±2.74）%。

第二节 数字图像分析技术

图像可分为物理图像和数字图像。物理图像是物质或能量的实际分布，它既包括各种波长的电磁波强度的空间分布不同所构成的图像（如可见图像中的光学图像），也包括温度、压力、高度以及人口密度等所构成的不可见物理图像。数字图像是由模拟图像数字化得到的、以像素为基本元素的、可以用计算机或数字电路存储和处理的图像。

显微图像处理是一门新兴技术，涉及计算机科学、数学、显微形态学、体视学、组织切片技术、组织学及病理学等学科。

一、数字图像的基本概念

（一）像素

数字图像由有限数量的元素组成，每个元素都有一定的位置和数值，这些元素称为像素。一幅图像可以定义为一个二维函数 $f(x,y)$，其中 x 和 y 是平面坐标，图像中的每一个像素点可用坐标表示。任意坐标 (x,y) 处的 f 值，称为图像在该坐标点的强度或灰度。

（二）彩色图像

1. 色彩的基础：人眼看到的任何颜色可用三原色红、绿、蓝进行组合，如深红色可用红色与蓝色相加而成，青色可用绿色与蓝色相加而成，黄色可用红色与绿色相加而成。通常用亮度、色调和饱和度来表示颜色的特性，色调与饱和度一起称为色度。

1）亮度：图像原色的明暗程度，即光强度。

2）色调：从物体反射或透过物体传播的颜色，表示被观察者感知的颜色。

3）饱和度：也称彩度，指颜色的纯度（纯色被白光稀释的程度）。纯光谱颜色是完全饱和的，非光谱颜色如淡紫色（紫色加白色）为非饱和的，饱和度与所加白光量成反比。一个彩色图像的饱和度降为 0 时，就会变为一个灰色的图像；增加饱和度，就会增加其彩度。

4）对比度：不同颜色之间的差异。对比度越大，两种颜色之间的反差就越大；反之，对比度越小，颜色越相近。

2. 色彩模式：用数学模型记录图像颜色的方式。每种颜色都可表示为坐标系内的一个点，这样就可用某种标准的方式来方便地规定颜色。色彩模式有多种，动物实验图像分析中常用的为以下五种。

1）灰度模式：此模式的图像可以表现出自然界物体的生动形态和景观，但它始终是黑白图像。灰度模式中的像素是由 8 位的分辨率来记录的，它可表现出 256（2^8）种色调，也就是说可将图像灰度分为 256 级（0~255）。灰度级最大为 255，在图像显示屏上为最亮点；最小值为 0，在图像显示屏上为最黑点。

2）RGB（红色、绿色、蓝色）模式：每种颜色都可用红色、绿色和蓝色光谱成分

211

显示。该模式可表示的颜色总数为 $(2^8)^3 = 16777216$。

3）HSI（色调、饱和度、亮度）模式：观察彩色物体时，常用色调、饱和度和亮度来描述这个物体。

4）索引色模式：这种模式图像比 RGB 模式的图像小很多，只有 RGB 模式的 1/3。它只能表现 256 种颜色，不能完美地表现色彩丰富的图像。

5）位图模式：该模式只有黑色和白色两种颜色。它的每一个像素只包含 1 位数据，占用磁盘空间最少。在该模式下，不能制出色调丰富的图像，只能制作出黑白图像。

（三）描述数字图像的术语

1. 图像格式：以下介绍几种常用的图像格式。

1）BMP（*.bmp）格式：一种 Windows 标准的位图式图形文件格式，支持 RGB、索引色、灰度和位图模式。

2）TIFF（*.tif）格式：其全称为标记图像文件格式（Tagged image file format，TIFF）。该格式便于在应用程序之间和计算机平台之间进行图像数据交换。它支持多种颜色模式，如 RGB 模式、索引色模式、位图模式及灰度模式等。

3）JPEG（*.jpg；*.jpe）格式：其全称为联合图像专家组（Joint photographic experts group，IPEG），该格式的最大优点是文件比较小，经过高倍率压缩，但会造成图像失真。

4）GIF（*.gif）格式：一种经过压缩的格式，它可以支持位图模式、灰度模式和索引色模式。

5）PNG（*.png）格式：可用于网络图像，可以保存 24 位（1670 万色）的真彩色图像，并且支持透明背景和消除锯齿边缘的功能，可以在不失真的情况下压缩保存图像，但文件较大。

2. 分辨率：单位长度内所含有的点（像素）的多少。以下几个概念容易混淆。

1）图像分辨率：每英寸图像含有多少个点（或像素），分辨率的单位为点/英寸，如 300dpi 表示每英寸含有 300 个点（或像素）。分辨率越高，图像越清晰，所产生的文件也越大。

2）设备分辨率：每单位输出长度所代表的点数（或像素）。它与图像分辨率的不同之处在于，图像分辨率可以更改，而设备一旦产出，其分辨率不能随意更改，如照相机、扫描仪、显示器等设备，各自有其固定的分辨率。

3）位分辨率：也称位深，用来衡量每个像素存储的信息位数。它决定在图像的每个像素上存放多少颜色信息。

4）输出分辨率：激光打印机等输出设备在输出的每英寸图像上所产生的点数。

二、图像分析系统

图像分析系统是指用于对图像各参数进行测试、处理及分析的工具，它包括硬件与软件两部分。

（一）硬件

硬件由计算机（多用微型计算机）、图像输入设备、图像输出设备、交互式操作控制设备等部分组成。图像输入设备为数码相机或摄像机。图像输出设备为图像显示器、打印机。交互式操作控制设备主要指鼠标、键盘。

（二）软件

软件是图像分析系统的核心部分。现在普遍使用的图像分析软件是以图像分析包为基础的低成本的"工具箱"。目前已有多种图像分析软件，如 Image-Pro Plus、PAX-it、AxioVision、NIH Image 及 Image-J 等。对显微镜下的图像进行分析处理，称为显微图像处理技术（Microimage processing，MIP）。

三、图像分析

图像分析主要是对图像中感兴趣的目标的各参数进行测量，以获得其客观信息。

（一）图像分析前的准备

1. 获取图像。

1）制备标本：要获取图像，首先要制备标本。各种切片、涂片、电镜照片、X 线片都可作为图像源标本。对于常规石蜡包埋的 HE 染色切片，要求组织切片厚薄均一，染色良好，人工假象尽可能少。

2）图像采集：用光学显微镜采集图像时，将制好的切片、涂片标本置于显微镜载物台上，分别用低倍物镜、高倍物镜、油镜进行观察，选好视场、调焦，选择适当的倍数，并用摄像头或摄像机采集，将图像数字化后输入计算机。对于电镜照片、X 线片，若无数字图片，可用翻拍仪获取图像。

2. 定标：若测量参数是无量纲的，如面积比、长度比等，可以不进行定标，但如果要获得有量纲参数的真实目标的数据，则必须进行定标。在更换显微镜、摄像头的情况下，必须对所有物镜进行定标。

一般图像分析系统定标采用的是比较法，即在相同放大倍数下，摄取一张具有标准微尺的图像，求出一个单位长度（水平方向）相当于水平方向的 X 个像素点。因此，水平方向两个像素点间的距离就等于 $1/X$ 个单位长度，同理可求出垂直方向两个像素点间的距离为 $1/Y$ 个单位长度，那么一个像素点的面积就等于 $1/X \times 1/Y$ 个单位面积。系统的测量精度是 $1/X \times 1/Y$ 单位面积。

为了保证测量精度和相对误差小，二维目标所包含的像素点数不能低于 100 点，否则应选用高倍物镜。一般只需进行一次水平标度，相应的垂直方向标度已由系统自动完成。在显微镜的各个物镜倍率下，一般标度单位为微米和平方微米。若对宏观照片中的目标进行测量，标度单位也可定为毫米和平方毫米。

3. 确定测量参数：测量参数划分为 4 类，即目标参数（Object-specific parameters）、场参数（Field-specific parameters）、统计参数（Statistical parameters）和体视学参数（Stereology-specific parameters）。动物实验中图像分析主要用到目标参数和体视学参数。

1）目标参数：因研究目的不同而异。对于组织切片图像，需根据组织及病理学特征，选择特征参数，这些参数包括形态学参数、光学参数。形态学参数可反映组织细胞的形态变化，包括细胞大小、细胞核的数目及大小、核质比、细胞突起的多少等。光学参数是细胞组织在染色后由于对同一波长光的吸收不同而表现出的色泽差异，它用于描述组织或细胞成分的含量，如粉红色胞质、紫蓝色核仁、特殊色泽的颗粒、颜色深浅、光密度等。现介绍几个常用的参数。

（1）径长：最大直径（Dia－MAX）为过重心的直线与目标边界相交所截取线段的最大值。最小直径（Dia－MIN）为过重心的直线与目标边界相交所截取线段的最小值。等效圆直径（Diameter）定义为面积与目标相同的圆的直径。

（2）投影长：卡规直径 X（Feret－X）为目标在 X 方向投影长度；卡规直径 Y（Feret－Y）为目标在 Y 方向的投影长度。

（3）凸多边形：凸包周长即各边长度之和，凸包面积即多边形的面积。

（4）方位角：为长轴与 X 正向之间的夹角。

（5）形状因子（Cirsf），$Cirsf=4\pi S/L^2$，其中 S 为面积，L 为周长，圆的形状因子等于 1，越扁的物体形状因子越小，一般 $0<Cirsf\leqslant 1$。

（6）平均灰度：为目标内所含全部像素点的平均灰度值。灰度值的范围是 $0\sim 255$，0 表示最黑，255 表示最亮。

（7）光密度：被检测物吸收掉的光密度。

（8）积分光密度：表示图像中每一个像素的光密度值总和。积分光密度的值高，表示总反应强度大。

2）体视学参数：由测量的数据（面积、周长）推出体视学参数。常用体视学参数如下。

（1）体积密度：粒子体积与标本体积之比。

（2）表面积密度：粒子表面积与标本体积之比。

（3）曲率均值：平均曲率，仅对凸形粒子。

（4）线性距离均值：粒子表面间的平均线性距离。

（5）数密度：每一标本单位体积中粒子的个数。

（6）平均直径：标本单位体积中粒子直径的平均值。

（7）平均体积：标本单位体积中粒子体积的平均值。

应当注意的是，参数测量是在帧存中进行的，直接算得的参数都是相对值。要得到绝对值，还需知道放大倍数并进行定标操作。

（二）图像分析的操作步骤

1. 打开所要分析的图片：图片格式要与分析软件相匹配。

2. 选择测量参数：根据研究目的选择参数。

3. 选中目标：在图片中选定要分析的目标。

4. 分析图像：可以选择全自动分析，也可选择交互式分析。全自动分析是指整个测量和分析过程均由计算机自动进行。交互式分析采用系统的人机交互功能，由分析者逐个勾出目标边界，勾一个测一个。

5. 保存数据：保存分析数据，注意选择合适的格式（便于后续分析），同时要注意指定路径。

6. 导出数据：将保存的数据导出，便于后续分析。

（三）显微图像分析举例

目前已有多款图像分析软件可用于动物实验中的图像分析，如 Image Pro Plus、Image V34、SlideBook™、Definiens Tissue Studio 等。现以 Image Pro Plus 为例，介绍图像分析软件在动物实验中的应用。

1. 测量不规则图形的面积（以测量鸡胚血管为例）。

1）获取图像：用体视显微镜对 9 日龄鸡胚拍照，保存为数字图像文件。

2）用图像分析软件 Image Pro Plus 打开待测图像文件。

3）点击工具条上的 Measurements 图标。

4）出现 Measurements 对话框，点击 Feature 下面虚框中的不规则多边形图标处。

5）鼠标移动到图像中，在待测图中找到检测目标（血管），并圈画起来，软件即刻算出所圈画的面积，保存数据。

2. 测量免疫组织化学染色阳性区域的面积和积分光密度（以测量肿瘤细胞 Bcl−2 表达为例）：

1）取已确证肿瘤患者的石蜡包埋肿瘤组织，用 Bcl−2 单克隆抗体进行免疫组织化学染色。

2）获取图像：每张切片随机选取 5 个高倍镜视野（×400），用显微数码成像系统照相，保存数字图像文件。

3）用图像分析软件 Image Pro Plus 打开待测图像文件。

4）校正光密度单位：依次在弹出窗口中点击"measure""calibration""intensity"，调出"intensity"校正窗口，然后在校正窗口中点击"new"按钮，再点"std optical density"选项，此时窗口中的直线变成了反向的曲线。然后再点击"system"按钮，最后点"close"关闭窗口。依次在弹出窗口中点击"measure""count/size""measure"。

5）测量：再打开"select measurement"，选择好各个测量参数（如 area、IOD、density、diameter 等），再回到"count/size"中点"select color"进行颜色选取（点击吸管，此工具最常用），再回到"count/size"窗口中点"count"计数。

6）保存数据。

7）对数据进行统计分析。

参考文献

[1] 胡跃宣，马勋泰，Hada S S. 脑膜瘤侵袭性的体视学特征分析 [J]. 四川医学，2019，40（8）：771−776.

[2] 王川林，刘全明，杨霞，等. CCl4 诱导的肝纤维化大鼠模型肝小叶内卵圆细胞总体积与轮廓数密度变化的体视学分析 [J]. 临床肝胆病杂志，2024，40（1）：70−75.

[3] 宋科昕. 发生发育小鼠肾小球形态计量学研究 [D]. 北京：中国医科大学，2020.

[4] 杨晓荣，郑洪. Cyt−c、Bax、Bcl−2 在卵巢上皮性肿瘤中的表达及意义 [J]. 遵义医学院学报，2011，34（4）：357−360.

[5] 许扬，赵英凯，毕明刚，等. Image−Pro Plus 图像分析软件定量鸡胚尿囊膜血管

新生面积的方法 [J]. 中国比较医学杂志，2007，17 (12)：745－747.

[6] Novaes RD，Penitente AR，Talvani A，et al. Use of fluorescence in a modified disector method to estimate the number of myocytes in cardiac tissue [J]. Arq Bras Cardiol，2012，98 (3)：252－258.

[7] Silva MD，Sadeghinezhad J，Nyengaard JR，et al. Design－based stereological study of the guinea－pig (Cavia porcellus) cerebellum [J]. J Anat，2021，239 (2)：517－528.